阅读图文之美 / 优享健康生活

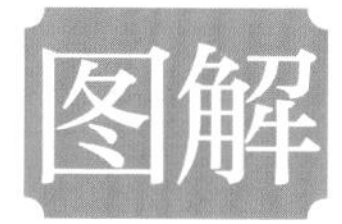

药酒对症养生全书

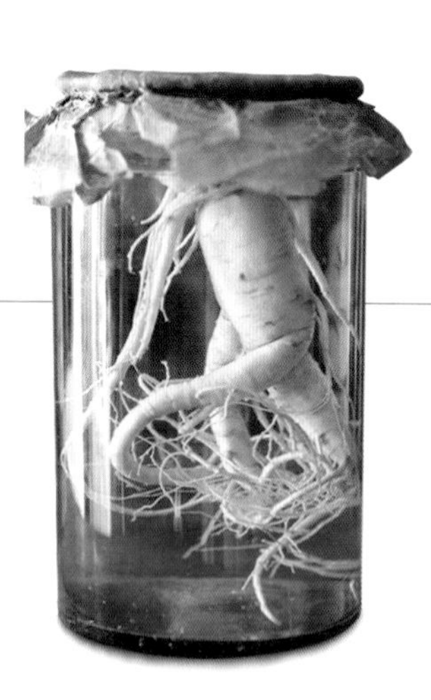

吴剑坤　于雅婷　编著

江苏凤凰科学技术出版社 · 南京

图书在版编目（CIP）数据

图解药酒对症养生全书 / 吴剑坤，于雅婷编著．—南京：江苏凤凰科学技术出版社，2022.2（2022.8 重印）
ISBN 978-7-5713-2266-3

Ⅰ．①图… Ⅱ．①吴… ②于… Ⅲ．①药酒－养生（中医）－图解 Ⅳ．① R212-64 ② R247.1-64

中国版本图书馆 CIP 数据核字 (2021) 第 164992 号

图解药酒对症养生全书

编　　著	吴剑坤　于雅婷
责任编辑	汤景清
责任校对	仲　敏
责任监制	方　晨
出版发行	江苏凤凰科学技术出版社
出版社地址	南京市湖南路 1 号 A 楼，邮编：210009
出版社网址	http://www.pspress.cn
印　　刷	天津丰富彩艺印刷有限公司
开　　本	718 mm × 1 000 mm　1/16
印　　张	13
插　　页	1
字　　数	300 000
版　　次	2022 年 2 月第 1 版
印　　次	2022 年 8 月第 2 次印刷
标准书号	ISBN 978-7-5713-2266-3
定　　价	45.00 元

前言

中华药酒源远流长，春秋时期就有关于药酒的记载，中华药酒至今在国内外医疗保健事业中享有较高的声誉，它为人类的健康做出了重要的贡献，值得我们进一步研究和发扬光大。中国最早的中医典籍《黄帝内经》就有关于药酒治疗作用的记载。东汉张仲景的《伤寒杂病论》就有栝蒌薤白白酒汤、红蓝花酒的记载。随着药酒运用范围的增广，大大丰富了中药剂型和中医的治疗手段。药酒逐渐成为人们养生保健和治病的常见剂型。

在方剂学上，药酒又叫作酒剂。酒有温肠胃、行药势、通血脉、御风寒等重要作用。将健身强体的中药和酒融合于一体即成为药酒。药酒不仅药性稳定、配置方便，还可将中药的作用发挥到极致。药酒不仅能预防疾病，甚至成了很多疾病的辅助治疗方法。

近代研究证明，我国传统中药有很多保健功效，例如枸杞子能降低血糖、胆固醇；杜仲可减少胆固醇的吸收，并对中枢神经系统有很好的调节作用；黄芪能提高免疫力，还有很好的抗癌作用。选用这些中药制成补益药酒，药效会更突出，功效会更显著。补益药酒不仅能强身健体，还能抗衰老、延年益寿、防治疾病。

近些年来，随着人们保健意识的增强，药酒受到越来越多人的关注。有很多人开始自制药酒。补益药酒开始进入千家万户。针对大众的需求，集合众多药学著作中的药酒配置方法，并结合众多专家的建议，我们编纂了《图解药酒对症养生全书》。

本书内容全面、图文并茂、深入浅出、简便实用。第一章详细介绍了药酒的历史以及药酒的服用方法、饮用宜忌，并介绍了药酒制作需要选用的器具和储藏方法等；第二章针对男人，向读者推荐了让男人更阳刚强壮的药酒；第三章针对女人，向读者介绍适合女人美容养颜、调养身体需要的药酒；第四章针对老年人，向读者推荐了适合老年人养生保健的药酒；第五章从对症祛病出发，针对呼吸系统、泌尿系统、消化系统、心脑血管系统、皮肤外科常见病症，向读者推荐了不同的对症祛病药酒。

本书是一本有关养生保健与常见疾病预防常识的图书，推荐的药酒配方制作简易、经济适用，只要人们对症选方，灵活运用，相信会取得较好的养生效果。但是，本书不是专业的医疗手册，不能代替专业医师开具的处方。如果读者感觉自己身患疾病，请到专业的医疗机构接受检查和治疗，以防耽误病情。

阅读导航

我们在此特别设置了阅读导航这一单元，对本书各个部分的功能、特点等做逐一说明，相信这会大大提高读者的阅读效率。

症状解读

解读各种病症的症状及其成因。

养生要点

遵从中医师以及专家的建议，针对病症，介绍了饮食、起居、中医术养方面的养生方法。

制作方法

逐一详细地交代各种药酒操作步骤，方便您在家自制对症药酒。

延伸阅读

对药材的别名、性味归经、功效主治等进一步解说。

滋阴补肾，男人就需要这样补

肾阴有滋养脏腑的作用，为人体阴液的根本。《景岳全书》称："五脏之阴气，非此不能滋。"肾阴虚，是肾脏阴液不足表现的证候，多由久病伤肾，或过服温燥劫阴之品所致。依现代说法，就是供给中枢神经、泌尿生殖系统的营养物质不足。

养生要点

饮食养生

- 肾阴虚者饮食要注意滋阴潜阳，多选择性味甘寒的食物。如绿豆、豆腐、甘蔗、芦荟、荸荠、柿子、银耳、螃蟹、牛奶、牡蛎、蛤蜊、海蜇、鸭肉、猪皮和新鲜蔬菜等。
- 少食桃子、芥菜及洋葱、大蒜、辣椒、丁香、茴香、胡椒、酱羊肉、韭菜、葵花子等性温燥烈之品。

起居养生

- 起居应有规律，居住环境宜安静，尤其要注意按"秋冬养阴"的原则调养，选择坐南朝北的房子。
- 不宜频繁蒸桑拿；多喝水，有助于排除肾脏里面的废物。
- 避免熬夜，要保证充足睡眠。

中医术养

- 每晚泡脚的时候，分别按揉两侧太溪穴各5分钟，按揉左脚时逆时针，按揉右脚时顺时针。然后躺在床上，用掌心逆时针按摩关元穴（位于肚脐正下方3寸），速度不宜太快，揉按至皮肤微热即可。
- 位于内踝尖和足跟骨大筋之间中点的太溪穴，一年四季均可按揉，不过春秋季节天气干燥，按揉的时间可稍长，既可补阴，又可防燥。

滋阴补肾酒方推荐

韭子酒

药酒配方

韭菜子240克，益智仁60克，白酒2升。

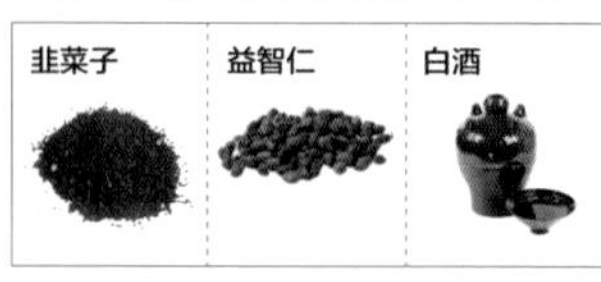

泡酒方法

1. 把韭菜子和益智仁捣碎装入纱布袋中；再把纱布袋放入合适的容器中。
2. 白酒倒入容器中密封。
3. 每日摇动数次；浸泡7日后拿掉纱布袋即可饮用。

服用方法

口服。每日2次，每次10毫升。

养生有道

韭菜子有温补肝肾、壮阳固精的功效。此款药酒具有补肾壮阳、固气涩精、补肝益脾的功效。

适应症状

主治阳痿、肾虚、遗精、早泄等。

注意事项

阴虚火旺者慎服。

韭菜子

药材别名：韭子、韭菜仁。
性味归经：性温，味辛、甘；归肾、肝经。
功效主治：补肝肾、暖腰膝、助阳固精；主治阳痿、遗精、小便频数、白带过多等症。

24

对症药酒

详细为您介绍了对症药酒所用各种药材的配比情况，教您做出适合自己的药酒。

巴戟熟地酒

药酒配方

制附子 40 克，甘菊花、巴戟天各 120 克，熟地黄 90 克，川椒、枸杞子各 60 克，白酒 4 升。

甘菊花	巴戟天	熟地黄	川椒	枸杞子	白酒

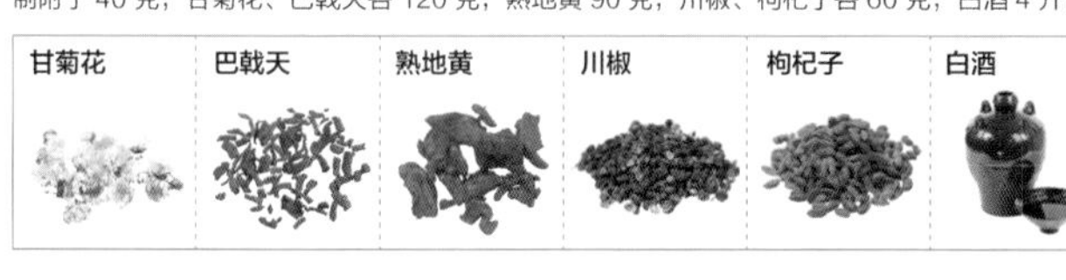

男人药酒——让男人更阳刚强劲

泡酒方法

1. 巴戟天去心，剩下的其他药材捣碎。
2. 将捣碎药材和巴戟天装入布袋，然后放入干净的容器内，加白酒浸泡、密封。
3. 密封浸泡约 7 日，拿掉纱布袋即可饮用。

服用方法

口服。将酒温热，空腹饮用。每日 2 次，每次 10~20 毫升。

养生有道

此款药酒具有补肾壮阳、益精、散寒除湿、悦颜明目的功效。

适应症状

主治肾阳久虚所致阳痿不举、遗精早泄，阴虚火旺所致腰膝酸软等。

注意事项

孕妇慎服。

功效主治

详细介绍药酒的具体功效，以及该药酒的主要适应症状。

锁阳苁蓉酒

药酒配方

锁阳、肉苁蓉各 120 克，桑螵蛸 80 克，龙骨 60 克，白酒 2 升。

锁阳	肉苁蓉	桑螵蛸	龙骨	白酒
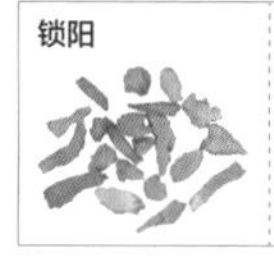	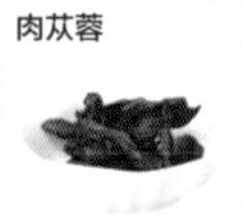	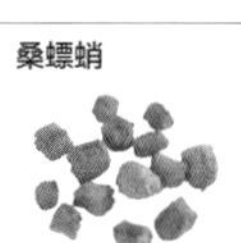	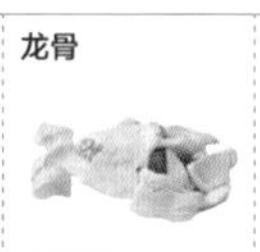	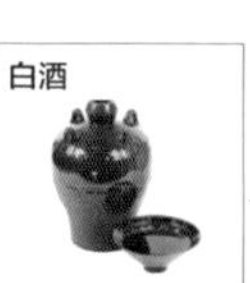

高清图片

全书用了上千幅药材高清图片，帮助您正确认识药酒材料。

泡酒方法

1. 将上述所有药材捣碎，装入洁净纱布袋中，扎紧袋口。
2. 把装有药材的纱布袋放入合适的容器中，倒入白酒后，加盖密封。
3. 放置阴凉处，隔日摇动数次。
4. 浸泡约 7 日后拿掉纱布袋即可饮用。

服用方法

口服。每日 2 次，每次 10~20 毫升。

养生有道

锁阳具有补肾润肠、益精血的功效；肉苁蓉具有补肾温阳、益精血、润肠道的功效。此款药酒具有补肾壮阳、收敛固精的功效。

适应症状

主治肾虚阳痿、遗精早泄、腰膝酸软、大便溏稀等。

注意事项

阴虚火旺者慎服。

25

服用方法

口服还是外用，一日几次，一次多少量，一目了然。

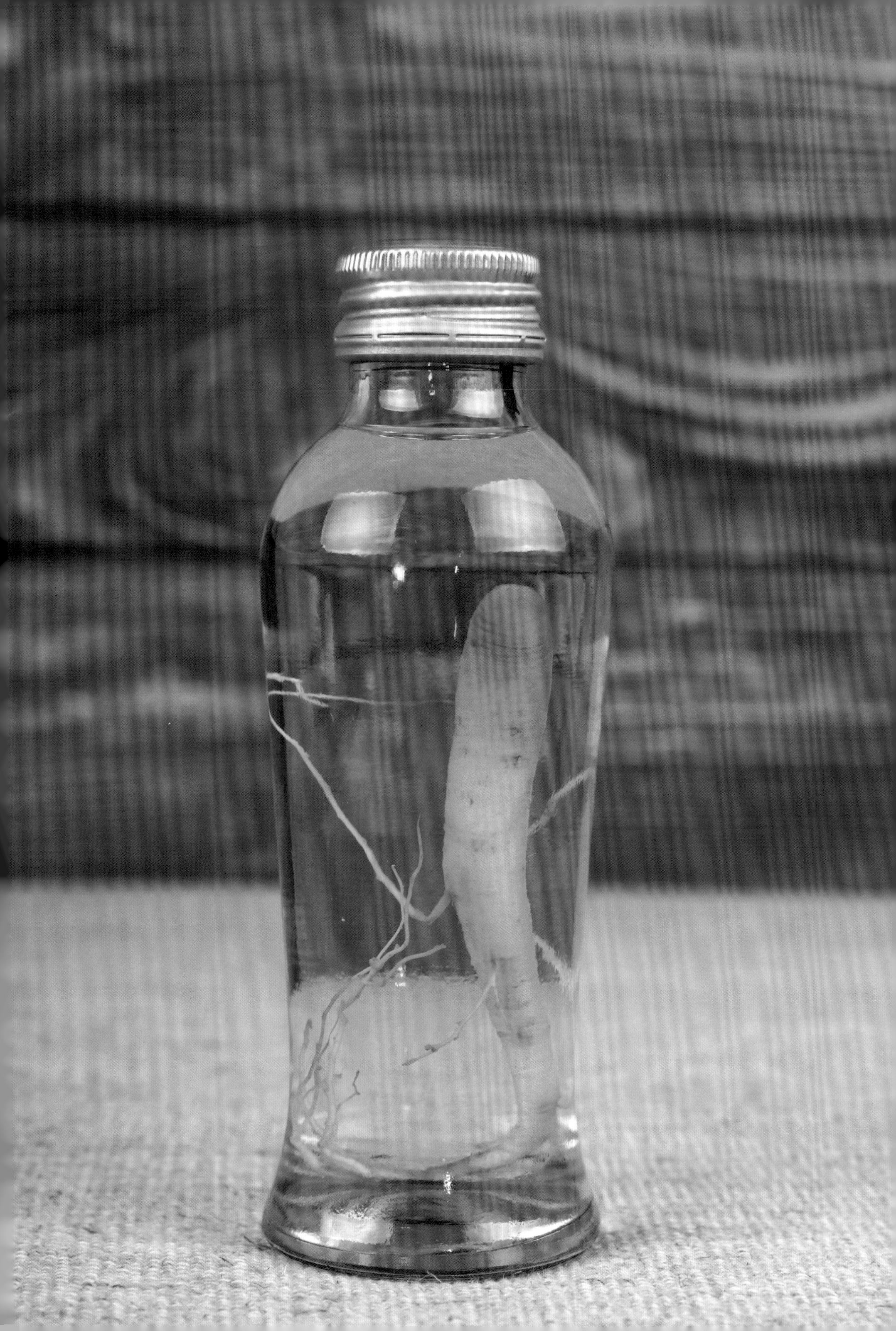

目录

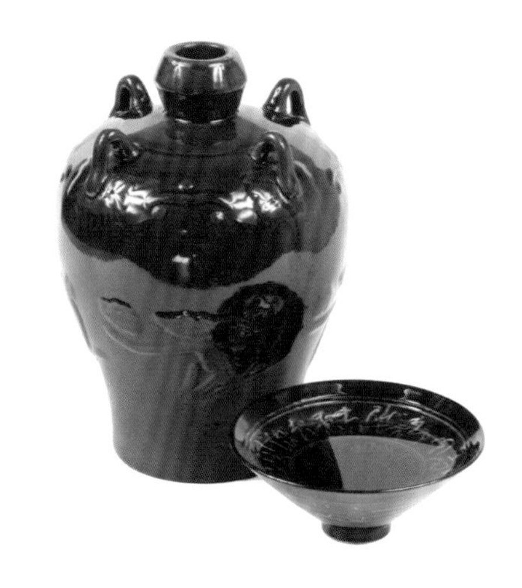

第一章 酒药常识

——泡制药酒有窍门

中华药酒，历史源远流长 / 12

泡制药酒，环节十分重要 / 13

药酒的选用和储藏 / 16

以药入酒，酌饮人生健康 / 18

药酒虽好，还需正确饮用 / 20

第二章 男人药酒

——让男人更阳刚强劲

滋阴补肾，男人就需要这样补 / 24

生精壮阳，雄风飒飒做男人 / 26

益智强体，常饮药酒有奇效 / 30

适合男性饮用的8款家庭药酒 / 32

男性宜用的8种中药 / 34

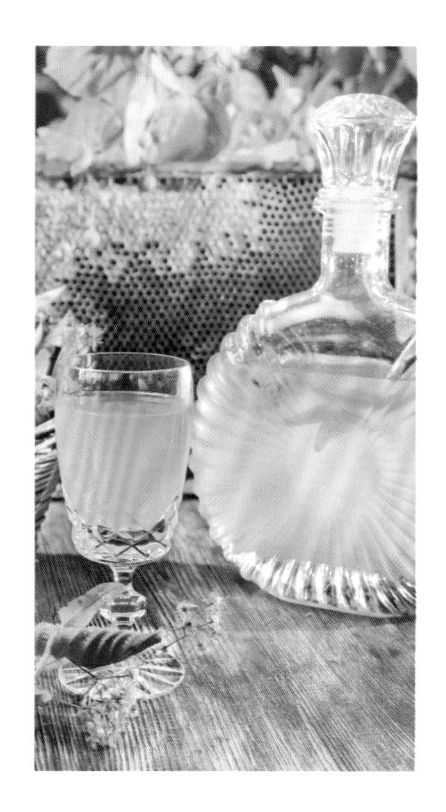

第三章 女人药酒

——让女人更健康娇美

纤身美容，焕发女性一生魅力 / 38

补气养血，就要美得白里透红 / 40

温宫调经，经期无病一身轻松 / 44

适合女性饮用的8款家庭果酒 / 46

女性宜用的8种中药 / 48

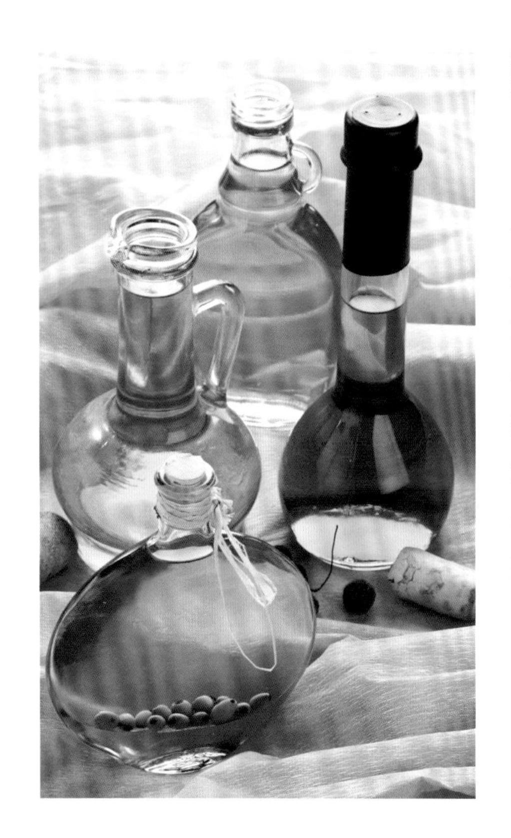

第四章　老年人药酒

——生命不衰享天年

健脾和胃，肠好胃好吸收好 / 52
养心护脑，精神倍佳不显老 / 56
滋阴养肺，神清气爽呼吸畅 / 60
养血护肝，滋阴明目从肝起 / 64
益肾强身，精气足生命更旺 / 68
活血通络，让您腰好腿脚好 / 74
适合老年人饮用的8款药酒 / 78
延年益寿宜用的8种中药 / 80

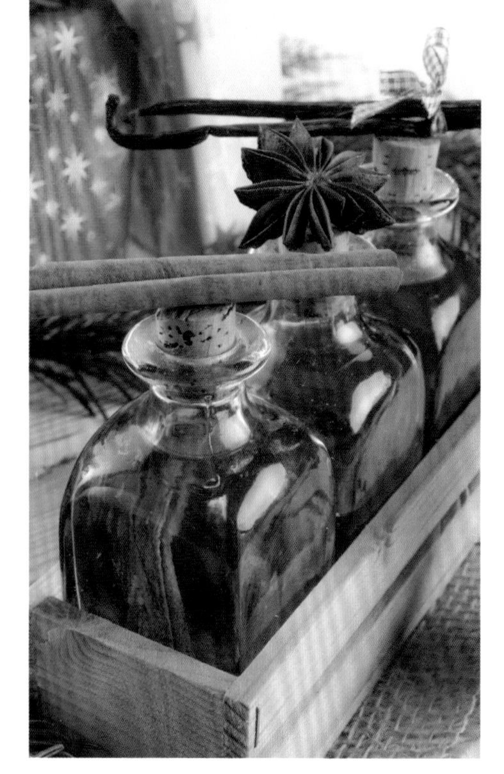

第五章　常见病祛病药酒

——缓解症状少烦恼

感冒：辛温解表葱姜盐酒 / 84
咳嗽：定喘止咳红颜酒 / 88
支气管炎：理气止咳陈皮酒 / 90
肺脓肿：活血化瘀金荞麦酒 / 92
肺结核：止咳平喘灵芝酒 / 94
尿频：利湿缩尿茱萸益智酒 / 96
水肿：利水消肿皂荚二桑酒 / 98
淋证：利尿通淋茄叶酒 / 102
遗精：补肾填精地黄酒 / 106
早泄：壮阳固精蛤蚧酒 / 108
阳痿：滋阴壮阳鹿茸人参酒 / 110

慢性前列腺炎：利湿祛浊荠菜酒 / 114
肾结核：清热凉血马齿苋酒 / 118
呕吐：温中止呕二姜酒 / 120
呃逆：养气健胃噎嗝酒 / 124
腹泻：健脾止泻党参酒 / 128
便秘：生津通便三黄酒 / 132
胃痛：健脾益胃金橘酒 / 136
黄疸：利胆清热茵陈栀子酒 / 140
胃及十二指肠溃疡：理气和胃酒 / 142
再生障碍性贫血：益气补血酒 / 146
心悸：养血安神宁心酒 / 150
眩晕：养肝明目菊花酒 / 152
心绞痛：理气止痛丹参酒 / 154
高血压：利窍降压喝竹酒 / 156
高脂血症：活血祛脂香菇柠檬酒 / 158
脑卒中：活血通脉黑豆三七酒 / 160
冻疮：活血通络桂苏酒 / 164
手癣：抗菌消炎大黄甘草酒 / 166
足癣：利水杀虫黑豆薏苡仁酒 / 168
痱子：去痱止痒二黄冰片酒 / 172
疥疮：清湿止痒白鲜酊 / 174
白癜风：润肤祛斑补骨脂酒 / 176
荨麻疹：散风止痒独活肤子酒 / 180
烧烫伤：泻火疗疮儿茶酊 / 184
跌打损伤：活血消炎苏木酒 / 186
神经性皮炎：杀虫止痒红花酊 / 188
溢脂性皮炎：清热祛湿皮炎液 / 190
湿疹：清热祛湿白鲜皮酒 / 192
银屑病：祛湿杀虫斑蝥百部酊 / 194
须发早白：补肝养肾首乌当归酒 / 198
斑秃脱发：益气活血枸杞沉香酒 / 200
风湿痹痛：散风祛湿用痹酒 / 202
面瘫：止痉通络牵正酒 / 206

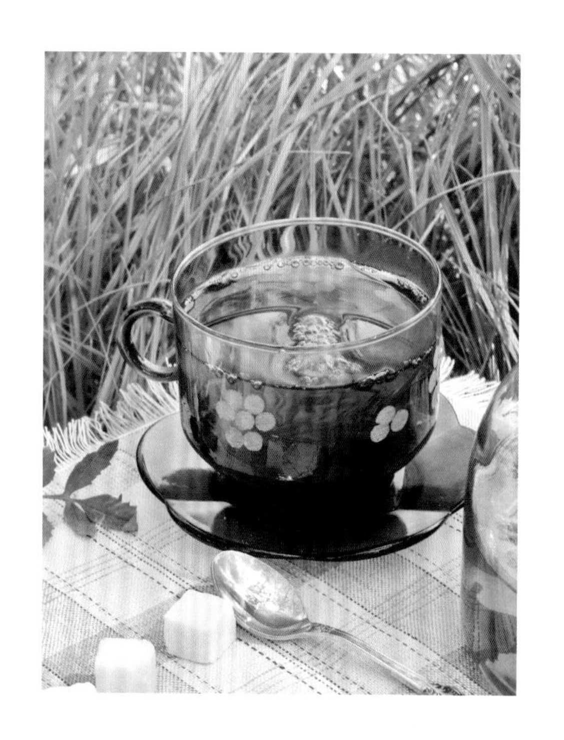

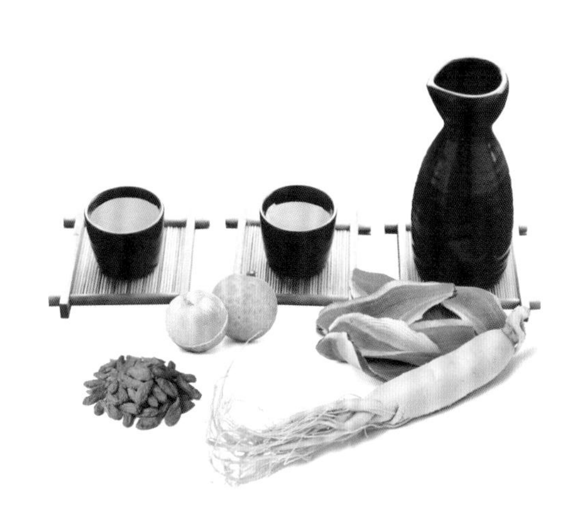

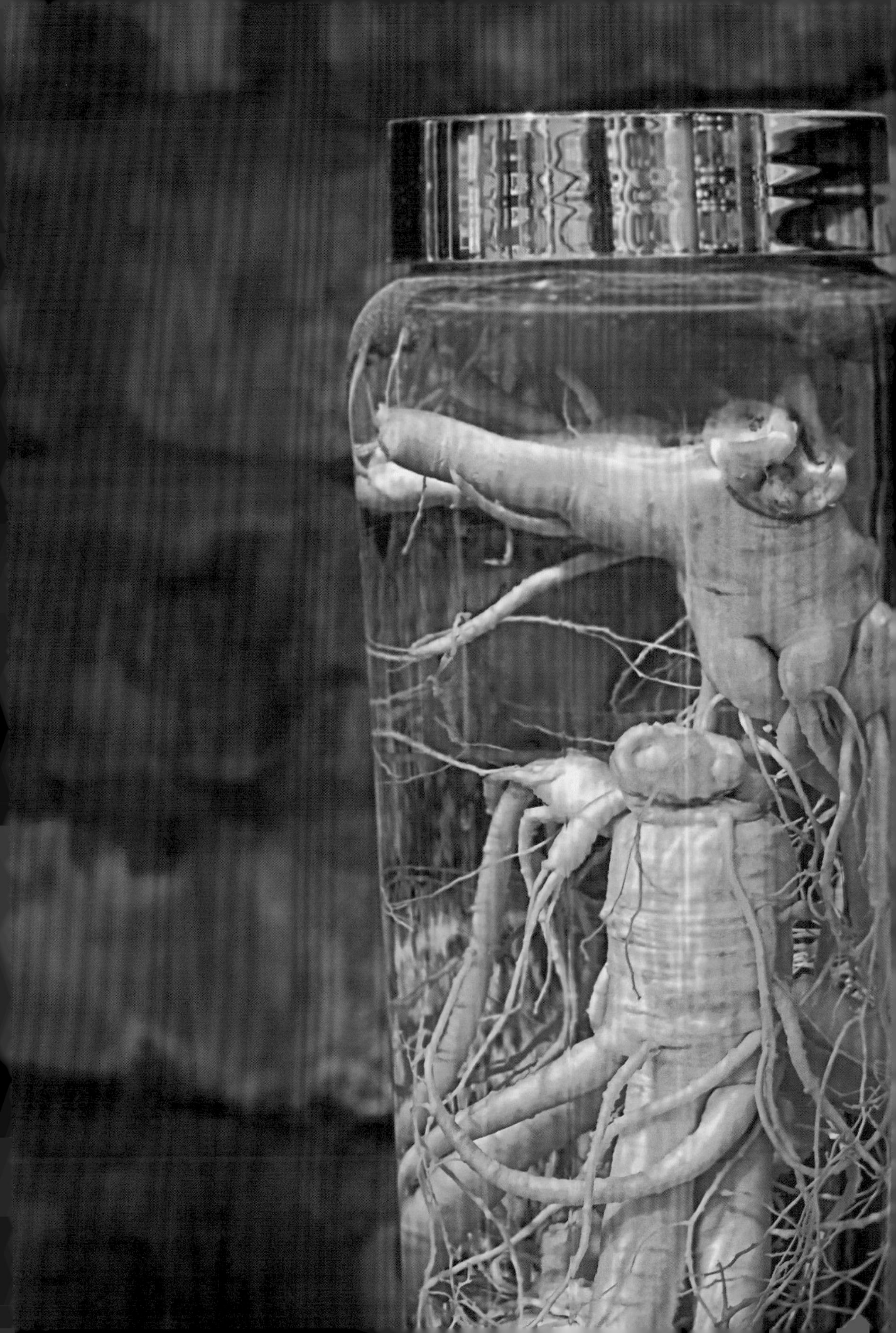

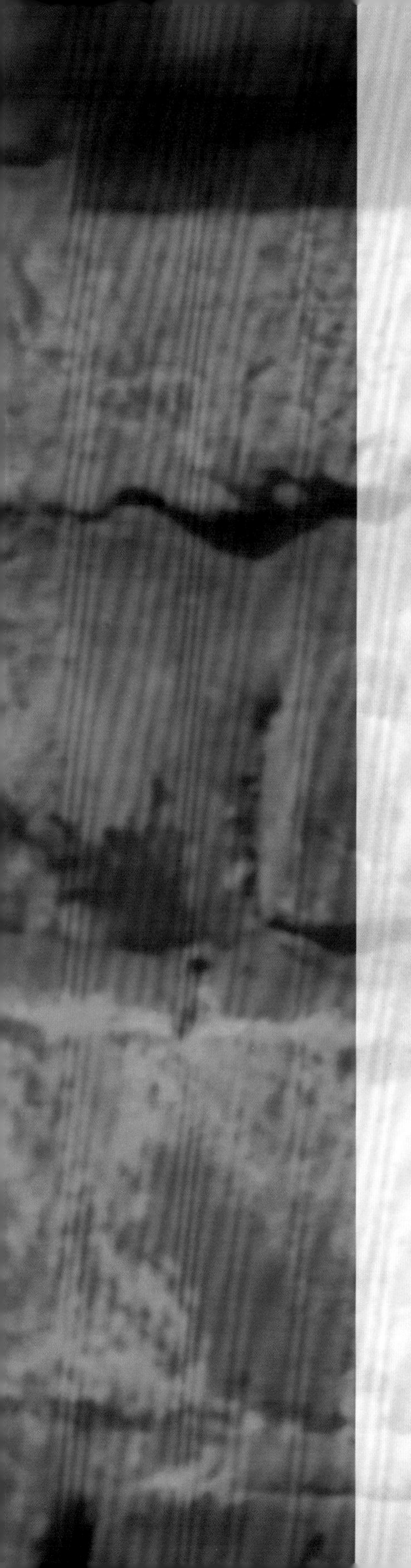

第一章

药酒常识

——泡制药酒有窍门

药酒，实际上就是中医上所称的“酒剂”。它的制作一般是采用中药植物的根、茎、叶、花、果以及动物的身体或内脏中的某些矿物质成分，将这些矿物质成分按一定比例浸泡在浓度较低的食用酒精、白酒、黄酒、米酒或者葡萄酒中，使这些矿物质成分中的药物成分在酒中充分溶解。一段时间后，再取出渣滓。这样，药酒就制成了。此外，还有一些药酒可以通过发酵来制作。大多数药酒都是澄明的液体，也可以简单地认为，药酒就是一种加入了中药的酒。

中华药酒，历史源远流长

中国是酿酒最早的国家，中华药酒源远流长，春秋时期就有关于药酒的记载，中华药酒至今在国内外医疗保健事业中享有较高的声誉，它为人类的健康做出了重要的贡献，值得我们进一步研究和发扬光大。

药酒是选配适当中药材，用度数适宜的白酒或黄酒为溶媒，经过必要的加工，浸出其有效成分而制成的澄明液体。在传统工艺中，也有在酿酒过程中加入适宜中药材酿制药酒的方法。药酒应用于防治疾病，在我国医药史上处于重要的地位，是历史悠久的传统剂型之一。

药酒的起源

我国最古的药酒酿制方，是在 1973 年马王堆出土的帛书《养生方》和《杂疗方》中发现的。从《养生方》的现存文字中，可以辨识的药酒方一共有 6 个：

1. 用麦冬（即颠棘）配合秫米等酿制的药酒（原题：“以颠棘为浆方”治疗“老不起”）。

2. 用黍米、稻米等制成的药酒（“为醴方”治“老不起”）。

3. 用美酒以及麦 X（不详何物）等制成的药酒。

4. 用石膏、藁本、牛膝等药物，酿成的药酒。

5. 用漆和乌喙（乌头）等药物酿制成的药酒。

6. 用漆、玉竹、黍、稻、乌喙等酿制的药酒。

《杂疗方》中酿制的药酒只有一方，即用智（不详）和薜荔根等药放入瓶（古代一种炊事用蒸器）内制成醴酒。其中大多数资料已不齐，比较完整的是《养生方》“醪利中”的第二方。该方包括了整个药酒制作过程、服用方法、功能主治等内容，是酿制药酒工艺的最早的完整记载，也是我国药学史上的重要史料。

药酒的应用和发展

药酒被广泛地使用是在隋唐时期。当时，孙思邈的《千金方》里出现了 80 多条药酒方，充分展示了药酒的补益强身与内、外科皆宜的功效。不仅如此，《千金方》还最早提出了酒和酒剂具有毒副作用，为以后药酒的发展做出了巨大的贡献。宋元时期，中国的科技水平已经有了明显的进步，药酒业也迎来了发展史上的又一个辉煌。特别是雕版印刷术的发明，以及政府对医学事业的重视，有力地推动了医学著作的发展。到了明朝，一些新的药酒方开始问世。李时珍的《本草纲目》里记载了不少新创制的药酒方。与明朝相比，清朝的药酒业更有发展。在《医方集解》与《随息居饮食谱》等著作里，都记载了许多新的药酒方。清朝药酒有一个明显的特点，即除了能够治病外，更突出了养生保健的作用。到了清末，药酒的发展之路便受到了阻碍。直到新中国成立之后，政府开始重视中医药事业的发展。一座座中医药学院拔地而起，药厂也雨后春笋般地林立在各地。这个崭新的局面，为药酒的发展带来了新的空间和广阔的前景。从此，药酒的生产逐渐走向标准化。

药酒的发展，不仅逐渐满足了人民群众的需要，并且打入了国际市场，博得了国际友人的欢迎。我们相信，在不久的将来，具有中华民族特色和历史悠久的、又符合现代科学水平的中华药酒，必然和整个中医、中药的发展一样，为人类的健康长寿做出新的贡献。

古籍中的药酒之最

《周礼》最早提出“医酒”概念。

《养生方》最早最完整记载药酒的酿制。

《诊籍》中记载有药酒治病的最早医案。

泡制药酒，环节十分重要

泡制药酒，是决定药酒最后成品的质量好坏的重要环节。从器具挑选、药材准备到具体制作每一个步骤都需要精准到位。不熟悉泡酒酿制过程的人，可以先向其他有经验的人学习之后再实践，或者在专人指导下完成，以便更快地掌握内容方法。

泡酒前的准备工作

药酒服用简便，疗效显著，家庭中亦可自制，但要掌握正确的方法。在制作药酒前，必须做好几项准备工作。

1. 保持作坊清洁，严格按照卫生要求执行。要做到“三无”，即无灰尘、无沉积、无污染。配制人员亦要保持清洁。闲杂人等一律不准进入场地。

2. 凡是药酒都有不同的配方和制作工艺要求，并不是每种配方都适合家庭配制。如果对药性、剂量不甚清楚，又不懂药酒配制常识，则切勿盲目配制饮用药酒。要根据自身生产条件来选择安全可靠的药酒配方。

3. 选购酒水一定要辨清真伪，切忌用假酒配制，以免造成不良后果。按配方选用中药，一定要选用正宗中药材，切忌用假冒伪劣药材。对于来源于民间验方中的中药，要弄清其品名、规格，防止因同名异物而造成用药错误。

4. 准备好基质用酒。目前用于配制药酒的酒类，除白酒外，还有医用酒精（忌用工业酒精）、黄酒、葡萄酒、米酒和烧酒等。具体选用何种酒，要按配方需要和疾病而定。

5. 制作前，一般要将配方中药材切成薄片，或捣碎成粒状。凡坚硬的皮、根、茎等植物药材可切成 3 毫米厚的薄片。草质茎、根可切成 3 厘米长段。种子类药材可以用棒击碎。在配制前要将加工后的药材洗净晾干以后方能使用。

6. 处理动物药材时，应该先除去内脏及污物（毒蛇应去头），再用清水洗净，用火炉或烤箱烘烤，使之散发出微微的香味。烘烤不仅可除去水分，还可以达到灭菌的效果，并保持浸泡酒的酒精浓度。另外，通过烘烤，有效成分更易溶于酒中，饮用起来也有香醇的味道。

7. 药酒制作工具按照中医传统的习惯，除了一些特殊的药酒之外，煎煮中药一般选用砂锅等非金属的容器。

8. 要熟悉和掌握配制药酒常识及制作工艺技术，以防错误的操作带来不良后果。

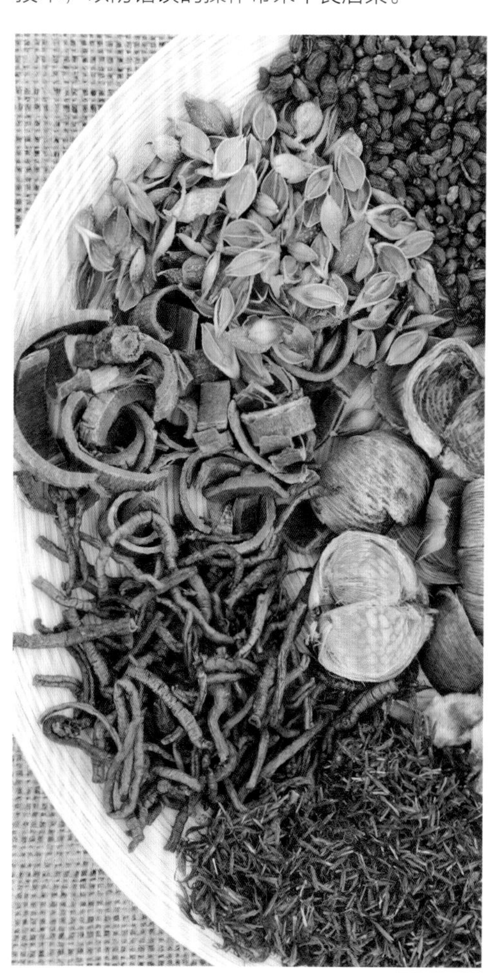

泡酒的具体制作方法

现代药酒的制作多选用 50%~60% 的白酒，因为 50% 或以上的酒在浸泡的过程中能最大程度杀灭中草药材中夹带的病菌、有害的微生物、寄生虫及虫卵等，使之能在安全的条件下饮用。用高度酒还有利于中药材中有效成分的溶出。对于不善于饮酒的人，或者根据病情需要，可以选用低度白酒、黄酒、米酒或果酒等基质酒，但浸泡时间要适当延长，或浸泡次数适当增加，以保证药物中有效成分的溶出。

制作药酒时，通常是将中药材浸泡在酒中一段时间，致使中药材中的有效成分充分溶解在酒中，随后过滤去渣，方可使用。目前一般常用的药酒制作方法有如下几种：

1. 冷浸法

冷浸法最简单，适合家庭配制药酒。以消脂酒为例，泡酒方法步骤如下：

（1）将所用药材切薄片。

（2）装入洁净纱布袋中。

（3）将纱布袋放入容器。

（4）加入白酒，密封浸泡 15 日。

（5）拿掉纱布袋，加入蜂蜜混匀。

（6）取药液饮用。

2. 煎煮法

以当归荆芥酒为例，制作过程如下：

（1）将所用药材切薄片。

（2）将药材放入砂锅，加白酒。

（3）用火熬煮。

（4）取药液饮用。

3. 热浸法

热浸法是一种古老有效的药酒制作方法。

（1）将药材和白酒（或其他类型的酒）放在砂锅或搪瓷罐等容器中，然后放到更大的盛水锅中炖煮。

（2）一般在药面出现泡沫时，即可离火。

（3）趁热密封，静置半月左右，过滤去渣即可得药酒。

4. 酿酒法

（1）将药材加水煎熬，过滤去渣后浓缩成药片，也可直接压榨取汁。

（2）将糯米煮成饭。

（3）将药汁、糯米饭和酒曲搅拌均匀，放入干净的容器中，密封浸泡 10 日左右，待其发酵后滤渣，即得药酒。

5. 渗漉法

渗漉法适用于药厂生产。

（1）将药材研磨成粗粉，加入适量的白酒浸润 2~4 小时，使药材充分膨胀。

（2）浸润后的药材分次均匀地装入底部垫有脱脂棉的渗漉器中，每次装好后用木棒压紧。

（3）装好药材后，上面盖上纱布，压上一层洗净的小石子，以免加入白酒后使药粉浮起。

（4）打开渗漉器下口的开关，慢慢地从渗漉器上部加进白酒，当液体自下口流出时，关闭开关，把流出的液体倒入渗漉器内。

（5）加入白酒至高出药粉面数厘米为止，然后加盖放置 1~2 日，打开下口开关，使渗漉液缓缓流出。

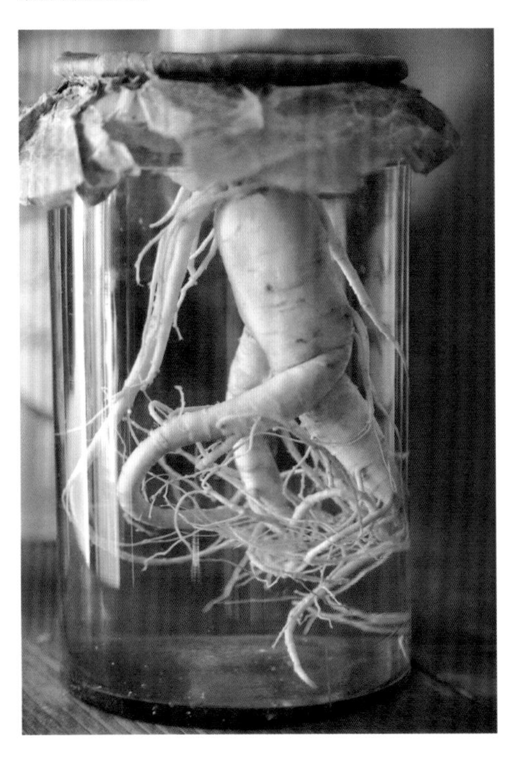

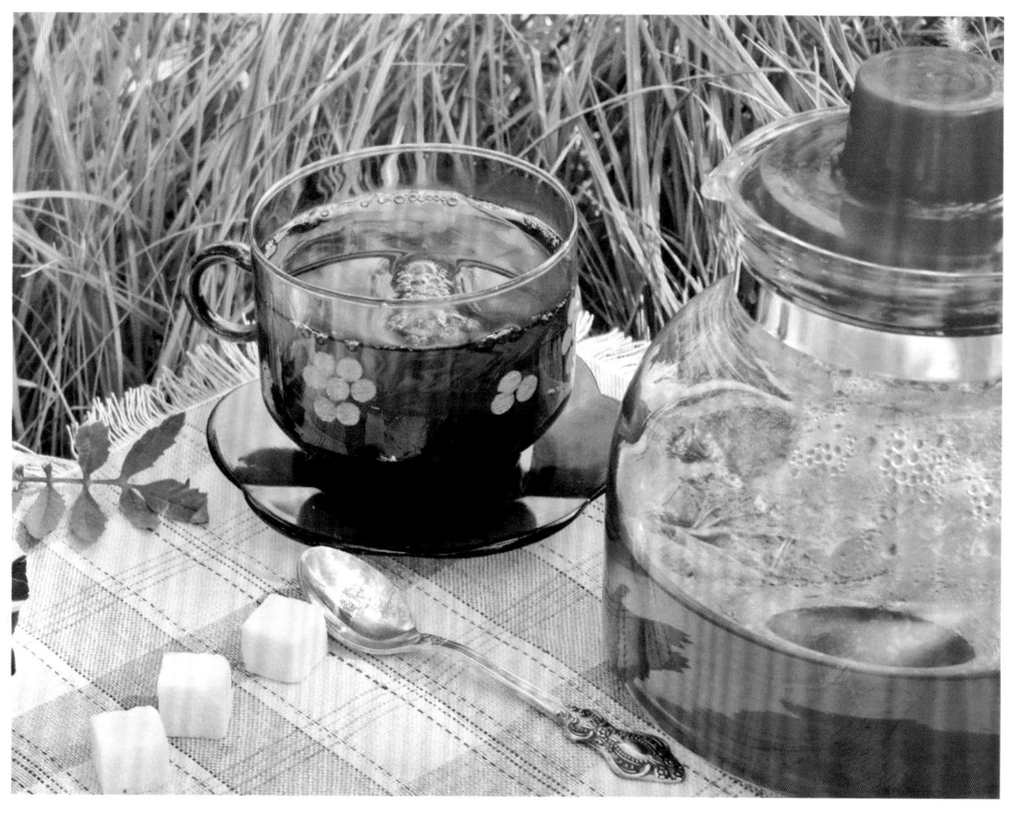

（6）按规定量收集渗漉液，加入矫味剂搅匀，溶解后密封静置数日，再滤出药液，添加白酒至规定量，即得药液。

所用器具

泡药酒不仅需要选择好的药材，还要选择合适的容器，才能泡出好的药酒。有不少人泡药酒只会着重选择好的药酒溶剂和药材，但对于容器的选择却毫不在意，还有人随便找个瓶子就用来泡药酒。这样泡出来的药酒不但不利于健康，还会对身体造成伤害。

首先，泡药酒不要选择塑料容器。塑料容器是有机物。酒里面含有大量的酒精，是良好的有机溶剂，可以溶解很多的有机物。用塑料容器泡酒，特别是高度酒，很容易导致塑料有机物溶解到药酒里面。塑料容器放置时间长了，一些成分很容易分解，产生对人体有害的物质。而泡药酒的塑料容器因为化学作用，寿命会变得更短，产生的有害物质也会更多。

泡药酒最常用的容器是玻璃容器。玻璃是无机物，有很稳定的化学性质，与塑料容器相比，泡药酒不易产生有害物质。当然，也不是所有的玻璃容器都适合泡制药酒。如果要泡药酒，最好选择食品级玻璃容器，不可选择化工类或回收玻璃制作的容器。

另外，陶瓷容器也是泡药酒最常用的容器。在选用陶瓷容器时，尽量选择口部容易密封的容器，不宜选择粗陶器以及密封不方便的陶瓷容器。

选择泡药酒的容器时还要考虑是否需要捞药渣的问题。如果药材没有碎屑，可以选择窄口的陶瓷容器，方便倒酒；如果药材需要捞渣，最好选用广口容器，以方便操作。

无论是选用玻璃容器还是选用陶瓷容器，一定要选用密封性比较强的容器。尤其是泡动物性药酒，如果密封不好，不但会造成酒精挥发，还有可能导致药材腐烂发臭。

药酒的选用和储藏

如何正确选用药酒

药酒将药以酒的形式应用，可以整体调节人的阴阳平衡、新陈代谢，具有吸收快、饮用灵活、作用迅速、服用方便等特点。药酒虽好，选择时还是需要因人而异。

懂得如何选用药酒非常重要。一要熟悉药酒的种类和性质；二要针对病情，适合疾病的需要；三要考虑自己的身体状况；四要了解药酒的使用方法。

药酒既可治病，又可强身，但并不是说每一种药酒都包治百病。饮用者必须仔细挑选，认清自己的病症和身体状况，要有明确的目的选用，服用药酒要与所治疗的病症相一致，切不可人用亦用，见酒就饮。

1. 气血双亏者，宜选用龙凤酒、山鸡大补酒、益寿补酒、十全大补酒等。

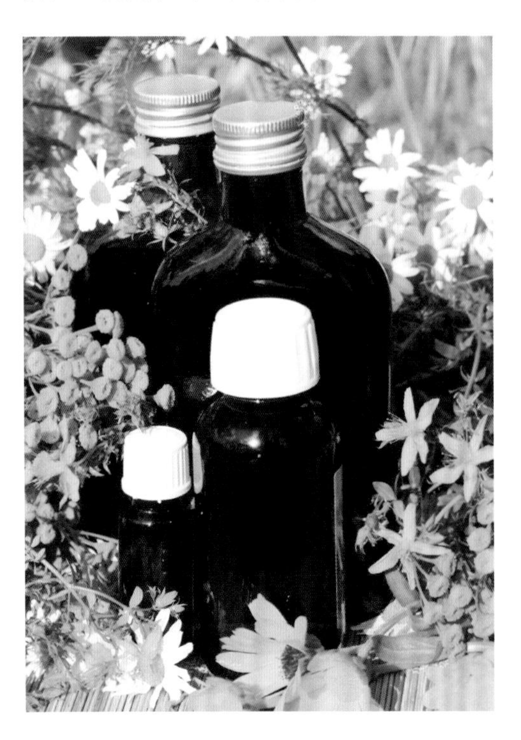

2. 脾气虚弱者，宜选用人参酒、当归北芪酒、长寿补酒、参桂营养酒等。

3. 肝肾阴虚者，宜选用当归酒、枸杞子酒、蛤蚧酒、桂圆酒等。

4. 肾阳亏损者，宜选用羊羔补酒、龟龄集酒、参茸酒、三鞭酒等。

5. 有中风后遗症、风寒湿痹者，宜选用国公酒、冯了性药酒等。

6. 风湿性、类风湿性关节炎，风湿所致肌肉酸痛者，宜选用风湿药酒、追风药酒、风湿性骨病酒、五加皮酒等。如风湿症状较轻者可选用药性温和的木瓜酒、养血愈风酒等；如风湿多年、肢体麻木、半身不遂者则可选用药性较猛的蟒蛇药酒、三蛇酒、五蛇酒等。

7. 筋骨损伤者，可以选用跌打损伤酒、跌打药酒等。

8. 阳痿者，宜选用多鞭壮阳酒、助阳酒、淫羊藿酒、海狗肾酒等。

9. 神经衰弱者，宜选用五味子酒、宁心酒、合欢皮酒等。

10. 月经病者,宜用妇女调经酒、当归酒等。

药酒的药材选取，也是相当讲究的。一般要选择补益药，分别有补气药、补血药、补阴药和补阳药四种。同时，还需要考虑饮酒的剂量，药量切勿过多，以免造成身体不适。

药酒所治疾病甚多，可参考本书所列病症之药酒方，对症选用。

总之，选用药酒要因人而异、因病而异。选用滋补药酒时要考虑到人的体质；形体消瘦的人，多偏于阴虚血亏，容易生火、伤津，宜选用滋阴补血的药酒；形体肥胖的人，多偏于阳衰气虚，容易生痰、怕冷，宜选用补心安神的药酒；妇女有经带胎产等生理特点，所以在妊娠、哺乳时不宜饮用药酒；儿童脏腑尚未发育完全，一般也不宜饮用药酒；选用以治病为主的药酒，要随症选用，最好在中医师的指导下选用。

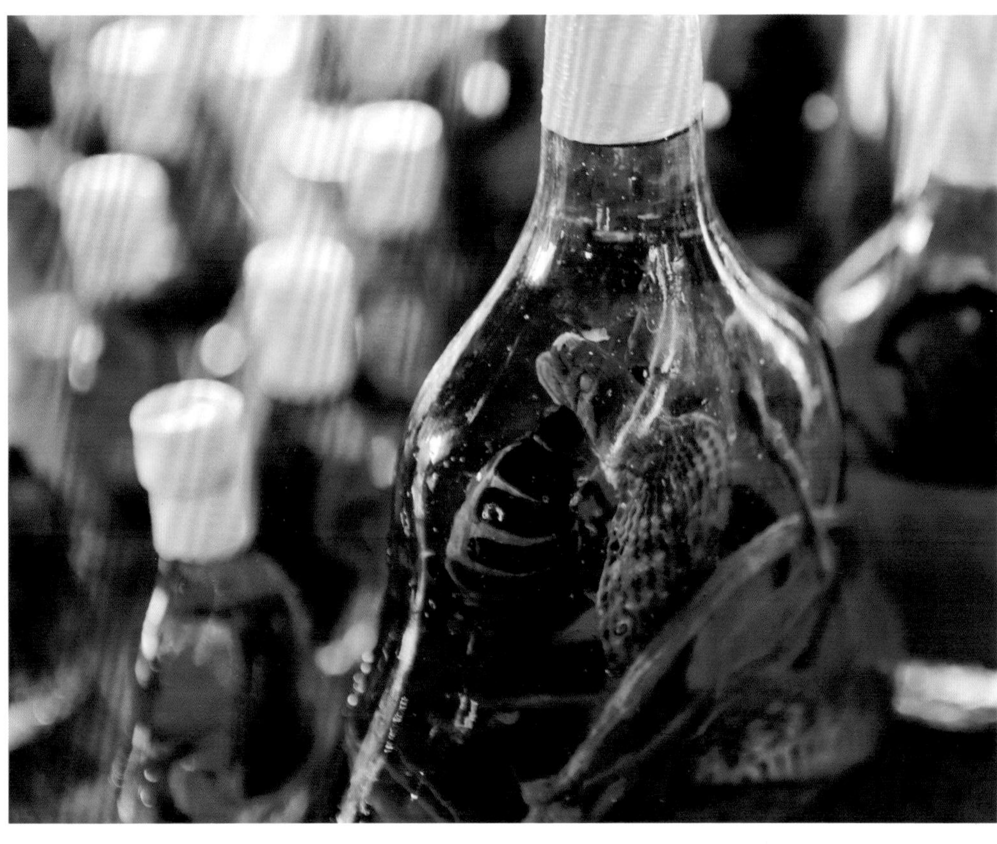

药酒的储藏

如果药酒的贮藏方法不当，不仅容易使药酒受到污染甚至变质，而且会影响药酒的疗效。因此，对于一些服用药酒的人来说，掌握一些药酒的贮藏方法是十分必要的。通常情况下，贮藏药酒应注意以下几个要点。

1. 首先应该将用来盛装药酒的容器清洗干净，然后用开水烫一遍，这样可以消毒。

2. 药酒配制完毕后，应及时装入合适的容器中，并盖上盖密封保存。

3. 贮藏药酒的地方最好选择在阴凉通风干燥处，温度在 10~20℃为宜。夏季储藏药酒要避免阳光的直接照射，因强烈的光照可破坏药酒的有效成分、稳定性和色泽，使药物功效降低；如果用黄酒或米酒配制药酒，冬天要避免受冻变质，一般贮藏在不低于 −5℃的环境下。

4. 贮藏药酒时切忌不能与汽油、煤油、农药以及带强烈刺激性味道的物品一同存放，以免药酒变质、变味，影响到药酒的治疗效果。

5. 配制好的药酒最好贴上标签，并且写上所用药酒的名称、作用、配制时间、用量等详细的内容，以免时间久了发生混乱辨认不清，造成不必要的麻烦，甚至导致误用错饮而引起身体不适。

6. 当药酒的颜色不再加深，表明药物的有效成分已经停止渗出，药酒浓度已达到最大，就可以服用了。一般来说，动物类药酒浸泡 1~2 周才可以服用，而植物类药酒浸泡 3~5 日就可以了。有些贵重药材，可反复浸泡，离喝光前尚有 1 寸的液高时，可再次倒入新酒继续浸泡。

以药入酒，酌饮人生健康

酒是人们日常生活中的重要饮品之一，适当饮酒有利于人体健康。将中药和酒相结合的药酒不仅能养生健体，还能预防和治疗很多疾病，为我们的健康保驾护航。

药酒就是将一些药合理搭配，按照一定比例和方法，与酒配制成一种可用于保健、治疗的酒剂。药酒具有适用范围广、便于服用、吸收迅速、易掌握剂量等特点，还有比其他剂型的药物容易保存、见效快、疗效高等优点。

药酒的特色

1. 药酒本身就是一种可口的饮料。一杯口味醇正、香气浓郁的药酒，不仅没有古人所讲“良药苦口”的烦恼，也没有现代打针输液的痛苦，给人们带来的是一种佳酿美酒的享受，所以人们很乐意接受。

2. 药酒是一种加入中药材的酒。酒本身就有一定的保健作用，它能促进人体胃肠分泌，帮助消化吸收，增强血液循环，促进组织代谢，增加细胞活力。

3. 酒又是一种良好的有机溶媒，其主要成分乙醇，有良好的穿透性，易于进入药材组织细胞中，可以把中药里的大部分水溶性物质以及水不能溶解、需用非极性溶媒溶解的有机物质溶解出来，起到更好地发挥生药原有的作用。服用后又可借酒的宣行药势之力，促进药物最大程度地发挥疗效。此外，还可按不同的中药配方，制成各种药酒来治疗各种不同的病症。

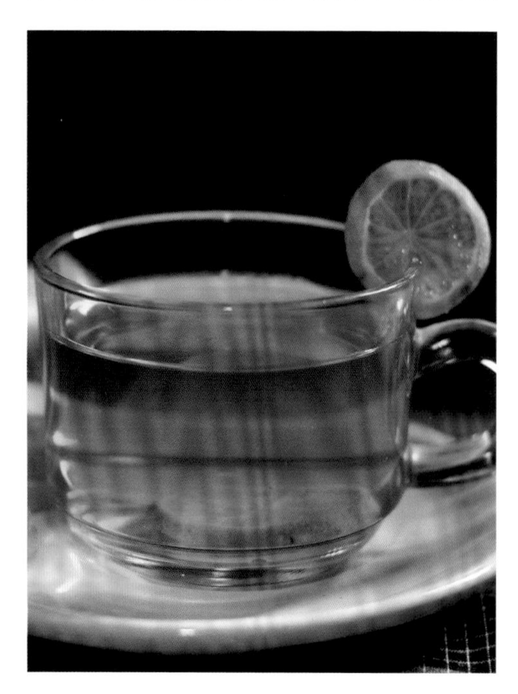

4. 中国药酒适应范围较广，几乎涉及临床所有科目。当然，其中有些可能是古代某位医者个人的经验，是否能普遍应用，还需进一步验证，但是从总体来看，当以可取者多。

5. 由于酒有防腐消毒作用，当药酒含乙醇40%以上时，可延缓许多药物的水解，增强药剂的稳定性，所以药酒久渍不易腐坏，长期保存不易变质，并可随时服用，十分方便。

6. 药酒还能起到矫臭的作用。

药酒的作用

1. 理气活血

气是构成人体和维持人体生命活动的最基本物质；血具有濡养滋润全身脏腑组织的作用，是神志活动的主要物质基础。药酒能起到益气补血、振奋精神、增强食欲、调理身心等作用。

2. 滋阴壮阳

阴虚则热、阳虚则寒，阴阳的偏盛、偏衰都有可能产生病症。药酒的作用在于，通过调和阴阳，利用其相互交感、对立制约、互根互用、消长平衡、相互转化的特点，达到壮肾阳、滋肾阴的目的，对人体健康至关重要。

3. 补脾和胃

脾主运化、主升清、主统血；胃主受纳、主通降，脾和胃相表里，共同完成饮食的消化吸收及其精微的输布，从而滋养全身。肺病日久则可影响到脾，导致脾的功能失调、气虚，从而出现不良症状。

4. 养肝明目

肝开窍于目，又有藏血功效；眼依赖于血濡养来发挥视觉功能，而肝病往往反映于目。药酒可以起到保肝护肝、增强视力的作用。

5. 舒筋健骨

肾主骨生髓，骨骼的生长、发育、修复，依赖肾的滋养；肝主筋，肝之气血可以养筋。药酒可以起到补肾、补肝的作用，从而达到舒筋健骨的功效。

6. 益智安神

在现代生活中，人们遭受着内在和外在的双重压力，身体不堪负荷，常会出现“亚健康”的症状。心主血脉、主藏神，药酒可养心血、补心气、使心的气血充盈，有效推动血行，达到精神旺盛的目的。

由此可见，药酒的作用是多种多样的，既有医疗作用，又有滋补保健作用，一举两得之功，真可谓善饮也。

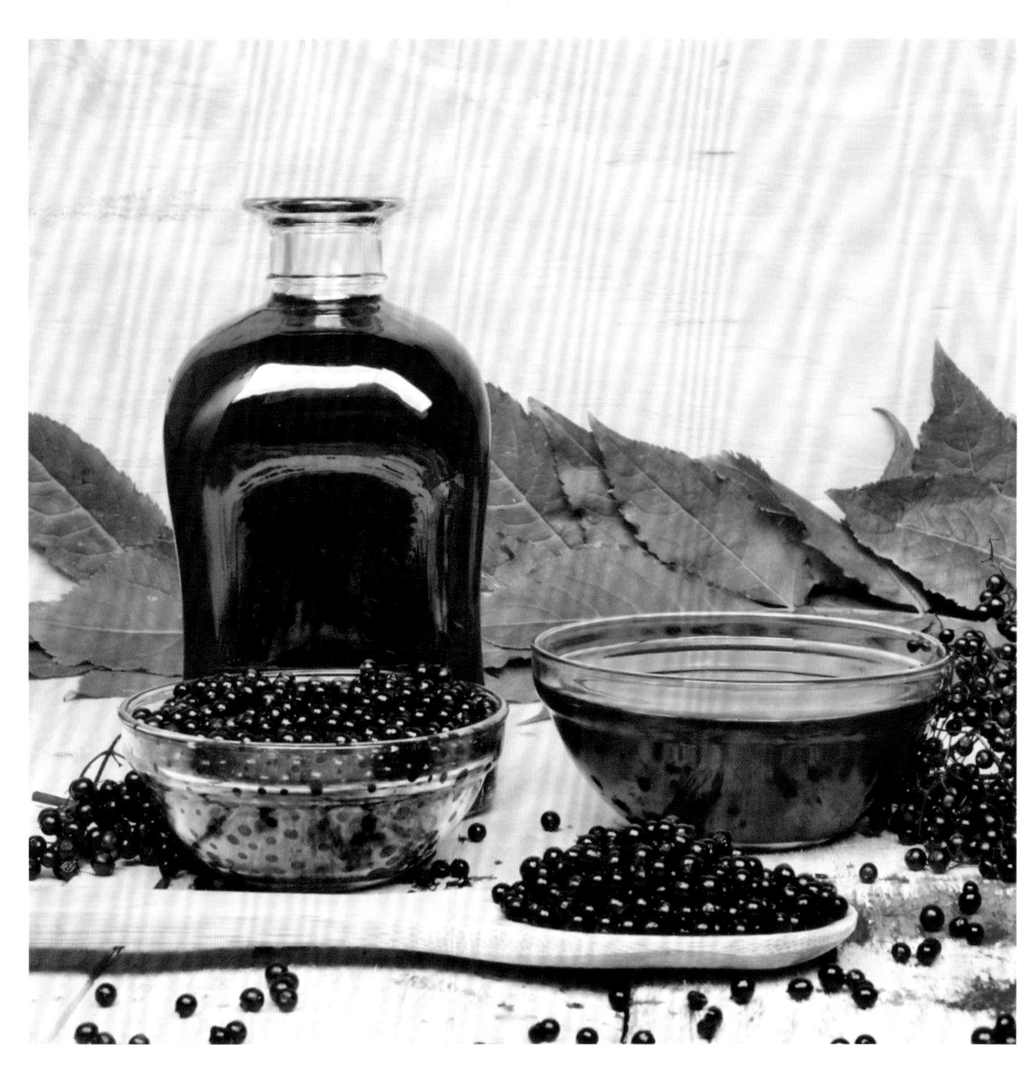

药酒虽好，还需正确饮用

由于药酒所含的药物成分不同，其功能效用也会有所不同，所适应的群体、病症也往往大不相同，因此，在选择药酒之前，首先应该弄清楚所选药酒的适用范围以及禁忌，综合考虑之后再做出选择。只有对症选药酒，才能产生较好的疗效，否则，因为药酒选用不当或随意服用，可能会产生负面的影响，严重时甚至危及生命。因此，这里将告诉您药酒的使用禁忌及服用方法，希望对您有帮助！

药酒的使用禁忌

1. 儿童、青少年最好不要采用药酒进行治疗。

2. 对酒精过敏、患皮肤病的人，应禁用或慎用药酒。

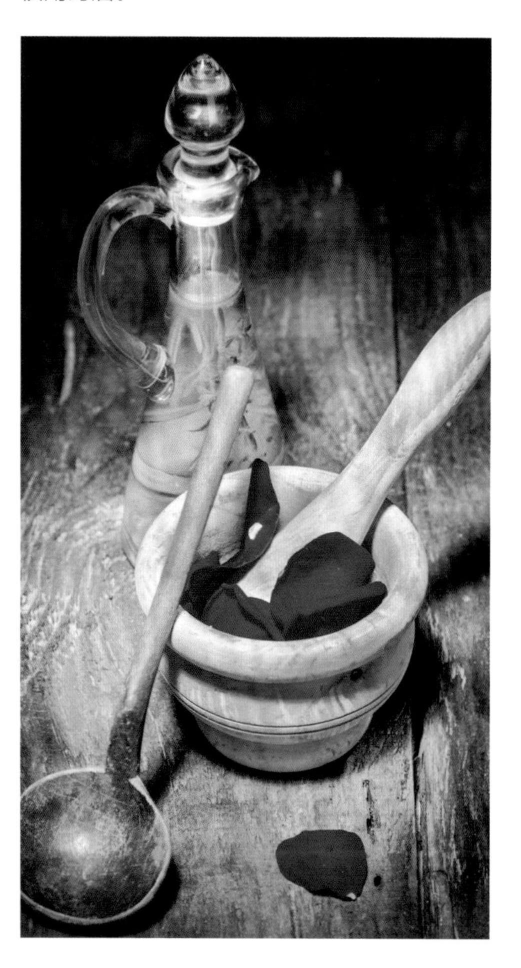

3. 高血压患者应该戒酒，或者尽量少服药酒。

4. 冠心病、心血管疾病、糖尿病患者病情严重时，不应该采用药酒疗法。

5. 消化系统溃疡比较严重者不适宜服用药酒。

6. 肝炎患者由于肝脏解毒功能降低，饮酒后酒精在肝脏内聚集，会使肝细胞受到损害而进一步降低解毒功能，加重病情，因此不宜服用药酒。

7. 女性在妊娠期和哺乳期不宜服用药酒，在正常行经期也不宜饮用活血功能强的药酒。

8. 育龄夫妇忌饮酒过多，容易影响性行为，并抑制性功能。

9. 外用的药酒绝不可以内服，以免中毒，危及身体。

药酒的服用方法

大多数药酒为中药材加上酒泡制而成，药酒也属于药的一种形式，也有其适宜的症状、副作用以及毒性。在服用药酒时掌握服用方法和剂量是非常重要的。

药酒一般分为内服和外用两种用法，但有些药酒会同时具备内服和外用两种用法。外用法一般按照要求使用即可。内服法则要严格根据药酒所适宜的功效来使用。

1. 服用药酒要适度

根据不同人的不同情况，一般每次可饮用10~30毫升，每日2~3次，或根据病情以及

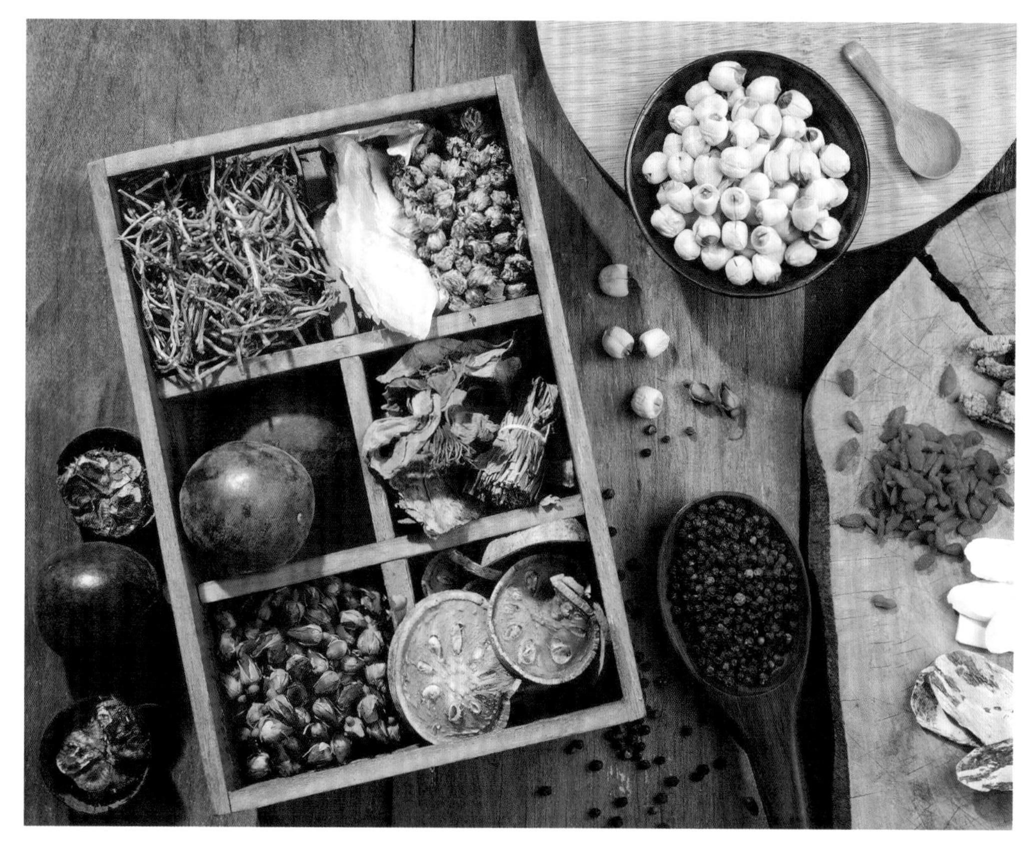

所用药物的性质和浓度来调整。酒量小的患者，可在服用药酒时，加入适量清水或兑入其他饮品，以减小高度数药酒的刺激性气味。饮用药酒应病愈即停用，不适宜长久服用。

2. 服用药酒时要注意时间

通常在饭前或睡前服用，一般是佐膳服用，以温饮较佳，可使药性得以迅速吸收，更好地发挥药性的温通补益作用。有些药酒因季节的变化而用量不同，一般夏季炎热可适当减少服用量，冬季寒冷则可适当增加服用量。

3. 服用药酒时要注意年龄和生理特点

若老人服用，要适当减少药量，也要注意观察服用后有无不良反应，或尽量采用外用法；若女性服用，要注意在妊娠期和哺乳期一般不宜饮用药酒，在行经期不宜服用活血功能较强的药酒。

4. 尽量避免同时服用其他药物

服用药酒时要尽量避免同时服用其他药物，若不同治疗作用的药酒交叉使用，可能影响治疗效果。

5. 不宜加糖或冰糖

服用药酒时，不宜加糖或冰糖，以免影响药效，最好加一点蜜糖，因为蜜糖性温和，加入药酒后不仅可以减少药酒对肠胃的刺激，还有利于保持和提高药效。

6. 药酒出现酸败味时忌服

药酒一旦出现质地混浊、絮状物明显、颜色变暗、表面有一层油膜、酒味转淡、有很明显的酸败味道等情况时，该药酒就不适宜再服用了。

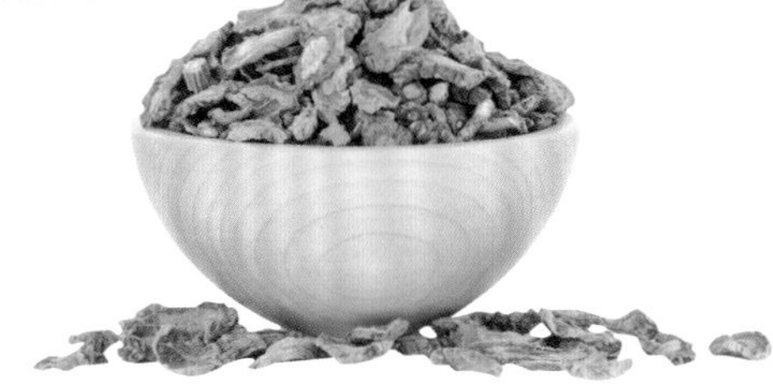

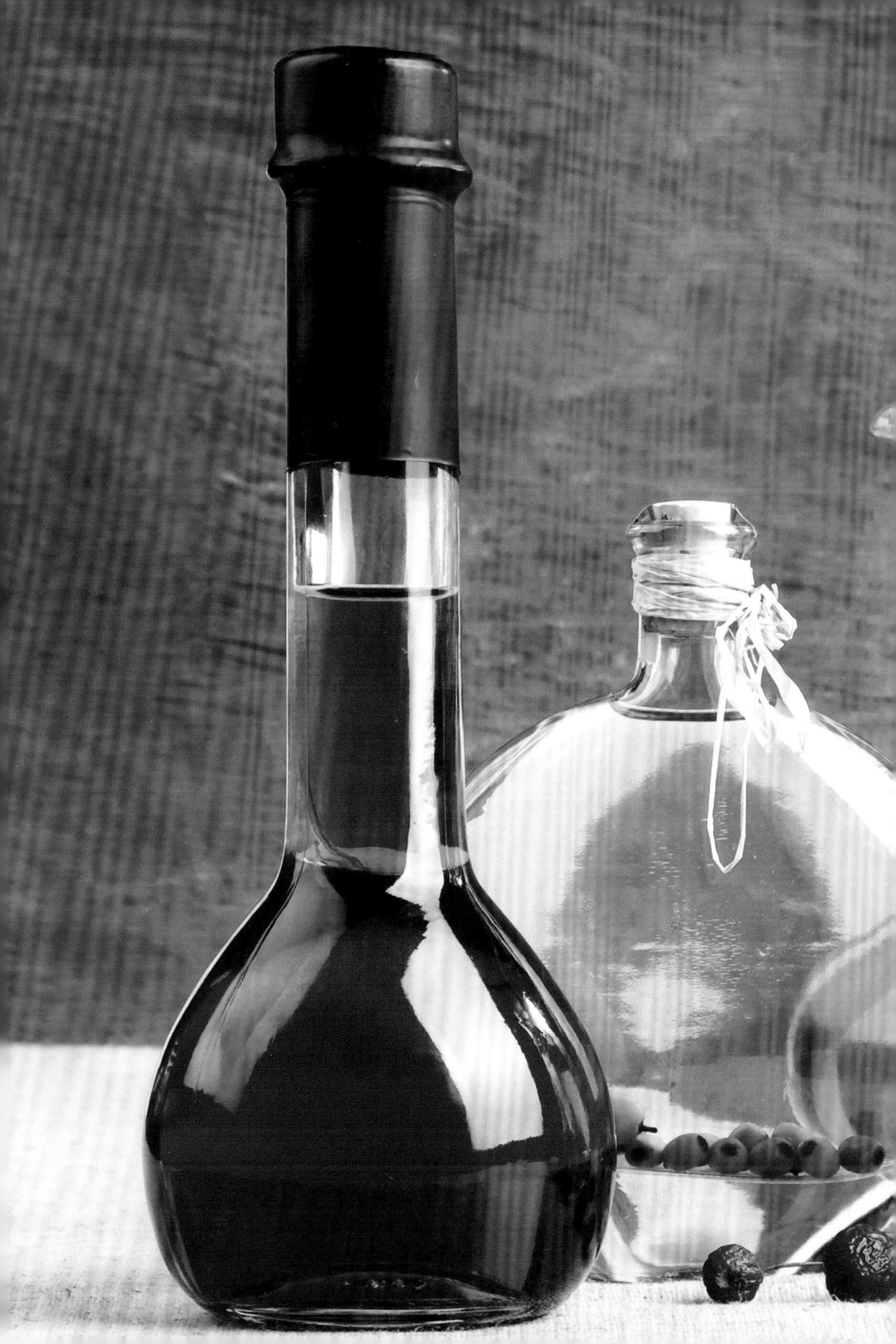

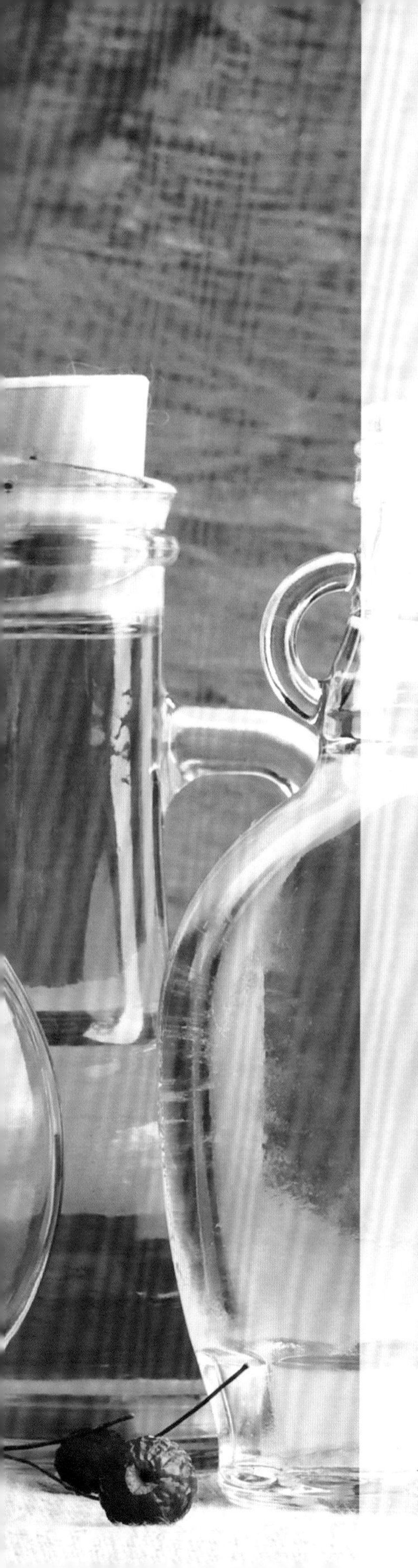

第二章

男人药酒

——让男人更阳刚强劲

张潮《幽梦影》中云："万事可忘，难忘者名心一段；千般易淡，未淡者美酒三杯。"无论是人生逆旅还是人生顺境，男人奋勇拼博的一生里，总会伴着那一壶装着忧愁与快乐的酒。酒不是燃烧欲望、了却烦恼的液体。善饮酒者，可以养生强身。尤其是加入一些补肾益精、滋阴壮阳的中药材后，适时、适量饮用这样强身养生的药酒，可以让男人更阳刚强劲。

滋阴补肾，男人就需要这样补

肾阴有滋养脏腑的作用，为人体阴液的根本。《景岳全书》称："五脏之阴气，非此不能滋。"肾阴虚，是肾脏阴液不足表现的证候，多由久病伤肾，或过服温燥劫阴之品所致。依现代说法，就是供给中枢神经、泌尿生殖系统的营养物质不足。

养生要点

饮食养生

- 肾阴虚者饮食要注意滋阴潜阳，多选择性味甘寒的食物。如绿豆、豆腐、甘蔗、芦荟、荸荠、柿子、银耳、螃蟹、牛奶、牡蛎、蛤蜊、海蜇、鸭肉、猪皮和新鲜蔬菜等。
- 少食桃子、芥菜及洋葱、大蒜、辣椒、丁香、茴香、胡椒、酱羊肉、韭菜、葵花子等性温燥烈之品。

起居养生

- 起居应有规律，居住环境宜安静，尤其要注意按"秋冬养阴"的原则调养，选择坐南朝北的房子。
- 不宜频繁蒸桑拿；多喝水，有助于排除肾脏里面的废物。
- 避免熬夜，要保证充足睡眠。

中医术养

- 每晚泡脚的时候，分别按揉两侧太溪穴各 5 分钟，按揉左脚时逆时针，按揉右脚时顺时针。然后躺在床上，用掌心逆时针按摩关元穴（位于肚脐正下方 3 寸），速度不宜太快，揉按至皮肤微热即可。
- 位于内踝尖和足跟骨大筋之间中点的太溪穴，一年四季均可按揉，不过春秋季节天气干燥，按揉的时间可稍长，既可补阴，又可防燥。

滋阴补肾酒方推荐

韭子酒

药酒配方

韭菜子 240 克，益智仁 60 克，白酒 2 升。

韭菜子	益智仁	白酒
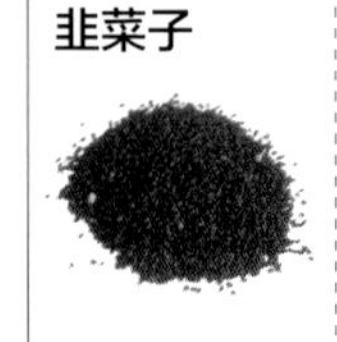	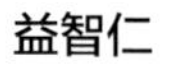 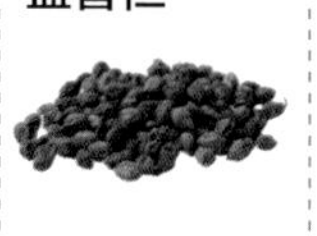	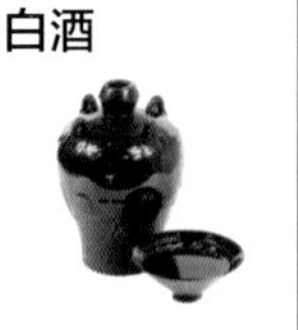

泡酒方法

1. 把韭菜子和益智仁捣碎装入纱布袋中；再把纱布袋放入合适的容器中。
2. 白酒倒入容器中密封。
3. 每日摇动数次；浸泡 7 日后拿掉纱布袋即可饮用。

服用方法

口服。每日 2 次，每次 10 毫升。

养生有道

韭菜子有温补肝肾、壮阳固精的功效。此款药酒具有补肾壮阳、固气涩精、补肝益脾的功效。

适应症状

主治阳痿、肾虚、遗精、早泄等。

注意事项

阴虚火旺者慎服。

韭菜子

药材别名：韭子、韭菜仁。

性味归经：性温，味辛、甘；归肾、肝经。

功效主治：补肝肾、暖腰膝、助阳固精；主治阳痿、遗精、小便频数、白带过多等症。

巴戟熟地酒

药酒配方

制附子 40 克，甘菊花、巴戟天各 120 克，熟地黄 90 克，川椒、枸杞子各 60 克，白酒 4 升。

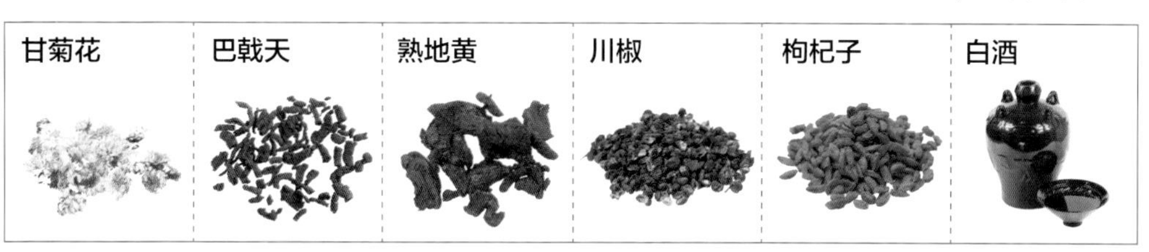

泡酒方法

1. 巴戟天去心，剩下的其他药材捣碎。
2. 将捣碎药材和巴戟天装入布袋，然后放入干净的容器内，加白酒浸泡、密封。
3. 密封浸泡约 7 日，拿掉纱布袋即可饮用。

服用方法

口服。将酒温热，空腹饮用。每日 2 次，每次 10~20 毫升。

养生有道

此款药酒具有补肾壮阳、益精、散寒除湿、悦颜明目的功效。

适应症状

主治肾阳久虚所致阳痿不举、遗精早泄，阴虚火旺所致腰膝酸软等。

注意事项

孕妇慎服。

锁阳苁蓉酒

药酒配方

锁阳、肉苁蓉各 120 克，桑螵蛸 80 克，龙骨 60 克，白酒 2 升。

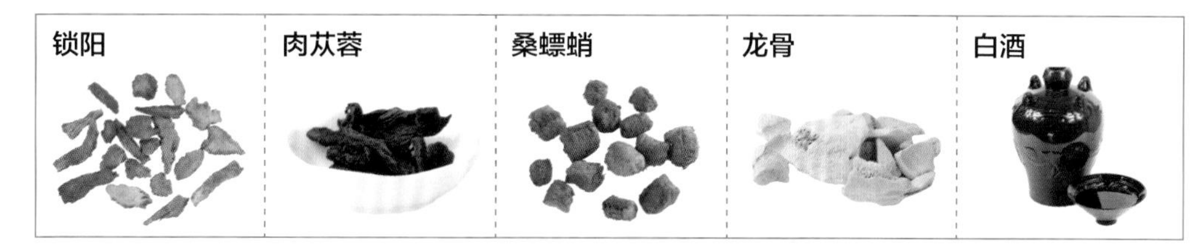

泡酒方法

1. 将上述所有药材捣碎，装入洁净纱布袋中，扎紧袋口。
2. 把装有药材的纱布袋放入合适的容器中，倒入白酒后，加盖密封。
3. 放置阴凉处，隔日摇动数次。
4. 浸泡约 7 日后拿掉纱布袋即可饮用。

服用方法

口服。每日 2 次，每次 10~20 毫升。

养生有道

锁阳具有补肾润肠、益精血的功效；肉苁蓉具有补肾温阳、益精血、润肠道的功效。此款药酒具有补肾壮阳、收敛固精的功效。

适应症状

主治肾虚阳痿、遗精早泄、腰膝酸软、大便溏稀等。

注意事项

阴虚火旺者慎服。

生精壮阳，雄风飒飒做男人

中医认为，精子稀少是由人体虚劳引起的。引起精子稀少的原因有很多，或先天禀赋不足，或房事过度损伤肾精，或大病后气血两亏，从而造成肾精不足。泡上一些生精壮阳的药酒，有规律地饮用，御寒活血的同时，对男性生殖系统疾病还有很好的预防和治疗作用。

养生要点

饮食养生

- 少精、遗精者应多食用补肾生精、益气兴阳的食物，例如林蛙、海参、乌鸡、黑芝麻、黑豆、羊肾、狗肉、狗肾、雀肉、雀脑、鹿肉等。
- 少食烧烤食品、啤酒、白酒、红酒、咖啡、奶茶、炸薯条、方便面、奶油蛋糕、油酥饼、巧克力、色拉酱、炸面包圈等食物，同时应戒烟。

起居养生

- 注意培养午休的习惯，午饭后可以适当休息片刻。“子午觉”在养生学中具有重要作用。需要注意的是，睡觉时要预防着凉。
- 合理安排起居作息，早睡早起以保养神气，做到劳逸适度。

中医术养

- 每天晚上睡觉前用热水洗脚时，用手挤压涌泉穴（位于足掌心，属于足少阴肾经），有助于补肾阴。方法是：用手挤压涌泉穴部位或者在地上放置一个圆形光滑的木棍，赤脚踩在上面反复滚动，可达到刺激涌泉穴的目的。
- 刺激商阳穴（位于食指尖端桡侧指甲旁）也有很好的强精壮阳作用。方法是：两手食指勾住吊环反复牵拉，也可以用伞柄按摩手指。如此既补阴，又可防燥。

生精壮阳酒方推荐

雄蚕蛾酒

药酒配方

雄蚕蛾 300 克，白酒 2.4 升。

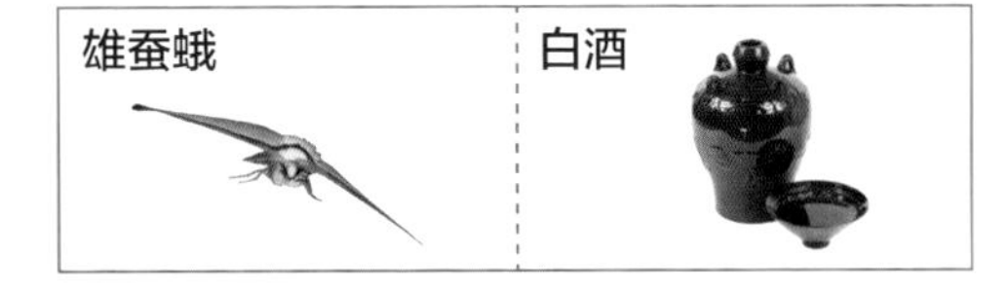

泡酒方法

1. 雄蚕蛾放在热锅上焙干，研成粉末。
2. 把研成细粉的雄蚕蛾装入干净容器中。
3. 将白酒倒入容器中密封。
4. 密封浸泡 3 日后可饮用，饮用时摇动使其充分混匀，取药液服用。

服用方法

每日 2 次，每次 20 毫升。

养生有道

此款药酒具有补益精气、壮阳助性、强阴益精的功效。

适应症状

主治肾虚阳痿、不育症等。

注意事项

孕产妇慎服。

小贴士

蚕蛾作为药用在我国医书中早有记载。李时珍的《本草纲目》有“雄蚕蛾（气味）咸、温，有小毒，主治益精气、暖水脏，治累气、金疮、烫火伤，灭瘢痕”的记述。

红参海马酒

药酒配方

海马 30 克，海狗肾（炙）1 对，鹿茸 18 克，肉苁蓉、红参、菟丝子、淫羊藿各 60 克，韭菜子 120 克，白酒 3 升。

海马	鹿茸	红参	菟丝子	淫羊藿	白酒
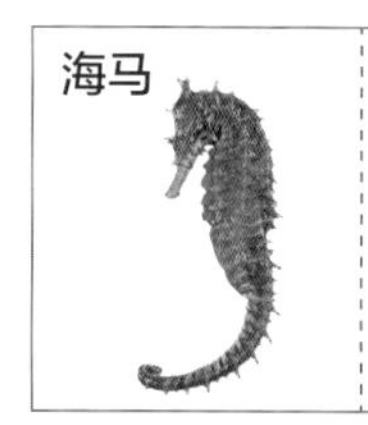	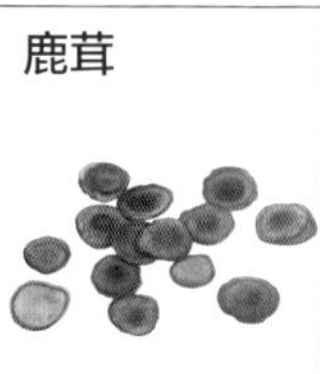	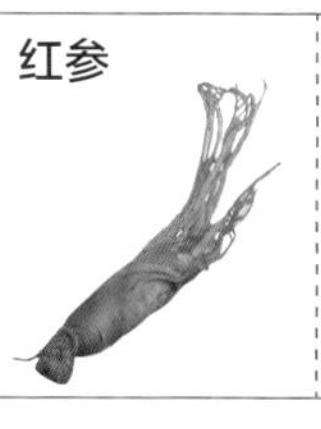	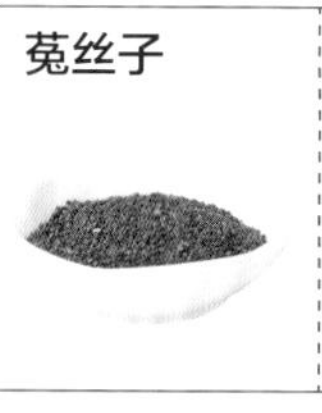	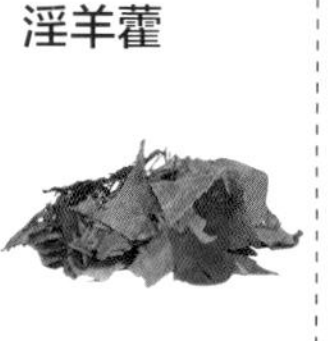	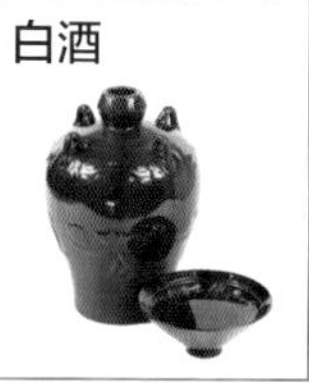

泡酒方法

1. 把 8 味药材捣碎放入布袋，扎紧袋口。
2. 将布袋放入干净容器中，倒入白酒后封严。
3. 浸泡约 15 日，拿掉纱布袋，即可饮用。

服用方法

口服。每晚临睡前饮用 20 毫升。

养生有道

红参有补元益气、复脉固脱、益气摄血的功效。此款药酒有补肾壮阳的功效。

适应症状

主治阳痿不举、腰膝酸软、神倦体乏等症状。

注意事项

大便燥结者、肝火旺盛者慎服。

参茸酒

药酒配方

菟丝子 75 克，远志、五味子、制附子、白茯苓、当归、鹿茸、山药、红参、龙骨各 25 克，熟地黄、黄芪、牛膝、肉苁蓉各 50 克，红曲 13 克，白酒适量。

菟丝子	当归	鹿茸	熟地黄	黄芪	白酒
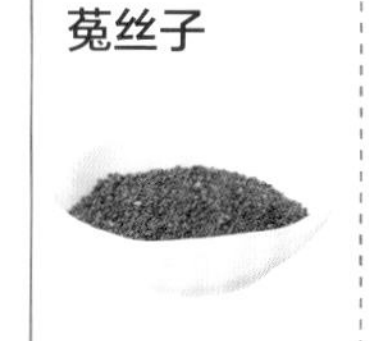	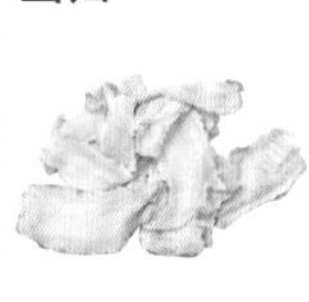	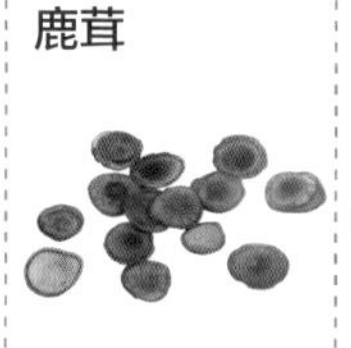	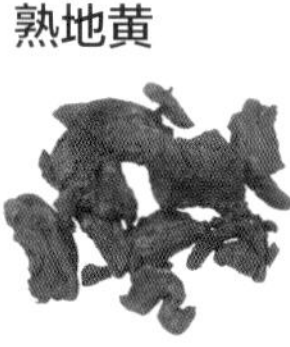	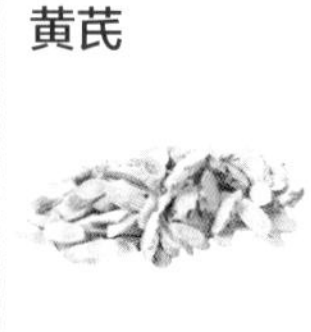	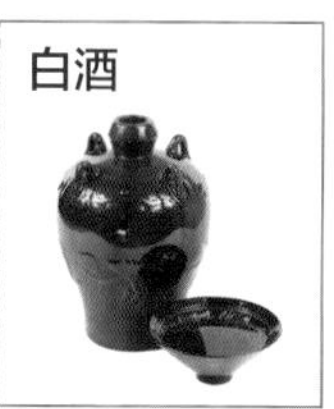

泡酒方法

1. 将上述药材捣碎放入布袋，扎紧袋子口，放到干净容器中，加白酒，隔水煮沸。
2. 加红曲后放冷。
3. 将容器口密封严实，浸泡约 30 日，拿掉纱布袋，即可饮用。

服用方法

口服。每日 2 次，每次 10 毫升。

养生有道

补肾壮阳，养血固精。

适应症状

主治阳痿不举、性欲低下、早泄、梦遗滑精、妇女血亏血寒等。

注意事项

孕妇、感冒、舌苔厚腻者忌服。

复方栀茶酒

药酒配方

果仁、山栀根皮各 100 克，冰糖 200 克，红花 6 克，蛇床子、淫羊藿各 60 克，干地龙 20 克，米酒 3 升。

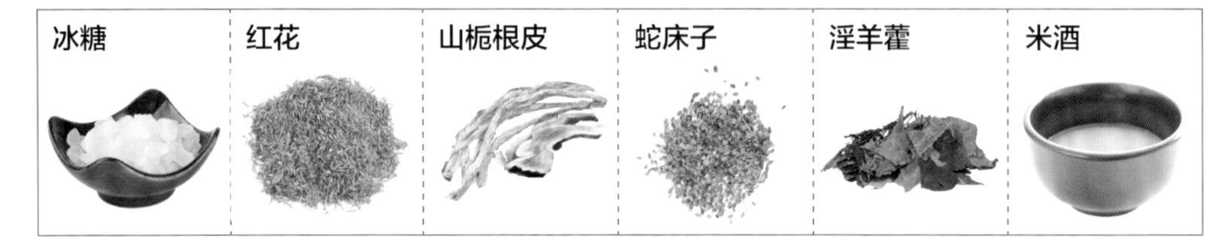

泡酒方法

1. 将上述药材捣碎，放入干净的纱布袋中，扎紧袋口。
2. 把纱布袋放入准备好的干净容器中，倒入冰糖和米酒，密封严实。
3. 浸泡约 7 日，去掉布袋即可饮用。

服用方法

口服。早晚各服 1 次，每次 20~25 毫升。

养生有道

此款药酒具有活血化瘀、温肾壮阳、养血固精的功效。

适应症状

主治肾虚阳痿、少精遗精。

注意事项

孕妇及有出血倾向者慎服。

补肾健脾酒

药酒配方

白茯苓、厚朴、青皮、生地黄、杜仲、川椒、补骨脂、小茴香、陈皮、白术、巴戟天、肉苁蓉各 60 克，青盐 30 克，黑豆 120 克，白酒 3 升。

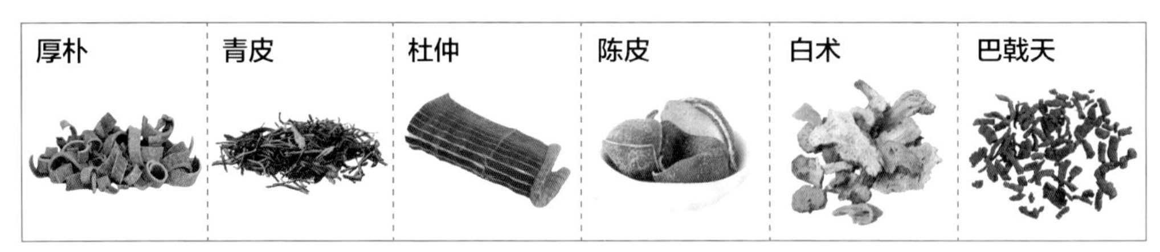

泡酒方法

1. 将厚朴、杜仲用姜炒，补骨脂、黑豆微炒，与其余捣碎药材用纱布袋包裹，放入容器。
2. 加入白酒，密封，浸泡 15 日，去布袋即可饮用。

服用方法

口服。每日 2 次，每次空腹温饮 10 毫升。

养生有道

此款药酒具有补肾健脾、补火助阳的功效。

适应症状

主治阳痿不举、月经不调等。

注意事项

孕妇忌服。饮用期间忌食牛肉、马肉。

西汉古酒

药酒配方

蜂蜜 500 毫升，柏子仁 120 克，黄精 400 克，狗鞭 20 克，蛤蚧（酒炙）40 克，鹿茸 4 克，枸杞子 200 克，松子仁 100 克，白酒适量。

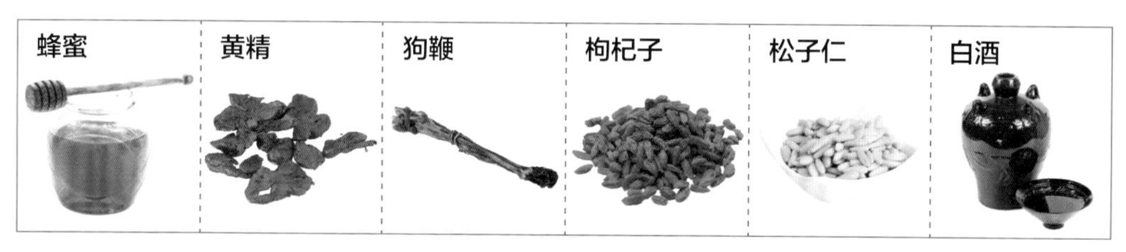

泡酒方法

1. 酒炙蛤蚧、狗鞭，与研粗药材装布袋后放入容器，加入白酒密封，浸泡 7 日后取滤液。
2. 把蜂蜜炼至嫩蜜，待温混匀滤液，加入白酒至总量 5 升饮用。

服用方法

口服。每日 2 次，每次 25 毫升。

养生有道

补肾壮阳，强壮筋骨，益气安神，温肺定喘。

适应症状

主治面色无华、腰膝酸软、肢冷乏力、失眠健忘、阳痿不举、遗精早泄等。

注意事项

孕妇、儿童、感冒患者不宜服用。

熙春酒

药酒配方

猪油 800 克，绿豆、生地黄各 240 克，枸杞子、女贞子、淫羊藿、桂圆肉各 300 克，白酒 17 升。

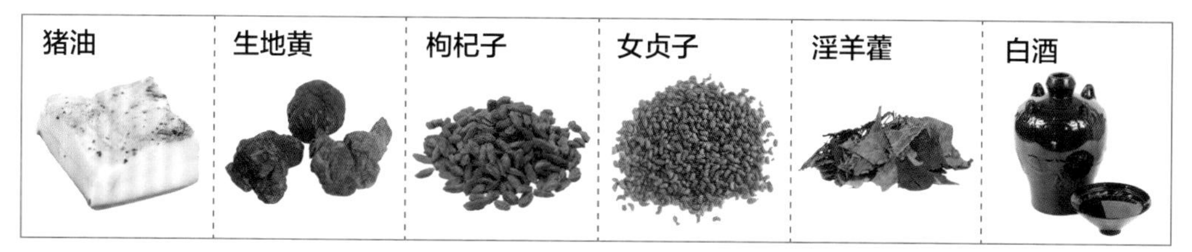

泡酒方法

1. 将上述药材捣碎后用纱布袋包裹，放入容器，加白酒。
2. 猪油入铁锅炼好，趁热与药酒拌匀。
3. 日晃数次，密封浸泡 20 日后，去布袋饮用。

服用方法

口服。每日 3 次，每次 10 毫升。

养生有道

此款药酒具有生精壮阳、益气补血、强筋健骨、滋阴润燥的功效。

适应症状

主治遗精滑精、阳痿不举、腰膝酸软、心悸等。

注意事项

感冒及实热证者忌服。

益智强体，常饮药酒有奇效

随着生活节奏的加快，现代人的压力越来越大，特别是用脑一族，长时间进行脑力劳动，会使大脑处于一种过劳的状态，时间长了，不仅伤脑，也会对我们的身体造成伤害。因此，补脑强身是不可缺少的。选饮适合的药酒，不仅有助于强健身体，还能起到很好的益智作用。

养生要点

饮食养生

➲ 有益智强体功效的食物有很多种，例如核桃、洋葱、胡萝卜、菠菜、黄花菜、黑木耳、香菇、大蒜、牛奶、柠檬、香蕉、猪脑、鸡蛋、猪肝、鸡肉、大虾、泥鳅等。

➲ 少食白糖、巧克力、可乐、酒、奶油蛋糕、炸鸡、咸菜、汉堡、蛋挞、糖精、味精、冰激凌、薯条、油条、方便面、饼干等食物。

起居养生

➲ 养成良好的起居习惯，早睡早起；坚持锻炼身体，每天步行 20 分钟左右；少食多餐，避免暴饮暴食。

中医术养

➲ 甩双手：两只手放在胸前，用力地甩动约 10 秒。这个动作可以促进手部血液循环。

➲ 弹指：伸出双手，模拟弹钢琴的动作，将十个手指轮流弹向掌心，重复 15 次左右。这个动作可以锻炼手部的控制力和活动力。

➲ 压指：两手十指分开，指腹相对，用力对压，直至手指关节发酸。重复 15 次左右。

➲ 揉指：用拇指和食指夹住其他手指，从指根按摩到指尖。这个动作可以促进手指血液循环。

➲ 拉指：左手握住右手的拇指，转一转，然后用力向外拉直，轮流拉每一根手指，换另一只手重复同样的动作。这个动作可以强健手指韧带，促进手指血液循环。

益智强体酒方推荐

安神酒

药酒配方

桂圆肉 500 克，白酒 4 升。

桂圆肉

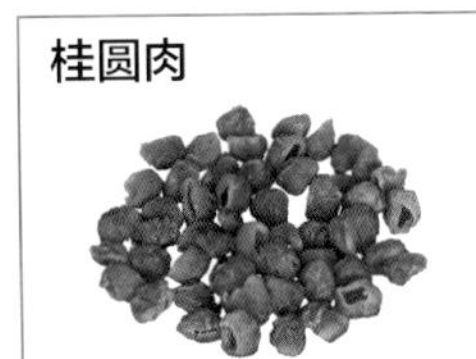

白酒

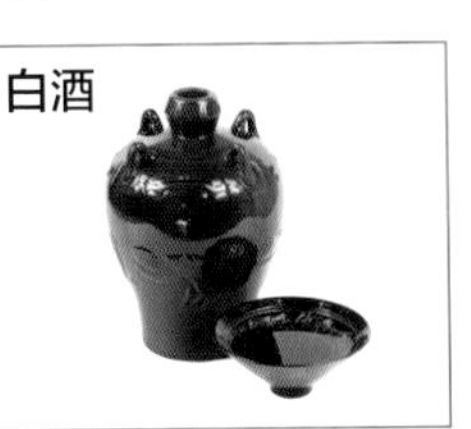

泡酒方法

1.把桂圆肉装入洁净纱布袋中。

2.把装有桂圆肉的纱布袋放入合适的容器中。

3.将白酒倒入容器后密封。

4.浸泡 1 个月后，拿掉纱布袋即可饮用。

服用方法

每日 2 次，每次 20 毫升。宜饭前空腹饮用。

养生有道

此款药酒具有强身养心、滋补气血、益智安神的功效。

适应症状

主治心悸怔忡、虚劳羸弱、健忘失眠、倦怠乏力、面色不华、精神不振等症。

注意事项

感冒者不宜饮用。

定志酒

药酒配方

人参 90 克，远志、菖蒲各 120 克，柏子仁 60 克，白茯苓 75 克，朱砂 30 克，白酒 4.5 升。

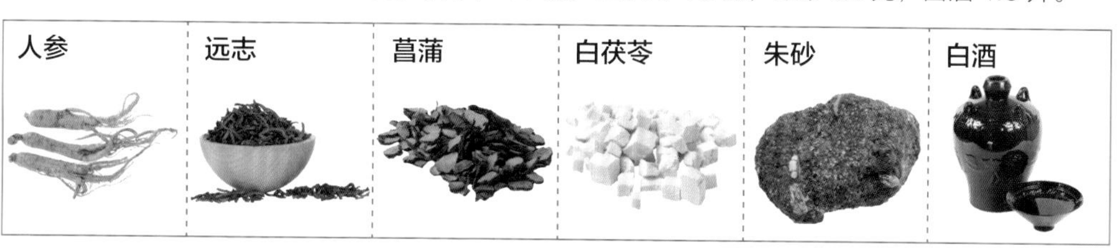

泡酒方法

1. 除朱砂外的所有药材捣碎装入布袋。
2. 把布袋放入容器，加入白酒。
3. 经常摇动，密封浸泡 15 日左右拿掉布袋。
4. 撒上朱砂，摇匀饮用。

服用方法

口服。每日 2 次，每次 10 毫升，空腹饮用。

养生有道

此款药酒具有益智强身、补心安神、养肝明目的功效。

适应症状

主治神经衰弱、心悸健忘、记忆力衰退、体倦乏力等症。

注意事项

感冒患者不宜服用。

苁蓉强壮酒

药酒配方

巴戟天 60 克，制附子、肉桂、炮姜、菟丝子、肉豆蔻各 40 克，牛膝 80 克，木香、蛇床子各 30 克，肉苁蓉 100 克，补骨脂、楮实各 50 克，鹿茸 20 克，白酒 3 升。

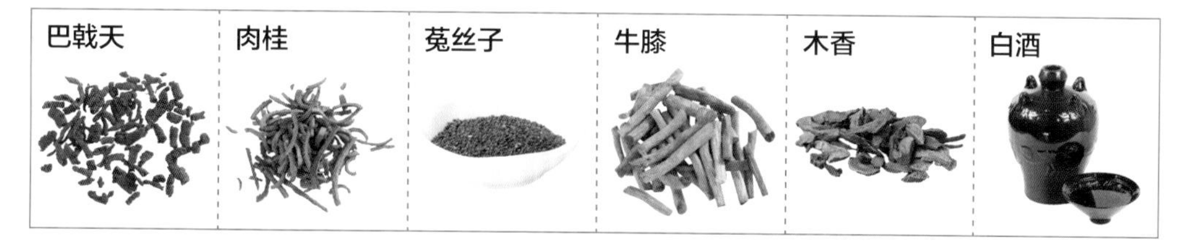

泡酒方法

1. 将鹿茸炙处理、巴戟天翻炒、补骨脂翻炒，与其余诸药捣碎放入布袋，再入容器。
2. 加入白酒，密封浸泡约 7 日。
3. 过滤去渣后取药液服用。

服用方法

温服。每日 2~3 次，每次 10 毫升。

养生有道

肉苁蓉具有补肾强身的功效。此款药酒具有强身健骨、补肝益肾、聪耳明目的功效。

适应症状

主治身体虚弱、肝肾虚冷等症。

注意事项

大便泄泻、性功能亢进者忌服。

适合男性饮用的 8 款家庭药酒

淫羊藿金樱酒

药酒配方

金樱子 100 克，淫羊藿 24 克，补骨脂、当归、菟丝子各 12 克，肉桂、巴戟天、小茴香、杜仲、川芎、牛膝、沉香各 6 克，白酒 2 升。

泡酒方法

1. 把诸药材捣碎装入纱布袋中。
2. 把纱布袋放入容器，加入白酒。
3. 加盖后隔水煮 1 小时后放凉。
4. 密封浸泡 7 日后，拿掉纱布袋即可。

服用方法

每日 2 次，每次 15~30 毫升。

养生有道

此款药酒具有补肾壮阳、祛风除湿、养血固精、强筋壮骨的功效。主治阳痿不举、遗精滑精、腰膝酸软、步履乏力等。

注意事项

脾虚火旺、大便燥结者慎服。

健阳酒

药酒配方

当归、枸杞子、补骨脂各 15 克，白酒 2 升。

泡酒方法

1. 把上述药材捣碎装入洁净纱布袋中。
2. 把装有药材的纱布袋放入合适的容器中。
3. 将白酒倒入容器中密封。
4. 隔水加热 30 分钟后取出放凉。
5. 静置 1 日后，拿掉纱布袋即可饮用。

服用方法

口服。不拘时，视个人身体情况适量饮用。

养生有道

此款药酒具有补肾壮阳、填精益髓、养肝明目、强筋壮骨、补血益精的功效。主治肾阳虚衰、精血不足、遗精滑精、腰膝酸痛、头晕目眩、视力下降等。

注意事项

慢性腹泻者慎服。

填精补肾酒

药酒配方

白芍、当归、川芎、白术、党参、白茯苓、黄芪、熟地黄、甘草、肉桂各 120 克，白酒 3 升。

泡酒方法

1. 把诸药材捣碎装入纱布袋；把纱布袋放入容器；将白酒倒入容器中。
2. 密封浸泡约 7 日后，拿掉纱布袋即可饮用。

服用方法

口服。每日 2 次，每次 15 毫升。

养生有道

此款药酒具有补肾壮阳、益精补髓的功效。主治阳痿不举、肾虚耳鸣、腰膝酸软、倦怠乏力。

注意事项

慢性腹泻、大便溏薄者慎服。

黄芪杜仲酒

药酒配方

石斛、牛膝、肉苁蓉各 120 克，萆薢、杜仲、防风各 90 克，山茱萸、黄芪、桂心、白茯苓、制附子各 60 克，白酒 4 升。

泡酒方法

1. 肉苁蓉炙后，与其余捣碎药材一起放入纱布袋中；把纱布袋放入容器，加入白酒。
2. 密封浸泡约 7 日后，拿掉纱布袋即可饮用。

服用方法

口服。每日 3 次，每次饭前温饮 15~30 毫升。

养生有道

此款药酒有补肾壮阳的功效。主治肾阳虚损等症。

注意事项

热毒疮疡、食滞胸闷者慎服。

牛膝人参酒

药酒配方

川芎、巴戟天、五味子、山茱萸、人参、牛膝、黄芪、磁石、制附子各 40 克，生姜、肉苁蓉、防风、五加皮各 50 克，生地黄、川椒、肉桂各 30 克，海风藤 20 克，白酒 3 升。

泡酒方法

1.用醋煅碎磁石，与其余捣碎药材一同放入纱布袋中。
2.把纱布袋放入容器，加入白酒。
3.密封浸泡约 7 日后，拿掉纱布袋即可饮用。

服用方法

口服。每日 5 毫升，不拘时。

养生有道

此款药酒具有补肝益肾、强筋壮骨的功效。主治腰腿疼痛、阳痿不举、便溏腹痛、气虚乏力。

注意事项

阳盛火旺者忌用。

青松龄药酒

药酒配方

淫羊藿 450 克，阿胶 10 克，红花 25 克，枸杞子 50 克，熟地黄 100 克，鹿茸 3.5 克，蔗糖 200 克，芦根、红参须各 5 克，白酒 3 升。

泡酒方法

1.把诸药材捣碎入纱布袋中。
2.把纱布袋放入容器。
3.将蔗糖、白酒入容器密封。
4.浸泡约 7 日后，拿掉纱布袋即可饮用。

服用方法

口服。每日 2 次，每次 15~20 毫升。饭前饮用效果更佳。

养生有道

此款药酒具有益气补血、补肾壮阳、滋肾阴的功效。主治阳痿不举、男性不育、阴虚盗汗等症。

注意事项

孕妇忌服。

羊肾酒

药酒配方

淫羊藿、新鲜玉米粒、仙茅、桂圆肉、沙苑蒺藜各 120 克，羊肾 2 对，白酒 10 升。

泡酒方法

1.把羊肾切碎，与其余药材同入纱布袋中。
2.把纱布袋放入容器，加入白酒。
3.密封浸泡约 7 日后，拿掉纱布袋即可饮用。

服用方法

口服。每日 2~3 次，每次 10~15 毫升。

养生有道

此款药酒具有补肾壮阳、补气益血、强健筋骨的功效。主治阳痿不举、神倦体乏、肢麻肢颤、小腹不温、行走乏力等。

注意事项

阴虚火旺者慎服。

钟乳粉酒

药酒配方

五味子、山药各 180 克，前胡、当归、生枳实、炙甘草、煅牡蛎、生姜、人参、制附子各 120 克，钟乳粉 18 克，石斛、桂心各 60 克，菟丝子 240 克，干生地黄 300 克，白酒 6 升。

泡酒方法

1.药材捣碎，同入洁净纱布袋中；把纱布袋放入容器，加白酒。
2.密封浸泡约 7 日后，拿掉纱布袋即可饮用。

服用方法

口服。每日 2 次，每次 10 毫升。

养生有道

此款药酒具有补肾健脾的功效。主治阳痿。

注意事项

大便溏薄者慎服。

男性宜用的 8 种中药

菟丝子

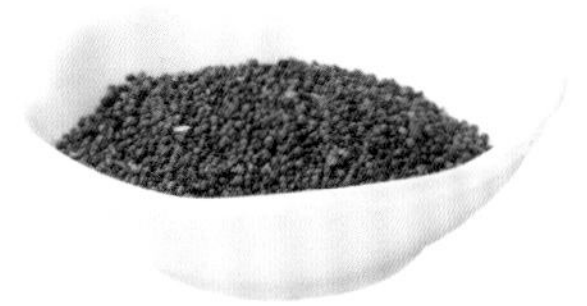

药材别名

豆寄生、无根草、黄丝、吐丝子、无娘藤米、黄藤子。

性味归经

性平，味辛、甘；归肾、肝、脾经。

功效主治

滋补肝肾、固精缩尿。可用于腰膝酸软、目昏耳鸣、脾肾虚泻、遗精、尿有余沥等症。

使用方法

内服：煎汤，15~25 克。外用：炒研调敷。

用药禁忌

阴虚火旺、便秘、小便短赤、血崩者忌用。

鹿茸

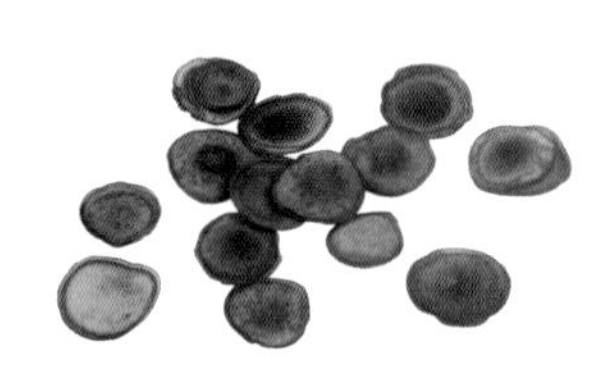

药材别名

斑龙珠。

性味归经

性温，味甘、咸；归肾、肝经。

功效主治

补肾壮阳、益精生血、强筋壮骨。主治畏寒肢冷、阳痿早泄、尿频遗尿、腰膝酸软等病症。

使用方法

内服：研粉冲服，1~3 克；或入丸剂，亦可浸酒服。

用药禁忌

体内有热者及热性病患者忌服。

牛骨髓

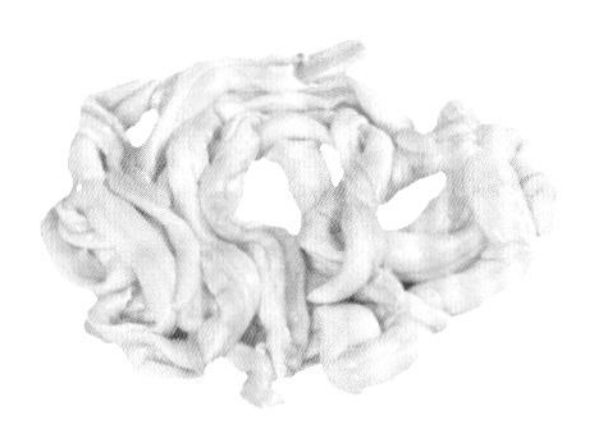

药材别名

牛髓。

性味归经

性温，味甘；归心、脾二经。

功效主治

润肺、补肾、壮阳、填髓。主治虚劳羸瘦、精血亏损、泄利、消渴、跌仆损伤、手足皴裂。

使用方法

内服：煎汤或熬膏。外用：涂擦。

用药禁忌

易助湿生痰，痰湿之体慎用。

锁阳

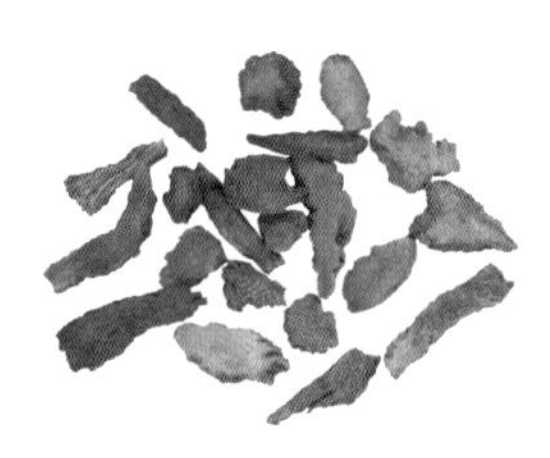

药材别名

地毛球、锈铁棒、锁严子。

性味归经

性温，味甘；归脾、肾、大肠经。

功效主治

补肾、润肠。主治阳痿早泄、气弱阴虚、大便燥结、血尿、腰膝酸软、疲乏无力、畏寒、四肢疼痛、女子不孕、男子不育、失眠健忘等。

使用方法

内服：煎汤，5~15 克；或入丸、散。

用药禁忌

腹泻及阳强易举而精不固者忌用。

海马

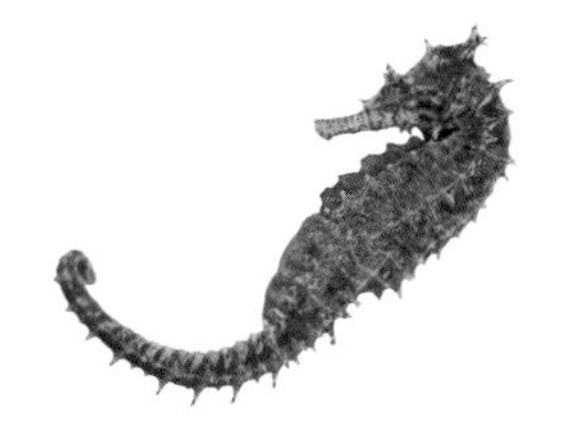

药材别名

水马、马头鱼、龙落子鱼。

性味归经

性温，味甘、咸；归肾、肝经。

功效主治

补肾壮阳、调气活血。常用于治疗肾虚阳痿、精少、尿频、跌打损伤、血淤作痛等病症。

使用方法

内服：煎汤，每次 3~10 克；入散剂，每次 1~3 克。

用药禁忌

孕妇及阴虚火旺、痰火喘咳者忌服。

山药

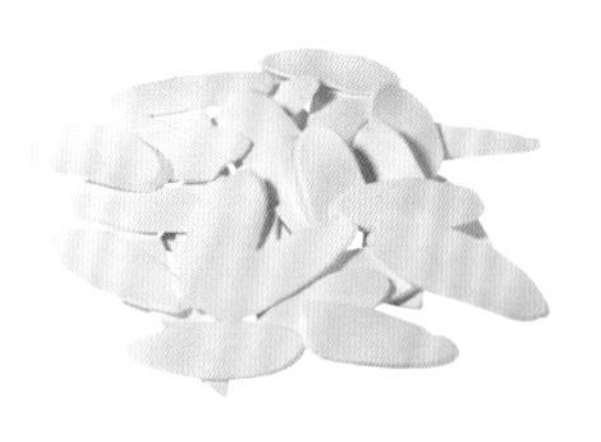

药材别名

三角、怀山药、淮山药、药蛋、土薯。

性味归经

性平，味甘；归肺、脾、肾经。

功效主治

补脾养胃、生津益肺、补肾涩精。用于脾虚食少、久泻不止、肺虚喘咳、肾虚遗精、虚热消渴等症。

使用方法

内服：煎汤或入丸、散。外用：捣敷。

用药禁忌

感冒、发热者忌食。

巴戟天

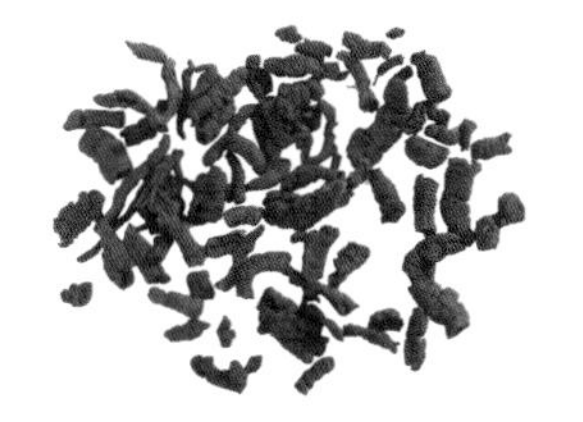

药材别名

巴吉天、戟天、巴戟肉、鸡肠风、兔儿肠。

性味归经

性温，味辛、甘；归肝、肾经。

功效主治

补肾阳、壮筋骨、祛风湿。用于治疗阳痿遗精、小便不禁、风寒湿痹、腰膝酸痛等常见病症。

使用方法

内服：煎汤，6~15 克；或入丸、散；亦可浸酒或熬膏。

用药禁忌

火旺泄精、小便不利、口干舌燥者忌服。

淫羊藿

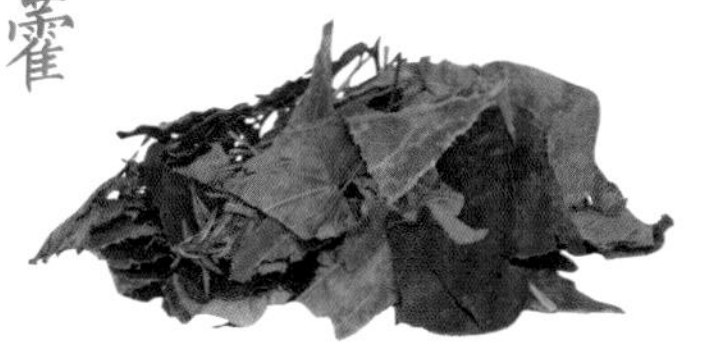

药材别名

仙灵脾、牛角花、铁菱角、铁打杵、干鸡筋。

性味归经

性温，味辛、甘；归肝、肾经。

功效主治

补肾壮阳、祛风除湿、益气强心。用于治疗男子不育、阳痿、早泄遗精、筋骨挛急等。

使用方法

内服：煎汤，5~15 克；或浸酒、熬膏；或入丸、散。外用：煎水洗。

用药禁忌

阴虚火盛、五心烦热、性欲亢进者忌用。

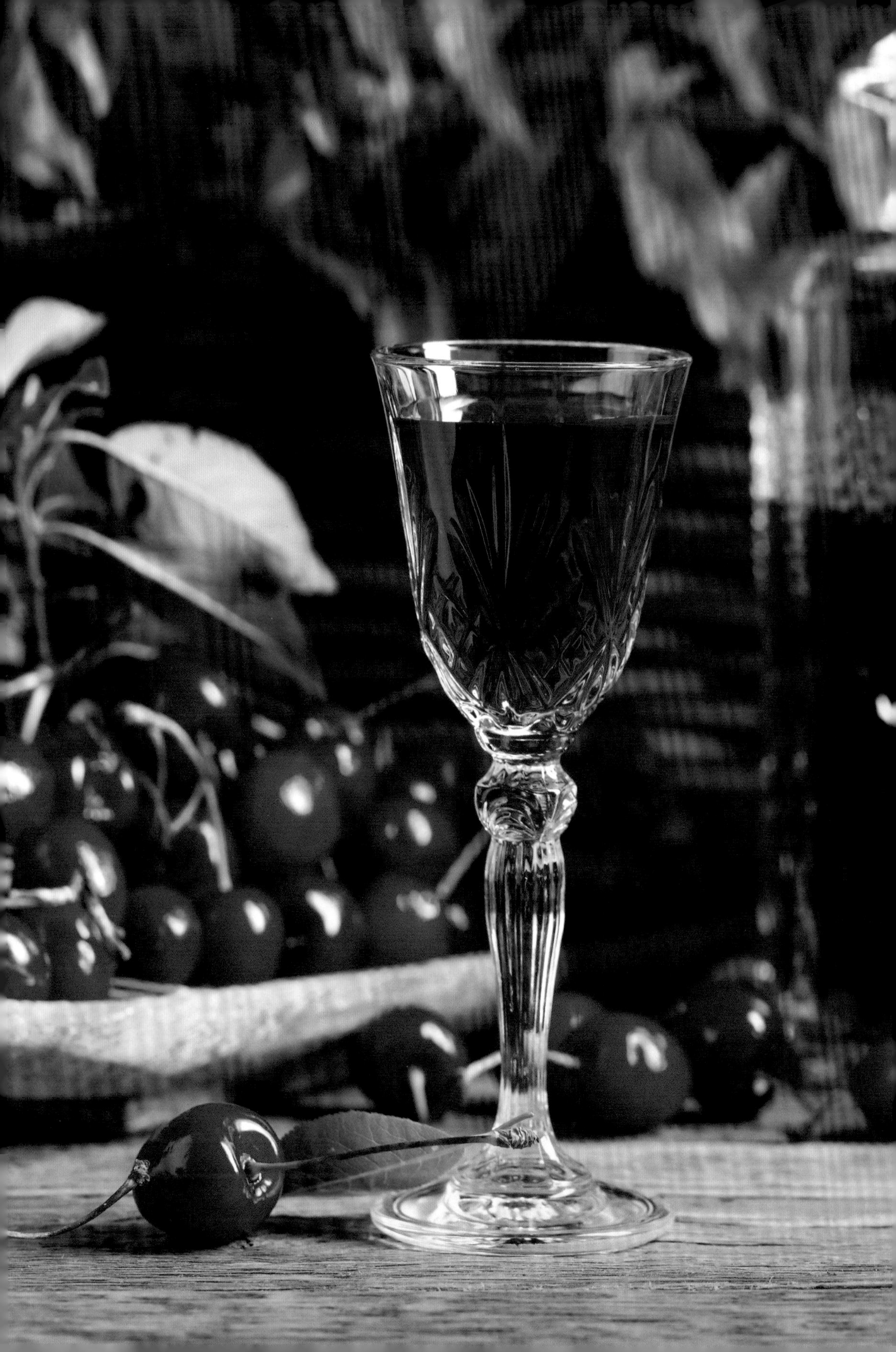

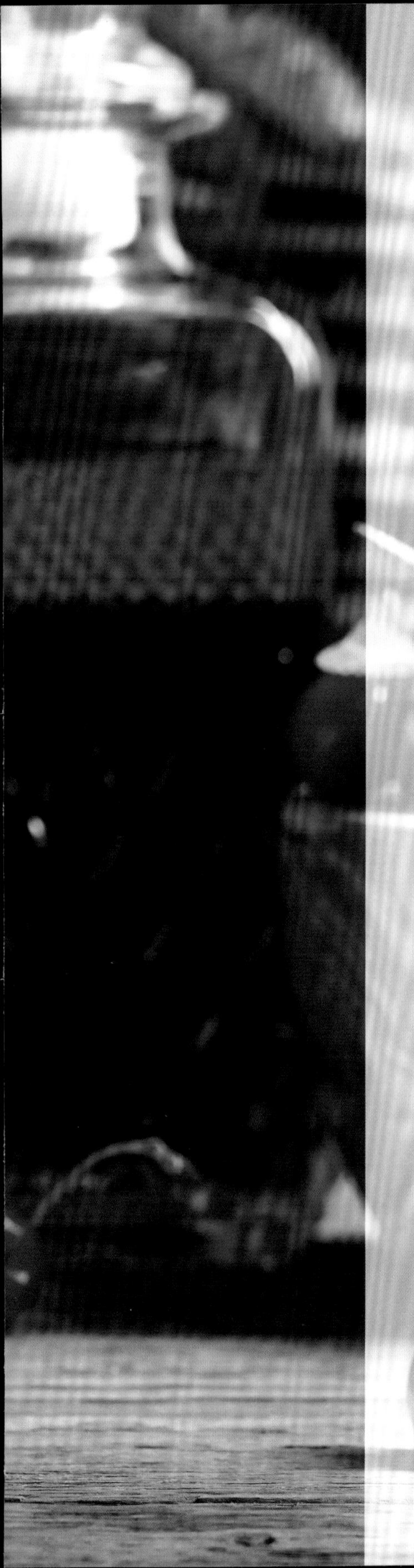

第三章

女人药酒
——让女人更健康娇美

每个女人都梦想自己面若桃花。很多女人为了完美的肌肤，花大量的金钱在化妆品、护肤品的购置上。与其花大笔金钱买化妆品涂涂抹抹，倒不如泡些适合女人的滋补药酒，既能驱寒暖身、补气养血，让气色更健康，又可以防治很多妇科疾病。那么，什么样的药酒更适合女人饮用，让女人更健康娇美呢？这一章将为大家详细介绍。

纤身美容，焕发女性魅力

爱美是女性的天性，自古就有“女为悦己者容”之说。随着生活水平的提高，越来越多的女性对美有了更高的要求。在关注饮食健康的同时，选择适合纤身美容的药酒搭配饮用，不仅能让您的身材更窈窕、姿容更迷人，还能让您焕发女人特有的魅力。

养生要点

饮食养生

- 宜食一些可以降脂的低糖食物。水果类有苹果、香蕉、山楂、鲜枣、柑橘等；蔬菜类有韭菜、洋葱、胡萝卜、冬瓜、芹菜、甘蓝、青椒、大蒜等；谷类有玉米、燕麦、糙米等；食用菌类有平菇、香菇、黑木耳、金针菇等。
- 尽量少食奶油、糖果、奶酪、全脂牛奶、薯条、油条、腊肠、烧烤食品、方便面、肥肉，以及啤酒、碳酸饮料等饮品。

起居养生

- 早睡早起，养成规律的起居习惯。
- 注意锻炼身体，锻炼身体最好选择傍晚。这是因为，傍晚人体的各种活动都受生物钟的影响，身体的适应能力和力的发挥处于最佳时间。饭后不要马上剧烈运动，最好选择散步或快走，最有利于减肥。如果运动 2 小时后再散步 20 分钟，减肥效果更佳。
- 晚上临睡前，洗一个温水澡能使全身的肌肉和关节松弛、血液循环加快，有助于入睡。

中医术养

- 身体肥胖一般是人体进食量多于消耗量，日积月累而造成的。因此，减肥就需要消耗脂肪，增加消耗。找对穴位，通过按摩，也能达到减肥纤身的目的。
- 食指和中指并拢，以顺时针方向按揉上脘穴（位于胃的上部，距离肚脐上方 5 寸处）3 分钟左右。用这种方法刺激上脘穴，可以促进肠道蠕动。经常刺激此穴位，可以预防食物积聚在胃部引起消化不良，为消化道减负，避免肥胖。

纤身美容酒方推荐

固本酒

药酒配方

麦冬、白茯苓、生地黄各 20 克，人参、熟地黄、天冬各 25 克，黄酒 0.5 升。

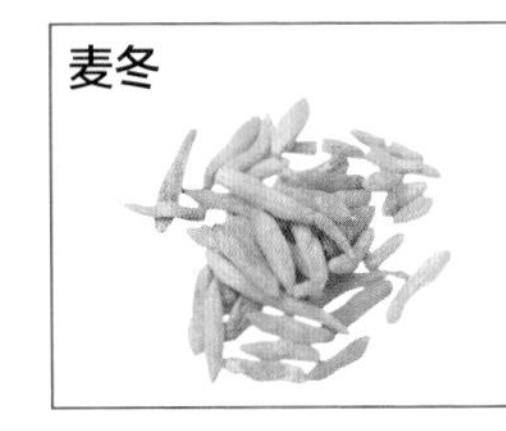
麦冬

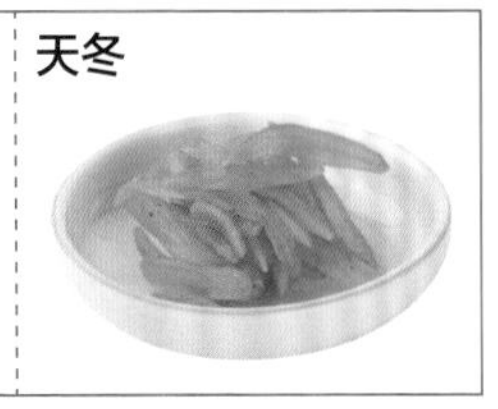
天冬

泡酒方法

1. 将生地黄、熟地黄、天冬、麦冬、白茯苓、人参分别捣碎，放入准备好的容器中。
2. 加黄酒密封浸泡 3 日，后用大火煮沸至酒变黑，服药液。

服用方法

每日 3 次，每次 20 毫升。

养生有道

生地黄具有清热生津、滋阴活血的功效。此款药酒具有美容养颜、乌须黑发的功效。

适应症状

主治须发早白、面容枯槁。

注意事项

脾胃有湿及阳虚者忌服。

玉竹长寿酒

药酒配方

玉竹、白芍各 60 克，当归、制首乌、党参各 40 克，白酒 2 升。

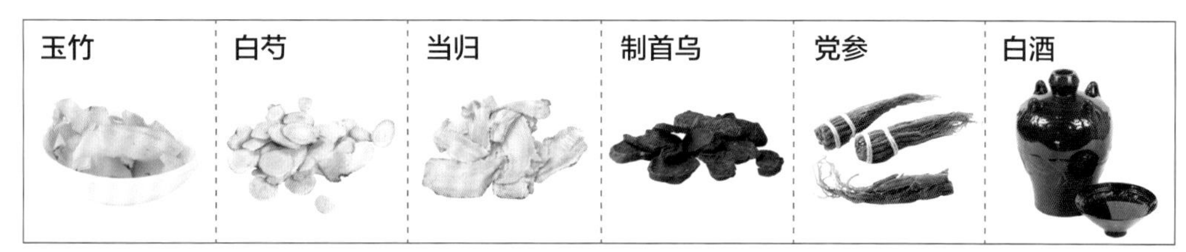

泡酒方法

1. 玉竹、白芍、当归、制首乌、党参捣碎，放入布袋中，再将此布袋放入容器中。
2. 加入白酒；密封泡 7 日，过滤留渣，取药液。
3. 压榨液渣取滤液，将滤液和药液混合，过滤后方可服用。

服用方法

口服。每日 2 次，每次 10~20 毫升。

养生有道

益气活血，健脾和胃，降压降脂。

适应症状

主治高脂血症伴有的气阴不足、身倦乏力、身体虚胖等。

注意事项

痰湿气滞者忌服；脾虚便溏者慎服。

复方黑豆酒

药酒配方

黑豆 500 克，丹参、桂枝、制川乌各 300 克，黄酒 6 升。

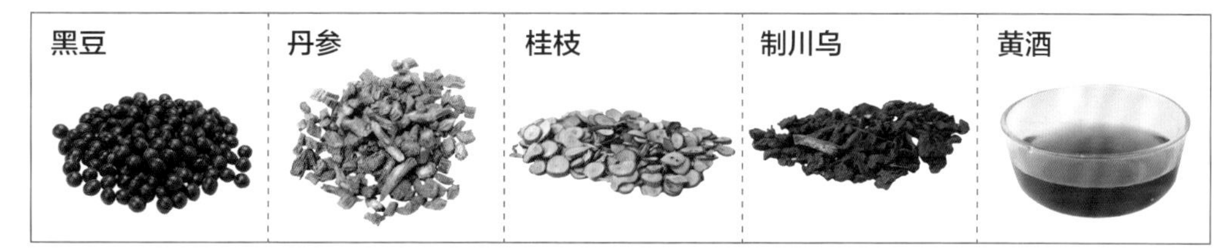

泡酒方法

1. 除黑豆外的药材捣碎，装入洁净纱布袋中。
2. 把装有药材的纱布袋放入合适的容器中，倒入黄酒。
3. 把黑豆炒熟，趁热投入酒中，密封。
4. 浸泡约 7 日后过滤，即可饮用。

服用方法

口服。每日早中晚及临睡前各服 1 次，每次温饮 20~30 毫升。

养生有道

黑豆具有补肾益脾、祛风解毒、利尿排毒的功效。此款药酒具有祛风除湿、除痹祛淤、排毒瘦身的功效。

适应症状

主治水肿型肥胖、中风致半身不遂。

注意事项

儿童慎服。

补气养血，就要美得白里透红

女人要美颜，补气养血是不可缺少的。女人气血足，皮肤就会有光泽、白里透红、有弹性、无斑、无皱纹；如果气血匮乏，皮肤一般会出现干燥、无光泽、发暗、发黄、发白、发青、发红、长斑等状况。下面介绍一些补气养血的药酒，希望能够帮助大家补气养血、美容养颜、保持健康。

养生要点

饮食养生

- 需要补气养血的女性，平时应该多吃富含优质蛋白质、铁元素、叶酸和维生素 B_{12} 的营养食物，如红枣、莲子、枸杞子、红米、桂圆肉、核桃、山楂、黑木耳、猪肝、猪血、黄鳝、海参、乌鸡、红糖、人参、当归、枸杞子等。
- 女性补血养颜，可以选择喝红葡萄酒。红葡萄酒富含铁元素，并含有可延缓皮肤老化的物质，可以起到很好的补血作用，让皮肤变得红润透亮。

起居养生

- 做到起居有时、生活有规律，同时要注意劳逸结合，保证充足的睡眠。做到这些，可以使女性身心健康、经血顺畅，对于延缓衰老也有很好的作用。
- 经常参加一些户外运动。每天至少要有半小时的体育锻炼，例如慢跑、散步、跳舞、游泳等。这些运动不仅能增强女性的体质和抗病能力，还会增加造血功能，让气色更红润健康。
- 女性保养气血，还要有平和、乐观的心态。良好的心态不仅能增强机体免疫力，还能让造血功能更加旺盛。如果情志不畅，则很容易造成阴血暗耗。

中医术养

- 经常刺激足三里穴（位于外膝眼下四横指、胫骨边缘位置），可以起到补益气血、滋养脑髓的作用，也可以保证肝血充足。如果由于气血不足出现头晕、耳鸣、神经衰弱或者胃动力不足，可以经常拍打、按摩或者艾灸此穴位，会有很好的改善作用。

补气养血酒方推荐

桂圆补血酒

药酒配方

桂圆肉 245 克，何首乌、鸡血藤各 250 克，白酒 3 升。

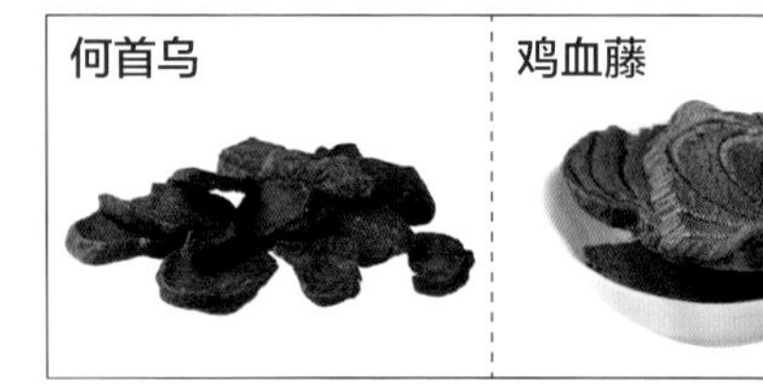

泡酒方法

1. 把上述药材捣碎装入洁净纱布袋中，扎紧袋口；把装有药材的纱布袋放入容器中。
2. 将白酒倒入容器中。
3. 浸泡约 15 日后，拿掉纱布袋即可。

服用方法

口服。每日 2 次，每次 30 毫升。

养生有道

此款药酒具有益精补髓、补血养颜的功效。

适应症状

主治血虚气弱所致的贫血、面色无华、容颜憔悴、头晕心悸、失眠健忘、四肢乏力、神经衰弱、须发早白等症。

注意事项

儿童慎服。

桑枣杞圆酒

药酒配方

桑葚、枸杞子、桂圆各 100 克，红枣 50 枚，白酒 2 升。

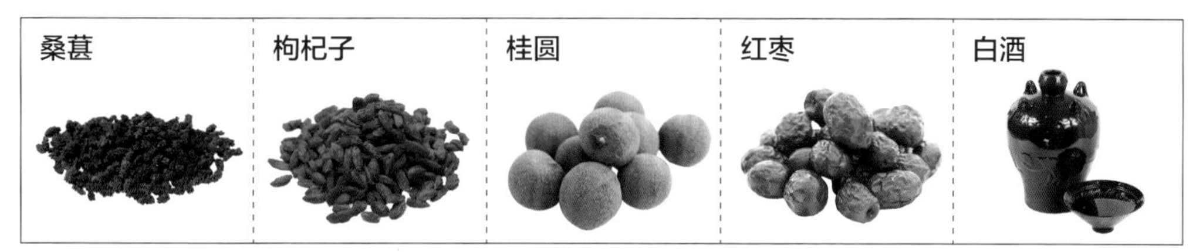

泡酒方法

1. 红枣清理干净、去核，桂圆取肉。
2. 将桑葚、红枣、枸杞子、桂圆肉分别捣细，放入准备好的干净容器中。
3. 加入白酒；密封浸泡 14 日，每日摇动数次。
4. 待其颜色呈红色，过滤去渣，取药液服用即可。

服用方法

口服。每日 2 次，每次 15~20 毫升。

养生有道

桑葚具有滋阴补血、生津润燥的功效。此款药酒有安神补血、滋阴养颜的功效。

适应症状

主治因气虚血亏所致的头晕目眩、心悸气短、神经衰弱、脸色苍白等症。

注意事项

孕妇、儿童慎服。

当归酒

药酒配方

当归 60 克，白酒 0.7 升。

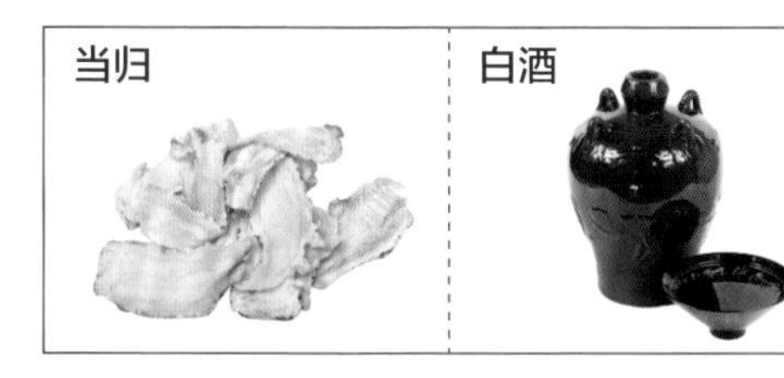

泡酒方法

1. 把当归切成薄片，装入准备好的洁净纱布袋中，扎紧袋口。
2. 把装有当归的纱布袋放入准备好的容器中。
3. 将白酒倒入容器中，密封严实。
4. 每日摇动数次；浸泡 7 日左右，拿掉纱布袋即可饮用。

服用方法

口服。每日 3 次，每次 20 毫升，温服饮用。

养生有道

此款药酒具有和血脉、坚筋骨、润滑肠道的功效。

适应症状

主治月经不调、闭经痛经、虚寒腹痛、产后淤血阻滞、产后风瘫、流产、血虚萎黄、头痛、眩晕心悸、肠燥便秘等。

注意事项

中满便溏者忌服。

小贴士

选购当归时，以主根粗长、皮细、油润、外皮呈棕黄色、断面呈黄白色、质实体重、粉性足、香气浓郁的为质优。当归必须密封好，贮藏在干燥和凉爽的地方。

补气养血酒

药酒配方

熟地黄、生地黄、人参、麦冬、天冬、柏子仁、当归、云茯苓、川芎、白芍、砂仁、石菖蒲、远志各 60 克，木香 30 克，白酒 4 升。

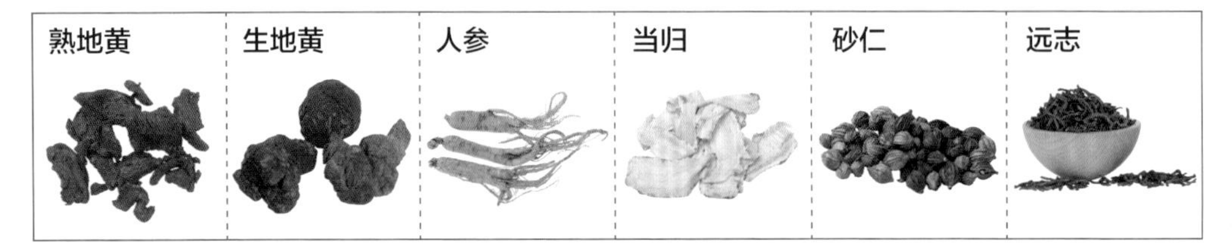

泡酒方法

1. 将上述药材切碎，放入准备好的干净纱布袋中，扎紧袋口。
2. 把布袋放入干净的容器，加入白酒。
3. 将容器内液体煮沸，冷却后密封严实。
4. 浸泡 7 日左右，拿掉纱布袋即可饮用。

服用方法

每日 2 次，每次温饮 10~20 毫升。

养生有道

此款药酒具有补气血、理脾胃、行气的功效。

适应症状

主治心悸健忘、头晕眼花、倦怠乏力、气血不足、脾胃虚弱。

注意事项

感冒患者不宜服用。

扶衰五味酒

药酒配方

党参、桂圆肉各 30 克，五味子、柏子仁、丹参各 20 克，白酒 1.5 升。

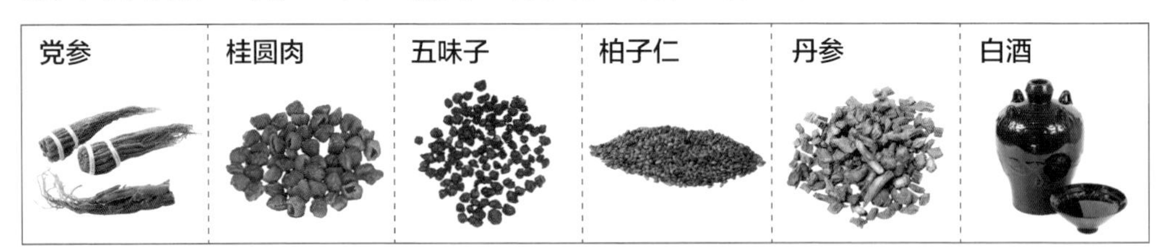

泡酒方法

1. 把上述药材捣碎装入准备好的洁净纱布袋中，扎紧袋口，放入准备好的干净容器中。
2. 将白酒倒入容器后密封；每日摇动数次；浸泡 15 日左右，拿掉纱布袋即可饮用。

服用方法

口服。每日 2 次，每次 10~20 毫升。

养生有道

此款药酒具有养心安神、补气养血、润肺益肾的功效。

适应症状

适用于脾、肺、肾皆虚所致的心悸不安、头晕眼花、懒言气短、食欲不佳、四肢乏力、烦躁失眠等症。

注意事项

感冒发热、消化不良者不宜服用。

仙传种子药酒

药酒配方

核桃仁 160 克，红枣肉 200 克，白茯苓 400 克，五味子、没药、乳香各 12 克，沉香、生地黄、当归、人参、黄芪、白芍、川芎、枸杞子、小茴香、熟地黄、陈皮、覆盆子、甘草、砂仁、官桂各 20 克，蜂蜜 2.4 千克，糯米酒 4 升，白酒 8 升。

核桃仁	白茯苓	五味子	没药	沉香	生地黄
当归	人参	黄芪	川芎	枸杞子	甘草

泡酒方法

1. 将黄芪蜜炙。
2. 白芍进行翻炒。
3. 把白茯苓、红枣肉、核桃仁、黄芪、人参、当归、川芎、白芍、生地黄、熟地黄、小茴香、枸杞子、覆盆子、陈皮、沉香、官桂、砂仁、甘草、五味子研成粗粉，装入洁净纱布袋后放入合适的容器中。
4. 把蜂蜜、乳香和没药放入锅中搅匀，微火熬开后倒入容器中。
5. 把糯米酒和白酒倒入容器后密封。
6. 隔水煮 40 分钟，取出放凉，静置 3 日后，拿掉纱布袋即可饮用。

服用方法

口服。每日 2 次，每次 10~20 毫升。

养生有道

白茯苓具有利水渗湿、健脾化痰、宁心安神的功效。此款药酒具有填精益髓、调经固元、强壮筋骨、聪耳明目、补气养血的功效。

适应症状

适用于精少不育、阳痿早泄、妇女不孕、月经不调、气血不足、头晕耳鸣、须发早白、腰膝酸软、面色无华等症。

注意事项

阴虚而无湿热者慎服。放干燥、阴凉、避光处保存。

小贴士

茯苓以体重坚实、外皮呈褐色而略带光泽、皱纹深，断面白色细腻、黏牙力强者为佳。茯苓均已切成薄片或方块，色白细腻而有粉滑感，质松脆，易折断破碎，有时边缘呈黄棕色。茯苓容易虫蛀，也容易发霉变色，因此要密封，并放在阴凉干燥的地方保存。

温宫调经，经期无病一身轻松

俗话说:“血得温则行，寒得温则散。”很多女性出现生理期痛经的现象，大多数是宫寒造成的。宫寒者一般容易出现脸色苍白、形寒肢冷、白带清稀、痛经、月经量少等症状，严重者还会造成不孕。因此，女性只有注意温宫调经，才能增强经期抵抗力，从而有效地预防各种疾病。

养生要点

饮食养生

女性注意饮食养生，不仅能补充经期流失的经血，还能调节情绪、缓解痛经。做到温宫调经，需要在饮食方面注意以下原则。

- 需要补气养血的女性，平时应该多吃富含优质蛋白质、铁元素、叶酸和维生素 B_{12} 的营养食物，如红枣、莲子、枸杞子、红米、桂圆肉等。
- 宜食铁元素含量丰富的食物。女性应多食用鱼、红肉、动物肝脏等铁元素含量丰富的食物，以满足经期对铁元素的需求。
- 宜食温补性食物，例如牛肉、生姜、熟莲藕、羊肉等。
- 忌食酸辣刺激性食物。女性经期消化功能减弱，食欲欠佳，食用辣椒、酸菜等刺激性食物，不利于消化吸收。

起居养生

- 保证睡眠质量，养成早睡早起的良好习惯。容易失眠的女性，睡前可以用温水泡脚，并喝一杯热牛奶帮助睡眠。
- 保持外阴清洁，最好穿棉质内裤，勤换内裤。注意腹部保暖，避免受凉。

中医术养

- 按摩三阴交穴可以起到很好的温宫调经的作用。三阴交穴位于内踝尖直上 3 寸，胫骨后缘，是肝、脾、肾三条经脉交汇的穴位。肝藏血，脾化生气血，肾精生气血。每天晚上 9~11 点，按揉两条腿的三阴交穴 15 分钟左右，能很好地调理月经、补养气血。按摩三阴交穴需要坚持 1 个月左右才能看到效果。

温宫调经酒方推荐

活血养心酒

药酒配方

丹参 60 克，白酒 0.5 升。

丹参

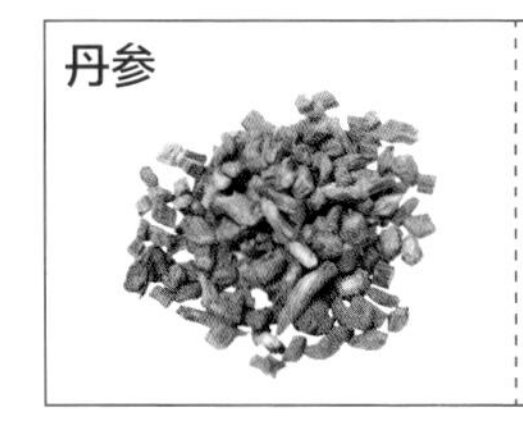

白酒

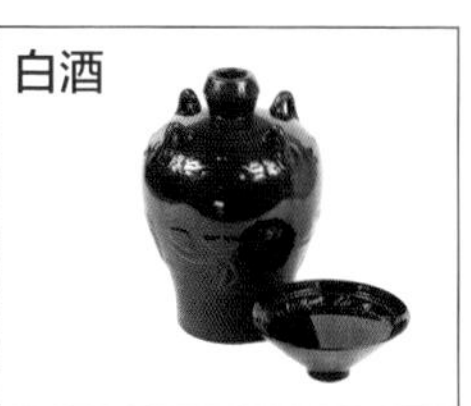

泡酒方法

1. 把丹参切成薄片，装入准备好的洁净纱布袋中，扎紧袋口。
2. 把纱布袋放入干净容器中，倒入白酒密封。
3. 浸泡约 15 日后，拿掉纱布袋，过滤残渣后即可饮用。

服用方法

每日 2 次，每次 20 毫升。

养生有道

丹参具有凉血消痈、清心除烦、补气养血、安神宁心的功效。此款药酒具有活血调经的功效。

适应症状

主治妇女月经不调、心绞痛、血栓性脉管炎等。

注意事项

孕妇、经期女性慎服。

丹参酒方

药酒配方

卫矛、丹参、白术各 75 克，秦艽、赤茯苓、知母各 50 克，海藻、肉桂、猪苓、独活各 15 克，白酒 2 升。

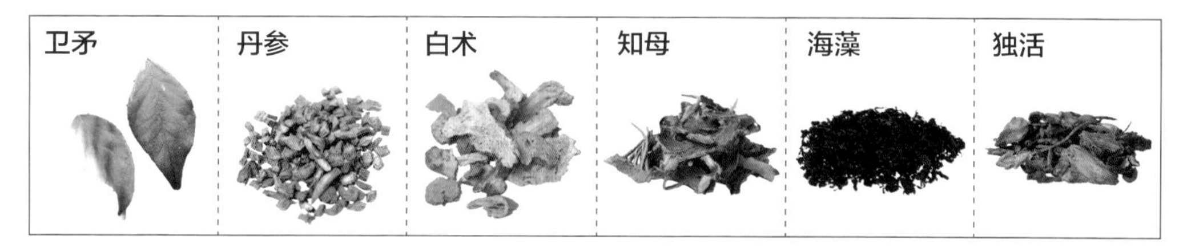

泡酒方法

1. 将上述药材切碎，放入准备好的洁净纱布袋中，扎紧袋口。
2. 把纱布袋放入准备好的干净容器中。
3. 将白酒倒入容器中。
4. 密封浸泡 7 日左右，拿掉纱布袋即可。

服用方法

每日 3 次，温服，每次 15 毫升。

养生有道

此款药酒具有祛风除湿、通利小便、活血调经、健脾润肺的良好功效。

适应症状

主治痛经、小便不利等。

注意事项

阴虚燥渴、胃胀、腹胀者慎服。

灵脂酒

药酒配方

五灵脂、延胡索、没药各 60 克，白酒 1 升。

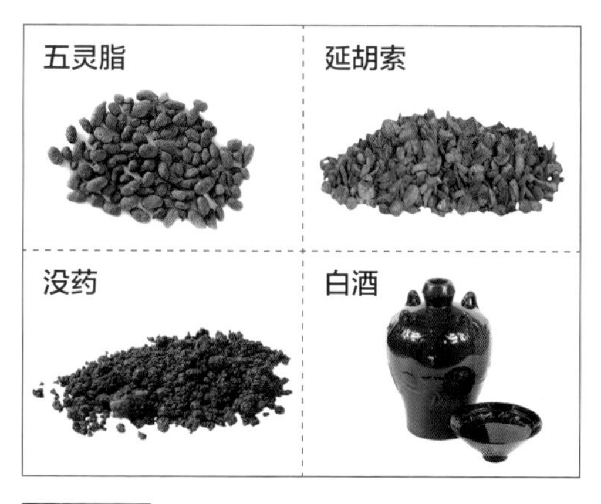

泡酒方法

1. 五灵脂、延胡索、没药略炒后研成粗末，装入准备好的洁净纱布袋中，扎紧袋口。
2. 把纱布袋放入准备好的容器中。
3. 将白酒倒入容器中，密封严实。
4. 浸泡约 15 日，拿掉纱布袋即可饮用。

服用方法

每日 2~3 次，温服，每次 10 毫升。

养生有道

五灵脂具有活血散淤、炒炭止血的功效。此酒具有温宫调经、通络止痛的功效。

适应症状

适用于女性功能失调性子宫出血、气血淤滞、心绞痛等症。

注意事项

孕妇慎服。饮用时不可过量。

适合女性饮用的8款家庭果酒

桑葚酒

药酒配方

桑葚250克，冰糖40克，白酒1升。

泡酒方法

1.桑葚去杂质，用水冲洗干净备用。

2.将桑葚控干水分，和冰糖一起放入容器内；倒入白酒，密封严实，放到阴凉处保存。

3.放置7日后，捞出桑葚即可饮用。

服用方法

口服。每日1次，每次80毫升左右。

养生有道

桑葚性寒，入肝、肾经，能滋补肝肾、润燥滑肠。适用于阴血亏虚引起的头晕目涩、耳鸣腰酸等症。

注意事项

桑葚酒虽然美味，但一次不可饮用过多。

樱桃酒

药酒配方

樱桃1000克，白酒1.2升。

泡酒方法

1.把樱桃洗净晾干去柄、去核。

2.将樱桃放入容器中，倒入白酒。

3.把口密封严实，泡2个星期即可饮用。

服用方法

口服。一日可2~3次，每次15毫升。

养生有道

樱桃酒中含有丰富的铁元素，常饮可补充人体对铁元素量的需求，促进血红蛋白合成，让皮肤变得红润、有光泽。

注意事项

孕妇及儿童尽量避免饮用。

苹果酒

药酒配方

苹果3个，柠檬1个，白兰地3升，冰糖5克，冰块适量。

泡酒方法

1.苹果洗净，控干水分后切片，装入干净容器。

2.倒入白兰地，密封存放2个月左右。

3.捞出苹果，将苹果液倒入杯中。

4.柠檬洗净，挤汁入苹果液中，加入冰糖、冰块即可饮用。

服用方法

口服。每日1次，每次20毫升左右。

养生有道

苹果酒含有较丰富的营养，适量饮用可舒筋活络，增强身体健康，还有很好的美容养颜作用。女性经常饮用，气色会更红润。

注意事项

儿童、孕妇及经期女性忌服。

山楂酒

药酒配方

山楂300克，白酒1升。

泡酒方法

1.将山楂清洗干净、去核、捣碎，放入洁净的纱布袋中，扎紧袋口。

2.将纱布袋放入准备好的干净容器中。

3.倒入白酒，搅拌均匀。

4.加盖密封严实，放置温处。经常搅拌。

5.放置1~2个月，发酵而成山楂酒，去渣过滤即可饮用。

服用方法

口服。每日2次，每次1小杯。

养生有道

山楂有活血化淤、健脾消食的作用。此酒对改善疲劳、增加精力、促进食欲有较显著功效。

注意事项

经期女性、孕妇及儿童忌服。

葡萄酒

药酒配方

葡萄 2000 克，冰糖 500 克。

泡酒方法

1. 葡萄清洗干净，控干水分备用。
2. 将葡萄捏碎，放入准备好的干净容器内。
3. 放入冰糖搅拌均匀。
4. 盖上盖子，留小孔，放置 3 周后清除残渣。
5. 密封严实，放置 2 周即可饮用（放置时间越长，酒香味越浓）。

服用方法

口服。每日 1~2 次，每次 1 小杯。

养生有道

葡萄酒有美容养颜、抗衰老的功效。

注意事项

糖尿病、严重消化性溃疡者忌服。

草莓酒

药酒配方

草莓 1500 克，冰糖 300 克。

泡酒方法

1. 草莓用清水洗净，去蒂，控干水分备用。
2. 将草莓捏碎，放入准备好的干净容器中。
3. 加入冰糖，搅拌均匀。
4. 密封严实，放在阴凉干燥处，放置 30 日后，清除残渣即可饮用。

服用方法

口服。每日 1~2 次，每次 1 小杯。

养生有道

草莓酒含有丰富的维生素 C 和柠檬酸，有美化肌肤的作用，非常适合女性饮用。

注意事项

不可一次饮用过多。

柠檬酒

药酒配方

柠檬 2 个，白酒 2 升，冰糖或白糖 200 克。

泡酒方法

1. 柠檬清洗干净，晾干，切成小块。
2. 将柠檬、冰糖或白糖放进准备好的干净容器内。
3. 倒入白酒，密封严实。
4. 浸泡 3 个月，捞出柠檬块即可饮用（放置越久，酒越陈，味道会越好）。

服用方法

口服。每日 1 次，每次 15 毫升左右。

养生有道

柠檬酒具有活血、和胃、生津止渴的功效。

注意事项

避免一次饮用过多。

荔枝酒

药酒配方

荔枝 500 克，陈米酒 1 升。

泡酒方法

1. 荔枝清洗干净，取果肉。
2. 把泡酒的容器刷洗干净，控干水分。
3. 将荔枝置容器中，加入陈米酒。
4. 放于阴凉处，密封、浸泡 7 日后即成。

服用方法

口服。日服 2 次，每次 20~30 毫升。

养生有道

荔枝酒具有益气健脾、养血益肝的功效。主治脾胃虚寒、泄泻、食欲不振、子宫脱垂、胃脘痛等症。

注意事项

不宜一次饮用过多。

女性宜用的 8 种中药

红枣

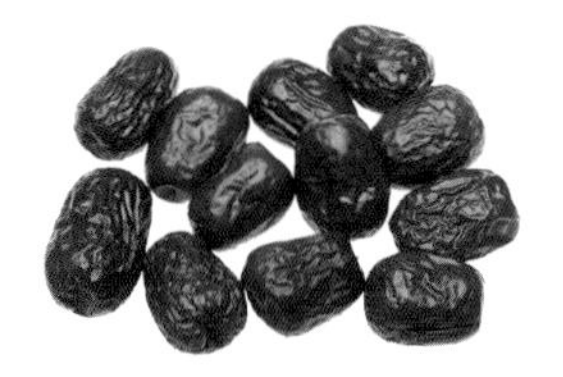

药材别名

大枣、美枣、良枣。

性味归经

性温，味甘；归脾、胃经。

功效主治

补脾和胃、益气生津、调营卫、解药毒。常用于治疗脾虚便溏、气血不足、心悸怔忡等病症。

使用方法

内服：煎汤，15~30 克；或捣烂作丸。外用：煎水洗或烧存性后研末调敷。

用药禁忌

龋齿疼痛、腹部胀满、咳嗽、糖尿病等患者慎食。

当归

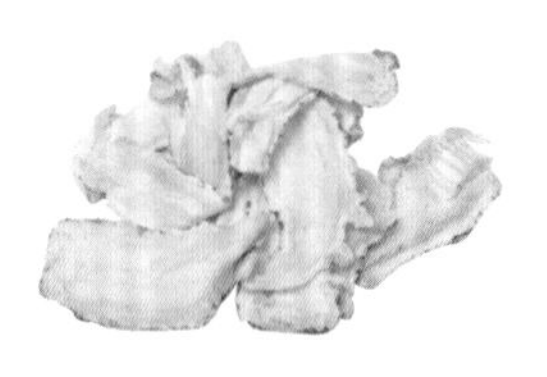

药材别名

秦归、云归、西当归、岷当归。

性味归经

性温，味甘、辛；归肝、心、脾经。

功效主治

补血活血、调经止痛、润燥滑肠。主要治疗月经不调、经闭腹痛、崩漏、血虚头痛等症。

使用方法

内服：煎汤，6~12 克；或入丸、散；或浸酒；或熬膏。

用药禁忌

湿阻中满、便溏腹泻及热盛出血者忌服。

川芎

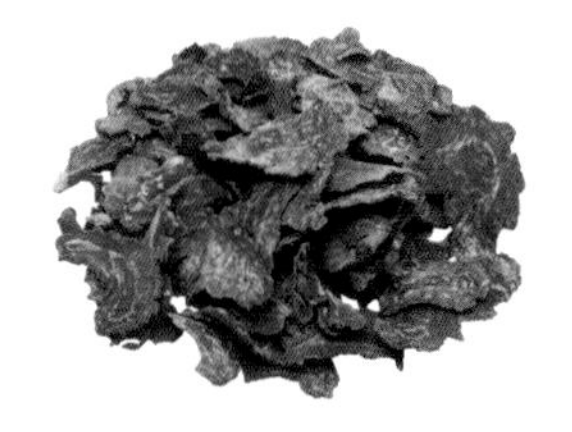

药材别名

山鞠穷、芎藭、香果、胡窮、马衔。

性味归经

性温，味辛；归肝、胆、心包经。

功效主治

行气开郁、活血止痛。主要用于治疗风寒头痛型眩晕、产后血淤腹痛、月经不调等病症。

使用方法

内服：煎汤，3~10 克；研末，每次 1~1.5 克；或入丸、散。外用：适量，研末调敷；或煎汤漱口。

用药禁忌

月经过多、出血性疾病、阴虚火旺者忌用。

桂圆

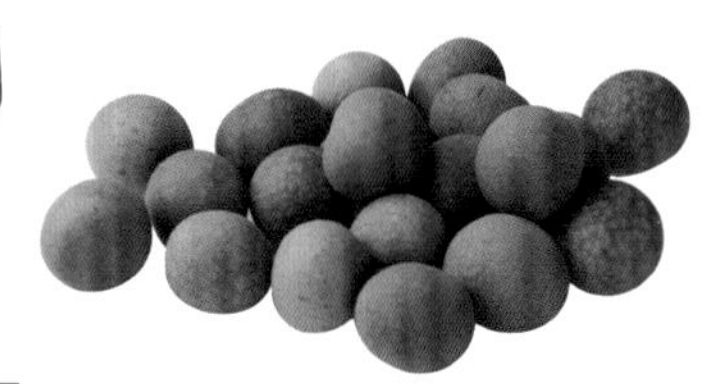

药材别名

桂圆肉、元肉、龙目、比目、圆眼、海珠丛。

性味归经

性温，味甘；归心、脾经。

功效主治

补益心脾、养血宁神。适用于病后体虚、血虚萎黄、气血不足、神经衰弱、心悸怔忡、健忘失眠等病症。

使用方法

内服：煎汤，20 克；熬膏、浸酒或入丸剂。

用药禁忌

痰多火盛、腹胀，以及患有慢性胃炎的人不宜服用。

黄芪

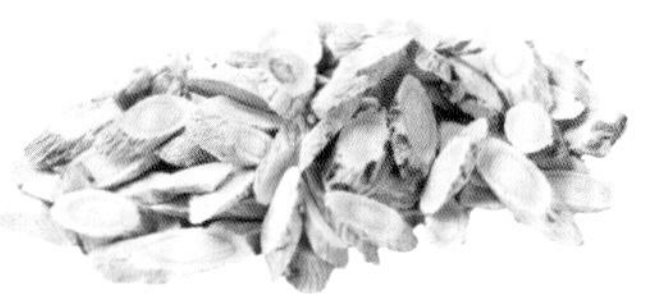

药材别名

棉芪、绵黄芪、棉黄芪、黄蓍、黄耆、箭芪。

性味归经

性温，味甘；归肺、脾、肝、肾经。

功效主治

补中益气、敛汗固表、托毒敛疮。用于治疗内脏下垂、崩漏带下、表虚自汗及消渴（糖尿病）等症。

使用方法

内服：煎汤，10~15g，大剂量 30~60g。补中益气宜炙用；其他方面多生用。

用药禁忌

有实证、热证者慎用。

玫瑰花

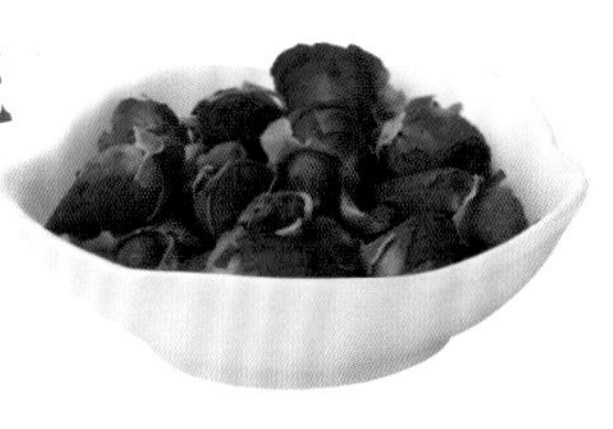

药材别名

徘徊花、刺客、穿心玫瑰。

性味归经

性温，味甘、微苦；归肝、脾经。

功效主治

有理气、活血、收敛等作用。主要治疗月经不调、跌打损伤、肝气胃痛、乳痈肿痛等症。

使用方法

内服：煎汤或泡茶饮用。

用药禁忌

气虚者不宜服用。

人参

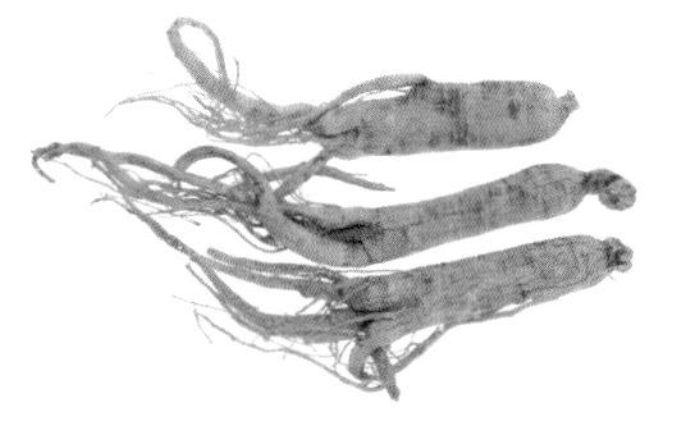

药材别名

土精、神草、黄参、血参、地精。

性味归经

性平，味甘、微苦；归脾、肺经。

功效主治

大补元气、复脉固脱、补脾益肺。主要用于治疗体虚欲脱、肢冷脉微、脾虚食少等症。

使用方法

内服：煎汤，3~10 克，大剂量 10~30 克，宜另煎兑；或研末，1~2 克；或熬膏；或浸泡酒；或入丸、散。

用药禁忌

忌与藜芦、五灵脂同服。

白芍

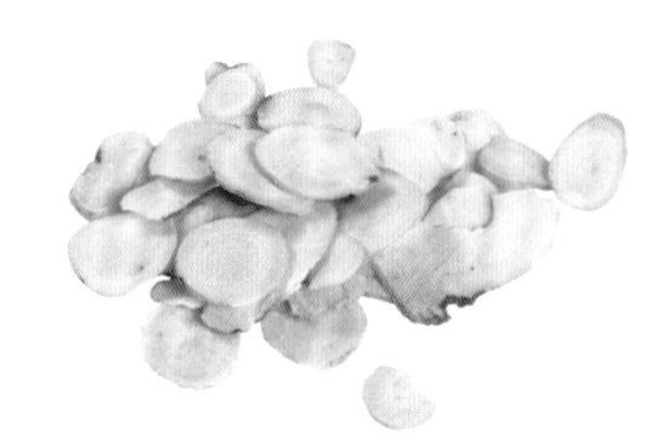

药材别名

杭芍、亳芍、川芍。

性味归经

性凉，味苦、酸；归肝、脾经。

功效主治

养血柔肝、缓中止痛、敛阴收汗。主要治疗胸腹疼痛、自汗盗汗、阴虚发热、崩漏、带下病、月经不调等症。

使用方法

内服：煎汤，10~15 克；或入丸、散。

用药禁忌

虚寒者慎服。不能与藜芦同用。

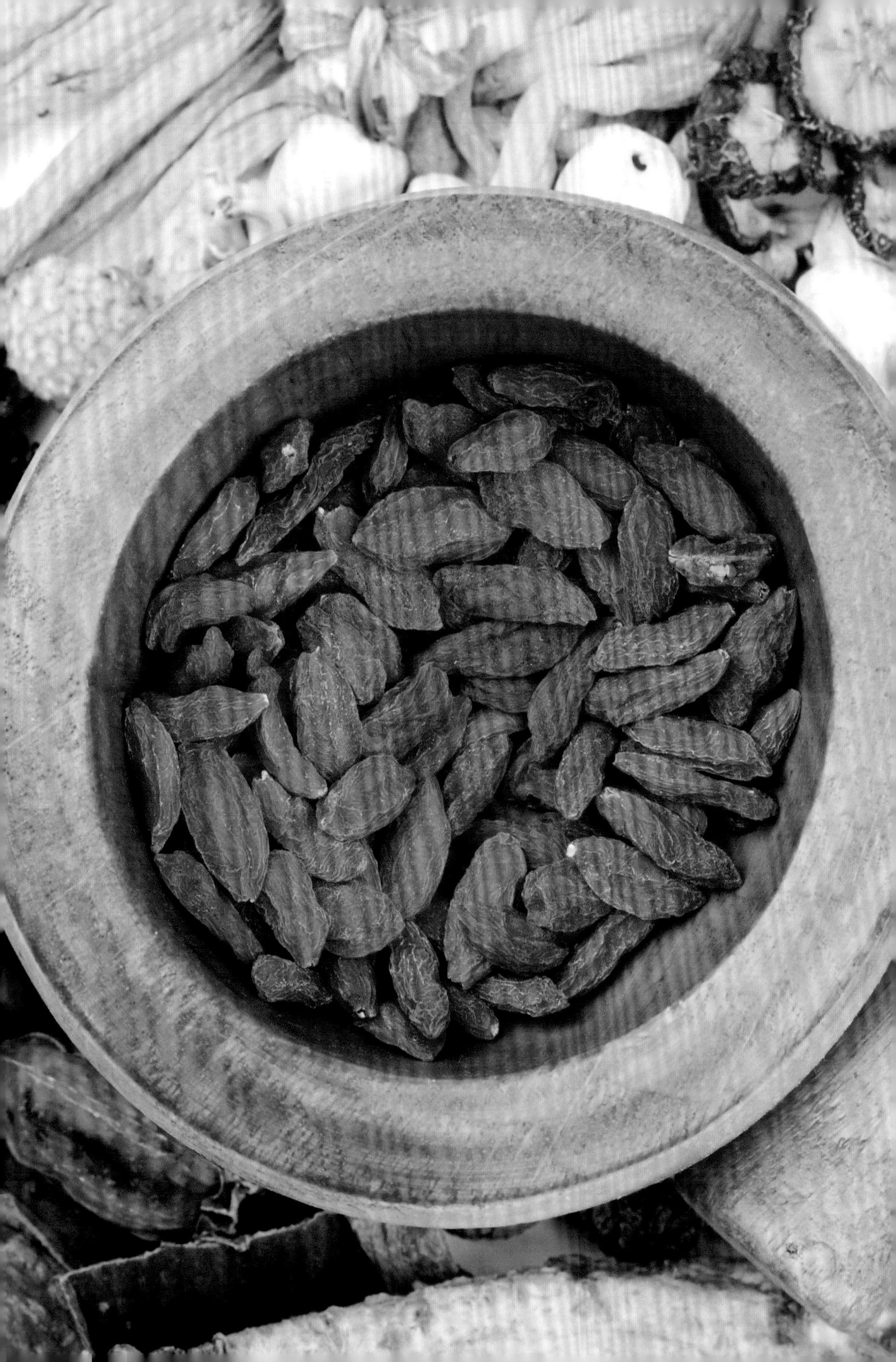

第四章

老年人药酒
——生命不衰享天年

随着年龄的增长，老年人身体的各项功能指标会慢慢下降。养生保健成为老年人关注的重要问题。近些年来，随着养生意识的增强，很多老年人开始重视养生保健，用药酒滋补身体。需要注意的是，用药酒滋补身体，要对症施补；若乱补，不但不能起到补益功效，还会对身体造成危害。针对此问题，本章将介绍适合老年人饮用的补益药酒。

健脾和胃，肠好胃好吸收好

明代医学家张介宾曾说：“善治脾者，能调五脏，即所以治脾胃也。能治脾胃，而使食进胃强，即所以安五脏也。”意思是说，脾胃疾病和五脏疾病之间是相互影响的，但无论身体有何病症，调治脾胃都是很重要的。选择合适的药酒，对脾胃有很好的补养作用。

养生要点

饮食养生

- 现代人生活压力增大，很多人没有良好的饮食习惯，要么不吃早餐，要么暴饮暴食，所以很容易出现肠胃疾病。健脾和胃，要在保持饮食规律的同时，多吃一些有健脾胃功效之物，例如红枣、蜂蜜、薏苡仁、党参、黄芪、茯苓等。
- 忌食辛辣刺激性食物；戒烟戒酒；尽量少饮咖啡、浓茶及冰镇饮料。
- 饮食上还要注意清洁卫生，减少外出用餐的次数。在外用餐时，最好选用消毒过的餐具。

起居养生

- 注意休息，避免过度疲劳。无论是体力劳动者，还是脑力劳动者，过度疲劳都易引起胃肠功能紊乱，严重者还会造成胃黏膜损伤。
- 注意保暖，以免受凉。外感寒气，容易损伤脾胃阳气，引起肠胃疾病。因此，健脾和胃要注意保暖，特别是在寒气过重的早春和冬季。
- 保持愉快的心情。养脾胃，首先要养心情。中医学很早就认识到“情志伤胃”，说明情绪对脾胃具有重要影响。

中医术养

- 按摩肚脐可起到健脾胃的良好功效。肚脐是精气集中的地方，中医称为神阙穴。另外，肚脐周围还有关元穴、中脘穴等穴位，轻轻按揉肚脐不仅能健脾和胃，还能调节人体气血、改善脏腑功能。

健脾和胃酒方推荐

二青酒

药酒配方

青木香 40 克，青核桃 800 克，白酒 2 升。

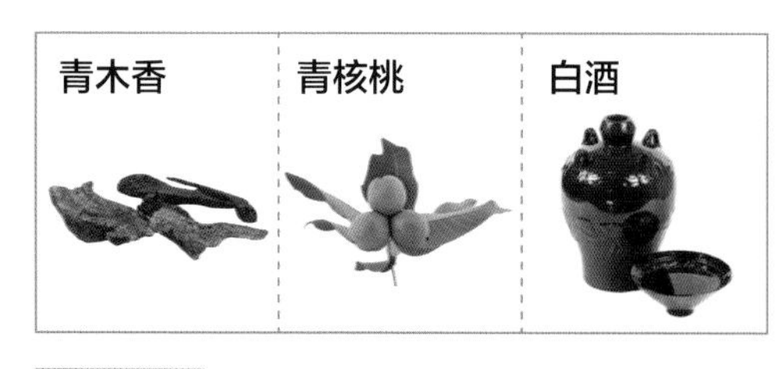

泡酒方法

1. 将青木香、青核桃分别捣碎，放入容器中。
2. 加入白酒，密封严实，浸泡约 30 日；观察酒的颜色变为黑褐色即可。
3. 过滤去渣后，取药液服用。

服用方法

口服。每日 1~2 次，每次 10 毫升。

养生有道

此款药酒具有理气止痛、健脾和胃的功效。

适应症状

主治慢性胃痛等症。

注意事项

一次不可饮用过多。

青木香

药材别名：马兜铃根、独行根、土木香。
性味归经：性寒，味辛、苦；归肺、胃经。
功效主治：行气、解毒、消肿。主治胸腹胀痛、肠炎下痢、疝气、蛇咬毒、痈肿、皮肤瘙痒等。

荸荠降逆酒

药酒配方

荸荠、冰糖各 160 克，白蔻仁、厚朴、陈皮各 40 克，白糖 135 克，蜂蜜 100 毫升，白酒 1 升。

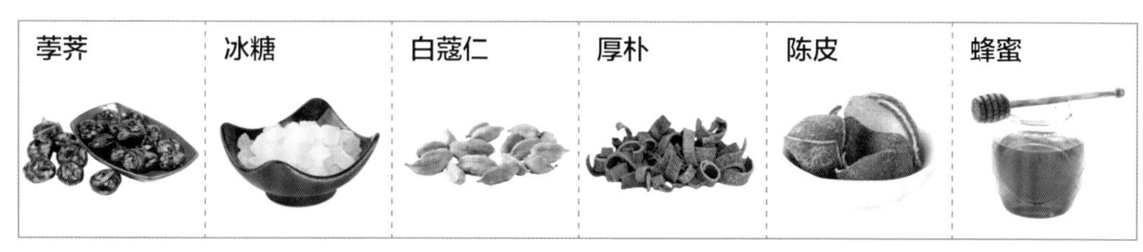

泡酒方法

1. 炒白蔻仁、姜炒厚朴，与荸荠、陈皮捣碎，放入准备好的布袋中，扎紧袋口。
2. 将布袋放入准备好的干净容器，加入白酒。
3. 密封浸泡 14 日，取液加蜂蜜、白糖、冰糖，溶后澄清，即可饮用。

服用方法

口服。每日 3 次，每次 30 毫升。

养生有道

清热消暑、生津止渴的功效。此款药酒具有降逆和胃、行气止痛的功效。

适应症状

主治打嗝、饭后干呕、噎膈等症。

注意事项

脾胃虚寒者慎用。

姜糖酒

药酒配方

生姜、红糖各 200 克，黄酒 2 升。

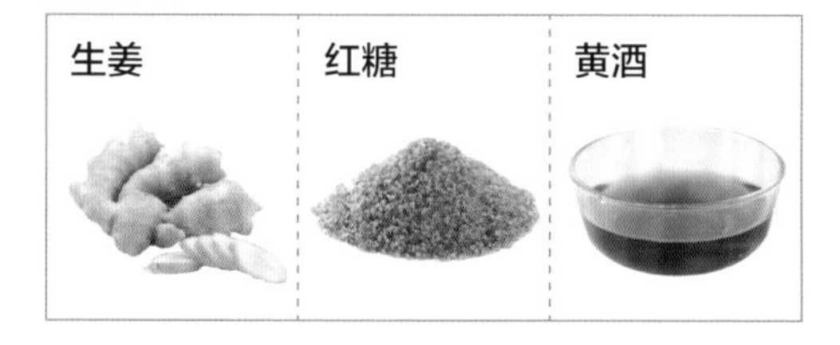

泡酒方法

1. 将生姜用水冲洗干净，控干水分后捣碎，放入准备好的干净容器中。
2. 将红糖、黄酒分别倒入容器中，与生姜充分混合。
3. 密封严实，浸泡约 7 日。
4. 过滤残渣后，取药液服用。

服用方法

口服。每日 3 次，每次 30 毫升。

养生有道

此款药酒具有解表散寒、温经止痛、温中止呕的功效。

适应症状

主治因肠胃功能下降引起的食欲不佳、受寒感冒、胃寒干呕、女性痛经等症；淋雨或在水中久留后饮用，可预防感冒。

注意事项

阴虚发热、肝火旺盛者忌服。

小贴士

生姜以表面黄褐或灰棕色、有环节、质脆；断面浅黄色；气香、辛辣者为佳。保存时可以找个带盖的大口瓶，在瓶底铺块潮湿的软布，然后把生姜放在软布上，盖上瓶盖，随用随取。

补脾和胃酒

药酒配方

生姜 60 克，五味子、山楂、山茱萸各 90 克，山药、人参各 120 克，白术 150 克，白酒 7.5 升。

生姜	五味子	山楂	山茱萸	山药	人参

泡酒方法

1. 将上述药材捣碎或切薄片，放入准备好的洁净布袋中，扎紧袋口。
2. 将布袋放入干净无水的容器中。
3. 加入白酒密封严实，浸泡 20 天左右。
4. 过滤去渣后取药液服用。

服用方法

口服。每日 2 次，每次 15~20 毫升。

养生有道

此款药酒具有健脾和胃、行气化淤、消食强身、温中补肾的功效。

适应症状

主治脾胃冷寒、肾虚遗精、食欲不佳、腹胀腹泻、四肢冰冷等症。

注意事项

实证、热证而正气不虚者忌服。

温胃酒

药酒配方

川椒 60 克，黄酒 1 升。

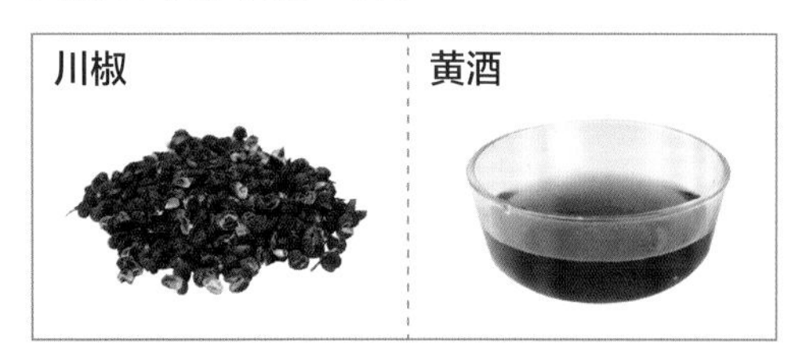

泡酒方法

1. 将川椒放入炒锅中翻炒熟，放入准备好的干净容器中。
2. 将黄酒倒入容器中。
3. 密封严实，浸泡 2~3 日。
4. 捞出川椒，去残渣，取药液服用。

服用方法

口服。每日 3 次，每次 10 毫升。

养生有道

川椒具有除腥、降低血压、健胃、止痒、温中散寒、除湿止痛、杀虫解毒的功效。此款药酒具有温中和胃、促进消化、驱寒止痛的功效。

适应症状

主治胃脘冷痛、胃部积食等。

注意事项

孕妇忌服；阴虚火旺者忌服。

小贴士

川椒就是花椒，只因为产在四川，所以叫川椒。做菜时经常用它提升菜肴的口感。其主要品种大红袍，从外观上看，颜色鲜红，闻起来香味浓郁，吃起来会有麻辣味，并且麻辣味持续时间较久。

佛手荸荠酒

药酒配方

柿饼、橄榄、佛手片、薏苡仁、干荸荠、桂圆肉、红枣、莲子各 48 克，大麦烧酒 4 升。

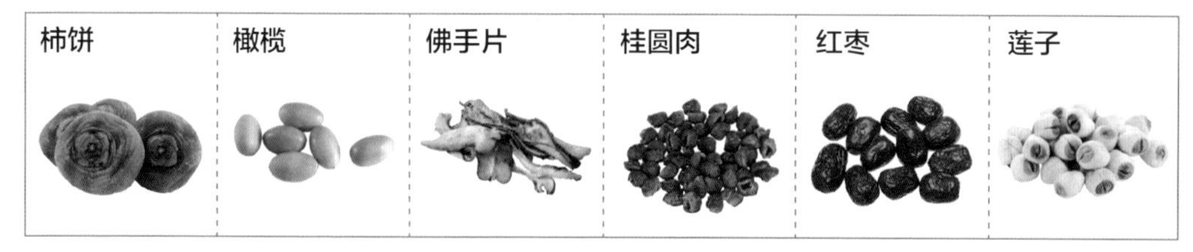

泡酒方法

1. 将佛手片、干荸荠、红枣、橄榄（去核）、桂圆肉、莲子、薏苡仁、柿饼捣碎，放入准备好的干净容器中。
2. 加入大麦烧酒，密封严实。
3. 浸泡约 7 日后过滤去残渣，取药液服用。

服用方法

口服。每日 3 次，每次 10~20 毫升。

养生有道

佛手片具有和胃、止痛、行气的功效。此酒具有开胃通膈、健脾养胃的功效。

适应症状

主治噎膈、反胃。

注意事项

脾胃虚寒者、大便溏泄者忌服。

胃痛药酒

药酒配方

土木香、地榆各 48 克，白酒 0.75 升。

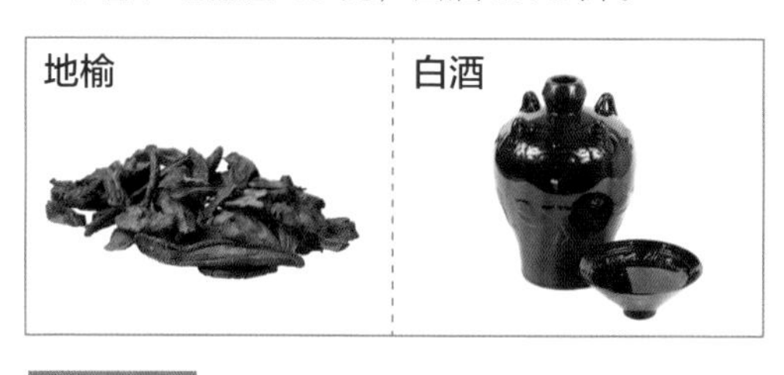

泡酒方法

1. 将土木香、地榆分别切成薄片，放入准备好的干净容器中。
2. 将白酒倒入容器中，浸泡土木香和地榆。
3. 将容器密封严实，浸泡约 30 日。
4. 开封后，过滤去渣，取药液服用。

服用方法

早晚各 1 次，每次 10 毫升。

养生有道

土木香具有健脾和胃、行气解郁、止痛、安胎的功效；地榆有凉血止血、清热解毒、泻火、消肿敛疮的功效。此款药酒具有理气和胃、消肿止痛的功效。

适应症状

主治慢性胃炎。

注意事项

虚寒性出血者禁服；血虚血淤者慎服。

地榆

药材别名：黄瓜香、山地瓜、猪人参、血箭草。
性味归经：性寒，味苦、酸；归肝、大肠经。
功效主治：凉血止血、清热解毒、消肿敛疮。主治吐血、衄血、便血、痔疮、崩漏、赤白带下等症。

养心护脑，精神倍佳不显老

心脏和大脑是人体的重要器官，只有这二者的功能正常发挥，人体才能健康长寿。但由于近些年来环境的恶化，不少废物通过饮食进入人体，对心脏和大脑都产生了极为不利的影响。那么，如何清理人体内的这些“垃圾”，保护心脏和大脑呢？下面推荐一些养心护脑的药酒。

养生要点

饮食养生

饮食养生并不是盲目进补，一定要科学、合理地安排饮食，讲究“三色”饮食，可养心护脑，预防心脑血管疾病。

- 多吃黑色食物。黑色食物含有丰富的维生素，有很好的养心护脑功效，还能起到降低血液固醇、血液黏稠度的作用。常见的黑色食物有黑豆、黑芝麻、黑木耳、香菇等。
- 多吃红色食物。红色食物能起到很好的补心作用。常见的红色食物有草莓、西瓜、红豆等。
- 多吃白色食物。白色食物有滋养身心的作用。常见的白色食物有山药、银耳、百合等。

起居养生

- 春季是万物复苏的季节，人也要有生机勃勃的状态，需要适当早睡，并早起做运动。
- 夏季是草木旺盛的季节，可以适当晚睡，但要早起。同时要清心寡欲、少欲少烦。每天早上和下午最好闭目养神 10 分钟，做到心境平静。另外，还要保证午休 1 个小时，以弥补阳气的消耗。
- 秋冬季是生机潜藏的季节，此时最好早睡晚起，以免损耗阳气；还要注意御寒保暖，以免身体受寒。

中医术养

- 中医专家认为，内关穴、伏兔穴、曲泽穴、天泉穴这四大穴位是养心护脑的重要穴位。经常拍打、按摩这些穴位，有助于疏通血脉、保护心脏，还有助于健脑。

养心护脑酒方推荐

参葡酒

药酒配方

人参 600 克，新鲜葡萄 200 克，白酒 8 升。

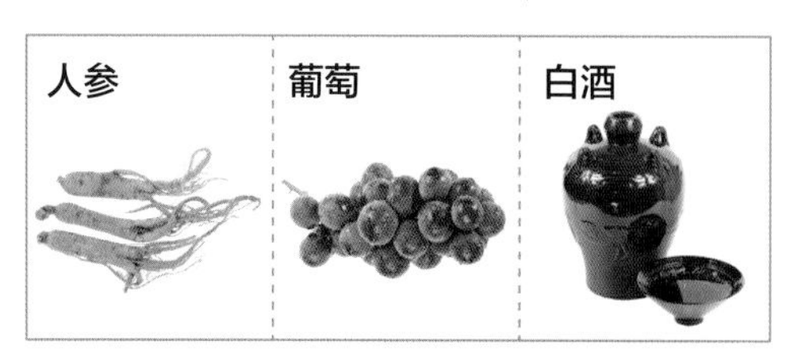

泡酒方法

1. 将人参切成小段；葡萄去核捣烂，取汁与白酒混合均匀，倒入容器中。
2. 将人参放入容器中。
3. 密封浸泡，每天晃动 1 次，7 日后即可饮用。

服用方法

口服。每日 2 次，每次 20 毫升。

养生有道

人参具有大补元气的功效。此款药酒具有养心益气、健脾宁神、强筋壮骨的良好功效。

适应症状

适用于心悸失眠、气血不足、食欲不振等症。

注意事项

湿重者忌服。

怔忡药酒

药酒配方

生地黄、酸枣仁各 15 克，白茯苓、柏子仁、当归各 10 克，桂圆肉 20 克，白酒 1 升。

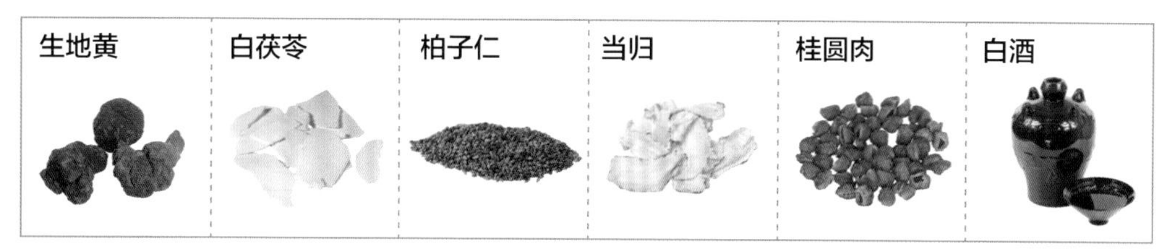

泡酒方法

1. 将上述 6 味药材捣碎，装入洁净纱布袋中。
2. 纱布袋放入合适的容器中，倒入白酒密封。
3. 浸泡 7 日后，过滤即可服用。

服用方法

口服。每日 2 次，每次 15~20 毫升。

养生有道

此款药酒具有养血安神、宁心益智的功效。

适应症状

主治心血虚少所致的头昏乏力、惊悸怔忡；对于心血虚少所致的各种心律失常也有一定作用。

注意事项

心动过速者忌服。

宁心安神酒

药酒配方

桂花 160 克，桂圆肉 600 克，白糖 160 克，白酒 2 升。

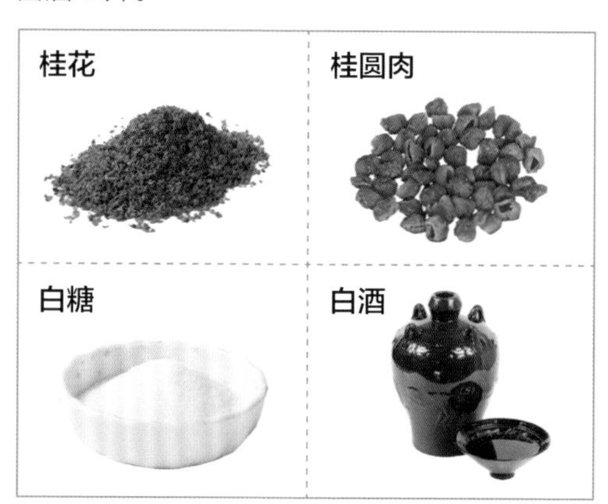

泡酒方法

1. 把桂圆肉、桂花放入布袋中，然后将此布袋放入容器中。
2. 将白糖放入容器中，倒入白酒。
3. 密封浸泡 14 日。
4. 过滤去渣后，取药液服用。

服用方法

口服。每日 1 次，每次 20 毫升，睡前用温水送服。

养生有道

此款药酒具有健脾养心、益智安神的功效。

适应症状

主治心悸烦闷、失眠健忘、倦怠乏力、夜寐不安等症。

注意事项

忌辛辣、不易消化的食物；忌过饱。

桂花

药材别名：岩桂、木犀、九里香、金粟。

性味归经：性微温，味辛、甘；归肺经。

功效主治：散寒破结、化痰止咳。主治牙痛、咳喘痰多、经闭、月经不调、口臭、腹冷痛等。

养神酒

药酒配方

熟地黄 90 克，枸杞子、木香、大茴香、白茯苓各 15 克，山药、当归各 60 克，薏苡仁、酸枣仁、麦冬、续断各 45 克，丁香、莲子各 6 克，桂圆肉 250 克，白酒 6 升。

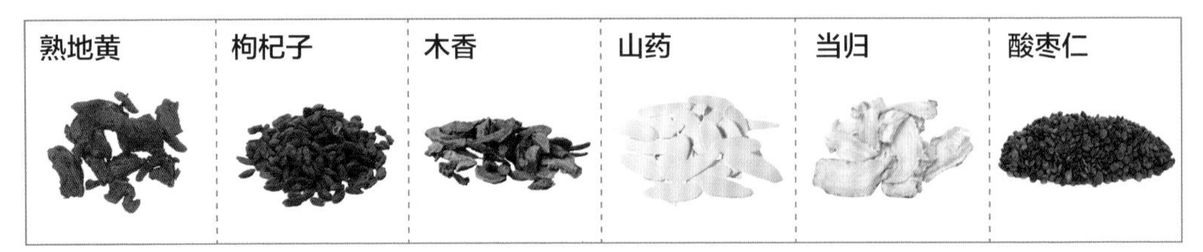

泡酒方法

1. 把诸药材捣碎入纱布袋中。
2. 把布袋放入容器中，加白酒密封。
3. 把装有药酒的容器隔水加热至药材全部浸透后，取出放凉。
4. 浸泡约 15 日后去布袋，即可饮用。

服用方法

口服。每日 2 次，每次 30 毫升。

养生有道

此款药酒具有补血健脾、养心安神的功效。

适应症状

主治心脾两虚、神志不安、心悸怔忡等症。

注意事项

酒尽后可再加入白酒，直至药材气味淡薄为止。

补心酒

药酒配方

麦冬 100 克，生地黄 75 克，当归、白茯神、柏子仁、桂圆肉各 50 克，白酒 10 升。

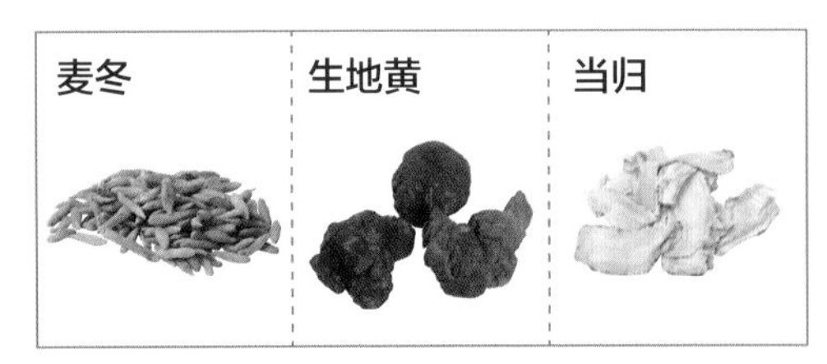

泡酒方法

1. 将麦冬去心、柏子仁去油；把诸药材切碎后放入纱布袋。
2. 把纱布袋放入容器，加白酒密封，每日摇动至少 1 次。
3. 浸泡约 7 日后去纱布袋，即可饮用。

服用方法

口服每日 2 次，每次 10 毫升。

养生有道

此款药酒具有安神定心、补血养心的功效。

适应症状

主治阴血亏虚所致的心烦、多梦、健忘等症。

注意事项

一次不可饮用过多。

生地黄

药材别名：原生地、干生地、狗奶子、山白菜。
性味归经：性微寒，味甘、苦；归心、肝、肾经。
功效主治：清热凉血、养阴生津。主要治疗热盛伤阴、舌绛烦渴、血热出血（如吐血、便血）等病症。

参苏酒

药酒配方

红参、苏木、陈皮、甘草各 20 克，红花 10 克，白酒 1 升。

红参	苏木	陈皮	甘草	红花	白酒
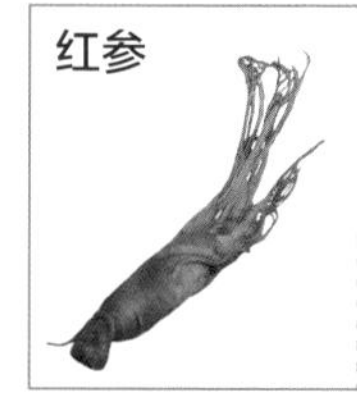	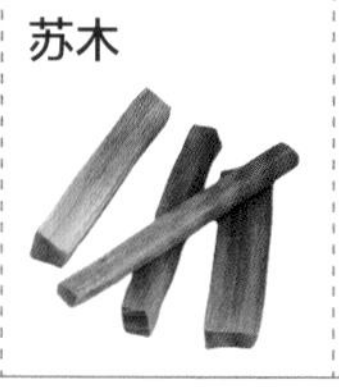	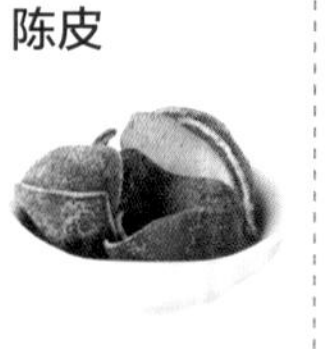	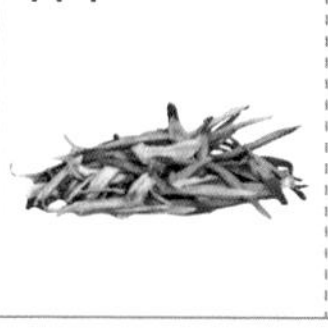	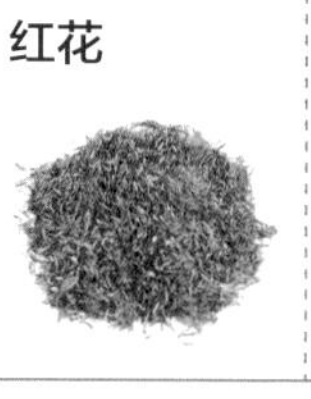	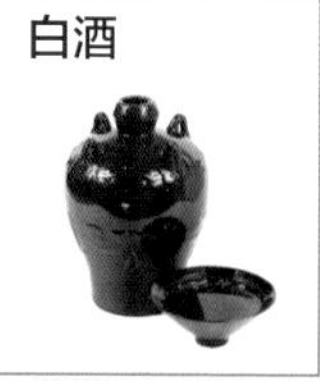

泡酒方法

1. 将上述药材捣碎，装入洁净的纱布袋中。
2. 将纱布袋放入合适的容器中。
3. 将白酒倒入容器中。
4. 浸泡 1 周后，过滤即可服用。

服用方法

口服。每日 2 次，每次 20 毫升。

养生有道

此款药酒具有益气活血、安神宁心的功效。

适应症状

主治气虚所致的心律失常、血淤所致的胸闷心悸和失眠等症。

注意事项

孕妇及阴虚火旺或阳盛之人不宜饮用。

补益杞圆酒

药酒配方

枸杞子、桂圆肉各 60 克，白酒 0.5 升。

枸杞子	桂圆肉	白酒
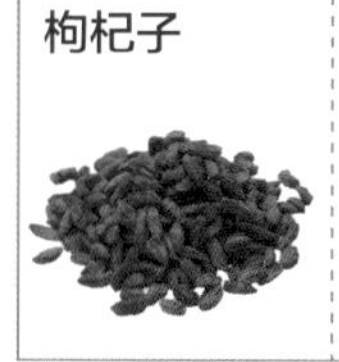	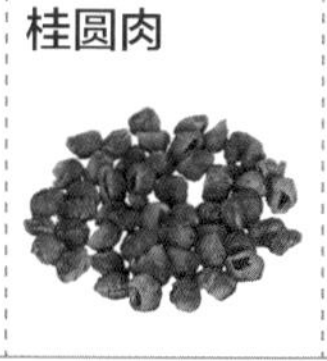	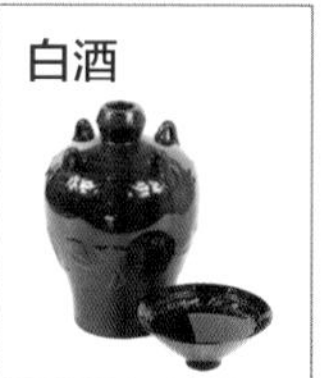

泡酒方法

1. 枸杞子和桂圆肉捣碎，装入洁净纱布袋中。
2. 把装有药材的纱布袋放入合适的容器中，倒入白酒后密封。
3. 每日摇动数次。
4. 浸泡约 10 日后，拿掉纱布袋即可饮用。

服用方法

口服。每日 2 次，每次 10~20 毫升。

养生有道

此款药酒具有养肝补肾、补益精血、养心健脾的功效。

适应症状

适用于肾虚血虚所致的头晕目眩、腰膝酸软、倦怠乏力、健忘失眠、神志不宁、目昏多泪、食欲不佳等症。

注意事项

孕妇慎服。

滋阴养肺，神清气爽呼吸畅

滋阴是治疗阴虚证的重要方法，又叫作养阴、补阴、益阴。阴虚的常见症状有头晕目眩、形体消瘦、失眠虚烦、盗汗潮热、遗精、舌红少苔等。肺阴虚是指阴液不足而不能润肺。秋季干燥，最易耗伤津液，造成肺阴亏耗、津液不足。因此，秋季一定要注意滋阴润肺。

养生要点

饮食养生

- 宜食用清淡、易消化的食物。推荐多食用水果和青菜，还可多食用一些粥、汤类等食物。
- 宜多吃雪梨、银耳、百合、莲子、藕、白萝卜、荸荠、山药、蜂蜜、海参、鸭肉、牡蛎等；多喝牛奶。
- 少食不合时节的食物，炎热的天气也不宜多吃冷饮。
- 少吃辣椒、大蒜、芥末、花椒等辛辣或刺激性食物；多喝白开水，补充身体流失的水分。
- 可滋阴润肺的药材有白果、麦冬、枸杞子、菊花、玉竹、石斛等。

起居养生

- 保持良好的作息习惯，避免熬夜；合理安排性生活，避免纵欲过度。
- 保持居住环境的适宜湿度。在秋冬干燥的季节，可以用加湿器缓解干燥。
- 积极参加户外运动，放松心情；避免给自己太大压力，学会减压。

中医术养

- 秋季天气干燥、早晚温差大，很容易受凉或口干，可以按摩穴位，驱走风邪、燥邪，养肺润肺，增强机体免疫力。
- 按压迎香穴（两侧鼻翼外缘中点旁，鼻唇沟中间），可抵御风寒、滋阴润肺，提高免疫力。用拇指外侧沿鼻梁、鼻翼两侧上下按摩 50 次左右即可。
- 洗澡的时候，用湿润的长毛巾，适当用力斜擦后背，擦到背部发红即可。这种方法可宽胸理气、养肺止咳。

滋阴养肺酒方推荐

桑龙药酒

药酒配方

桑葚、桂圆肉各 60 克，白酒 2.5 升。

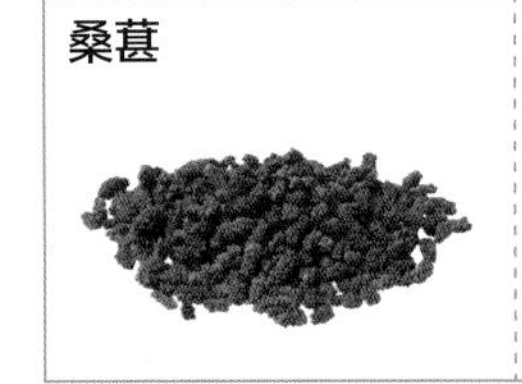

泡酒方法

1. 把桑葚和桂圆肉捣碎，装入洁净纱布袋中。
2. 把纱布袋放入合适的容器中。
3. 将白酒倒入容器中，经常摇动。
4. 浸泡约 10 日后，拿掉纱布袋即可饮用。

服用方法

视个人身体情况适量饮用。

养生有道

此款药酒具有滋阴养血、补益心脾、养心安神、生津润肠的功效。

适应症状

适用于阴虚血少所致的心悸失眠、心脾不足等症。

注意事项

脾胃虚寒致便溏者忌服。

玉益酒

药酒配方

黄芪、熟地黄、枸杞子、玉竹各 200 克，白术 80 克，白酒 1.2 升。

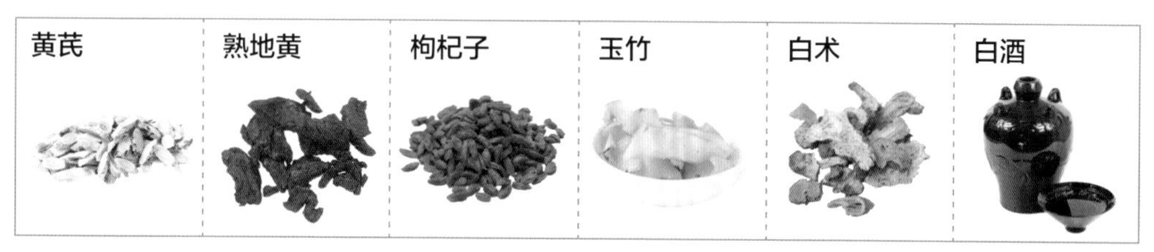

泡酒方法

1. 将黄芪进行蜜炙，白术进行翻炒。
2. 将诸药材洗净后研成细粉，放入纱布袋，再放入容器中。
3. 将白酒倒入容器中，浸没纱布袋。
4. 将容器上火，用小火煎煮 30 分钟后离火。
5. 过滤去渣留液，入瓶备用。

服用方法

口服。每日 1 次，每次 15 毫升。睡前服。

养生有道

黄芪具有理气固表、止汗固脱、消疮生肌、利水消肿的功效。此款药酒具有补气养血、滋阴补肾的功效。

适应症状

适用于形体消瘦、虚烦等阴虚症状。

注意事项

痈疽初起或溃后热毒尚盛者忌服。

三仙酒

药酒配方

桑葚30克，蜂蜜30毫升，锁阳15克，白酒0.5升。

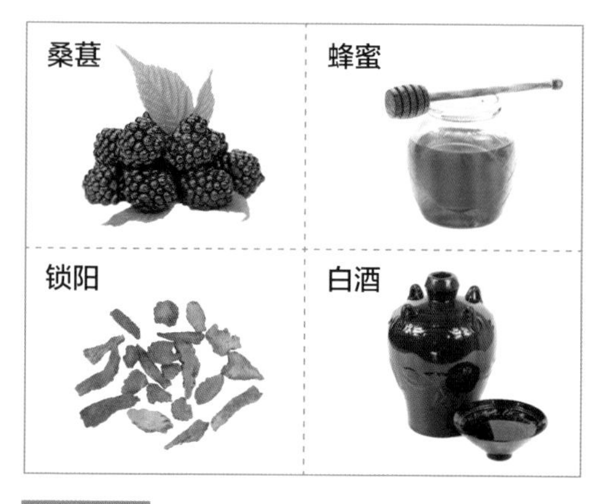

泡酒方法

1. 桑葚、锁阳分别捣烂，放入合适的容器中。
2. 将白酒倒入容器中，与诸药材充分混合。
3. 密封浸泡 5 日取出，过滤去渣。
4. 蜂蜜炼过，倒入药酒中拌匀，取药液服用。

服用方法

空腹温服。每日 2 次，每次 10 毫升。

养生有道

桑葚具有补肝养肾、滋阴润燥的功效；锁阳具有滋阴润燥的功效。此款药酒具有补肾养肝、养精润燥、利尿通淋的功效。

适应症状

适用于肺热、大便秘结、腰酸体倦等症。

注意事项

无病者常服，颇有延年益寿之功效。孕妇慎服。

桑葚

药材别名：桑实、乌椹、黑椹、桑枣、桑葚子。
性味归经：性寒，味甘；归心、肝、肾经。
功效主治：补血滋阴、生津润燥。用于治疗眩晕耳鸣、血虚便秘、肝肾阴亏、关节不利等症。

桑菊酒

药酒配方

薄荷、甘草各 20 克，桔梗 40 克，杏仁、桑叶、连翘、菊花各 60 克，芦根 70 克，糯米酒 2 升。

薄荷	甘草	桔梗	杏仁	桑叶	菊花

泡酒方法

1.把诸药材捣碎，放入纱布袋中。

2.把纱布袋放入容器，加糯米酒。

3.密封浸泡约 7 日后，拿掉纱布袋即可饮用。

服用方法

口服。早晚各 1 次，每次 20 毫升。空腹饮用效果更佳。

养生有道

此药酒可消肿散结、清肺润燥、疏风散热、清热解毒。

适应症状

主治风热感冒、发热头痛、微恶风寒、咽喉肿疼、鼻塞、咽干口渴等。

注意事项

风寒感冒者慎服。

西洋参酒

药酒配方

西洋参 120 克，米酒 2 升。

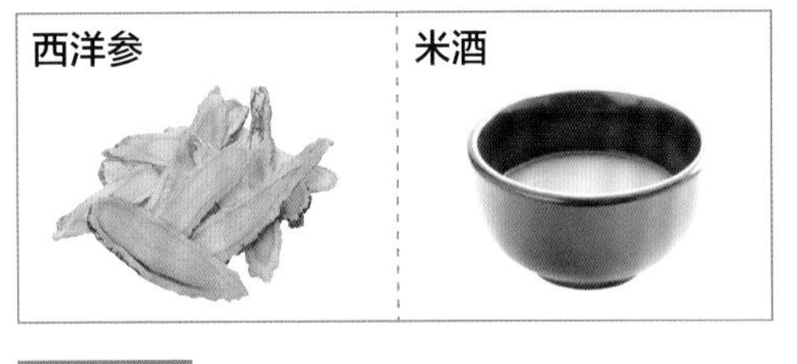

泡酒方法

1.把西洋参切成薄片。

2.把西洋参片装入合适的容器中。

3.加入米酒后密封。

4.浸泡约 7 日后即可饮用。

服用方法

口服。每日 2 次，每次 15 毫升。

养生有道

此药酒可益气养阴、清热泻火、生津止渴。

适应症状

主治阴虚火旺、咳喘痰血、肺痨咳嗽、虚热烦倦、口燥咽干、疲乏无力、声音嘶哑、肺虚久咳、痰中带血等症。

注意事项

不宜与藜芦、白萝卜同用。

西洋参

药材别名：花旗参、洋参、西洋人参。

性味归经：性凉，味甘、微苦；归心、肺、肾经。

功效主治：具有补气养阴、清热生津的功效。主要用于气虚阴亏、内热、咳喘痰血、虚热烦倦、消渴、口燥咽干等症。

冬地酒

药酒配方

泽泻、远志、川椒、石菖蒲各 60 克，车前子、地骨皮、覆盆子各 90 克，白茯苓、杜仲、五味子、巴戟天、枸杞子、木香、菟丝子、山茱萸、柏子仁、山药、人参、牛膝、生地黄、熟地黄、天冬各 120 克，肉苁蓉 100 克，白酒 6 升。

泽泻	远志	川椒	车前子	地骨皮	杜仲
五味子	枸杞子	菟丝子	山茱萸	人参	牛膝

泡酒方法

1. 将杜仲用生姜汁炒。
2. 把天冬、生地黄、熟地黄、地骨皮、肉苁蓉、菟丝子、山药、牛膝、杜仲、巴戟天、枸杞子、山茱萸、人参、白茯苓、五味子、木香、远志、柏子仁、覆盆子、车前子、石菖蒲、川椒、泽泻分别捣碎，再装入洁净纱布袋中。
3. 把装有药材的纱布袋放入合适的容器中。
4. 将白酒倒入容器中密封。
5. 浸泡约 15 日后，拿掉纱布袋即可饮用。

服用方法

口服。每日 2 次，每次 15~30 毫升。空腹饮用效果更佳。

养生有道

天冬具有润肺滋阴、生津止渴、润肠通便的功效；生地黄具有滋阴补肾、滋阴补血的功效；熟地黄具有滋阴补肾、养血补虚的功效。此款药酒具有滋阴润肺、宁神定志的良好功效。

适应症状

主要治疗阴虚、中年阳痿、腰膝酸软等病症。

注意事项

咳嗽、腹泻者慎服。

小贴士

天冬又叫天门，品质佳的天冬表面黄白色至淡黄棕色、半透明、光滑或具深浅不等的纵皱纹，偶有残存的灰棕色外皮，质硬或柔润，有黏性，断面角质样，中柱黄白色；气微，味甜、微苦。天冬应置通风干燥处保存，并防霉防蛀。

养血护肝，滋阴明目从肝起

肝脏作为人体最重要的消化和代谢器官，有分泌胆汁、代谢脂肪等重要作用。正常状况下，肝脏内脂肪的重量占肝脏重量的 5%，一旦超过这个百分比，就易形成脂肪肝。目前由于饮食不合理或者肥胖，很多人患上脂肪肝等肝脏疾病。因此，保肝护肝迫在眉睫。

养生要点

饮食养生

- 饮食清淡，注意保持低脂肪、低糖。
- 适当补充蛋白质，多吃一些蛋白质含量高的食物，例如瘦肉、豆制品等。
- 多吃新鲜的水果和蔬菜，减少热量的摄入。
- 少食动物性脂肪含量高的食物，少食甜食；晚餐不可吃得过饱，睡前避免进食。

起居养生

- 要早睡早起，最好晚上 11 点之前睡觉。中医讲究“人卧则血归肝”，意思即人躺下时，脏腑的血液经过肝来完成解毒的工作。因此，尽量避免熬夜，早睡早起。
- 要注意休息。身体劳累，最易损耗肝气，养肝的最好方法就是每天注意休息。每工作一段时间，最好站起来活动活动筋骨。中午最好休憩一段时间，随时调节，抓空休息，让肝能适时发挥解毒作用，以缓解身体的疲劳感。
- 要保持良好的心情。中医讲“肝主情志”，心情的好坏与肝功能相互影响。当情绪不畅时，要找到疏泄的途径，避免憋在心里。

中医术养

- 按摩血海穴有很好的养血护肝功效。在古代就有刺破血海穴，祛除人体淤血的做法。血海穴位于大腿内侧，坐在椅子上，腿自然垂直于地面，在膝盖内侧会出现一个凹陷下去的地方，在凹陷的上方则有一块隆起的肌肉，肌肉顶端即血海穴。每日上午 9~11 点按摩血海穴，作用最明显。

养血护肝酒方推荐

灵芝丹参酒

药酒配方

灵芝 120 克，丹参、三七各 20 克，白酒 2 升。

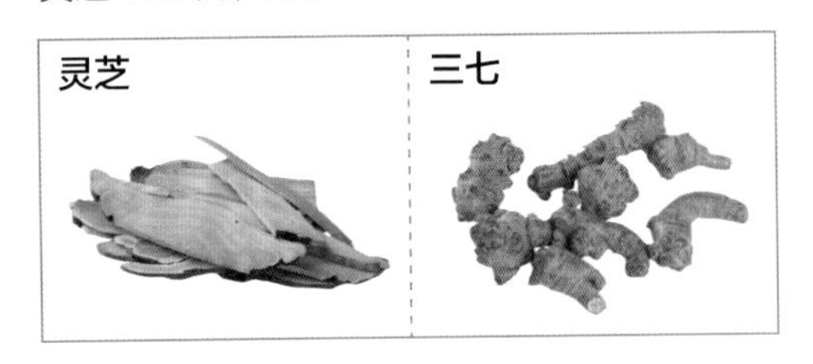

泡酒方法

1. 把灵芝、丹参、三七分别切碎，装入洁净纱布袋中；把装有药材的纱布袋放入容器中。
2. 将白酒倒入容器后密封；每日摇动至少 1 次；浸泡约 15 日后拿掉纱布袋即可。

服用方法

口服。每日 2 次，每次 30 毫升。

养生有道

此款药酒具有养血安神、滋补肝肾的功效。

适应症状

主治神经衰弱、腰膝酸软、眩晕失眠等病症。

注意事项

孕妇慎服。

三七

药材别名：金不换、血参、人参三七、田七。
性味归经：性温，味甘、微苦；归肝、胃经。
功效主治：散淤止血。可治疗吐血、跌打扭伤。

聚宝酒

药酒配方

防风、沉香各 30 克，肉苁蓉、苍耳子、天冬、蒺藜、槐角子、天麻、莲芯、人参各 60 克，杜仲、麦冬、当归、菊花、白茯苓、白术、枸杞子、石菖蒲各 120 克，生地黄 480 克，苍术 90 克，五加皮、赤何首乌、熟地黄各 240 克，白酒 18 升。

防风	沉香	肉苁蓉	天麻	人参	杜仲
麦冬	当归	白术	枸杞子	苍术	五加皮

泡酒方法

1. 把赤何首乌、生地黄、熟地黄、白茯苓、菊花、麦冬、石菖蒲、枸杞子、白术、当归、杜仲、莲芯、槐角子、天冬、苍耳子、肉苁蓉、人参、天麻、蒺藜、五加皮、苍术、沉香、防风或切片或捣碎后，装入洁净纱布袋中。
2. 把装有药材的纱布袋放入合适的容器中。
3. 加入白酒后密封。
4. 浸泡约 15 日后，拿掉纱布袋即可饮用。
5. 药渣可晒干，研成细粉备用。

服用方法

口服。每日早中晚饭前各服 1 次，每次 15~30 毫升。早上饮用后再睡片刻，效果更佳。

养生有道

此款药酒具有补肝益肾、健脾和胃、益精养血、强筋健骨、祛风除湿、乌须黑发的功效。

适应症状

主治精血亏虚、肾阳虚衰、遗精早泄、脾气虚弱、腰腿酸软、筋骨不健、四肢无力、骨节疼痛、头晕耳鸣、须发早白、饮食乏味、面色无华等。

注意事项

忌和生冷、辛辣食物同食。

小贴士

品质佳的五加皮呈不规则单卷筒或双卷筒状，外表面灰褐色或灰棕色，有稍扭曲的纵皱纹及淡色横向的长圆形皮孔；内表面淡黄色或灰黄色，有细纵纹，体轻，质脆，易折断，断面略平坦，淡灰白色。于放大镜下检视可见多数淡黄棕色小油点（树脂道），并有横长的裂隙。其气微香，味微辣而苦。五加皮应放在干燥处贮存。

枸杞子药酒

药酒配方

枸杞子、桂圆肉、核桃仁、白糖各 250 克，糯米酒 0.5 升，白酒 7 升。

枸杞子	桂圆肉	核桃仁	白糖	糯米酒	白酒

泡酒方法

1. 把枸杞子、桂圆肉、核桃仁分别捣碎，再装入洁净纱布袋中。
2. 把装有药材的纱布袋放入合适的容器中。
3. 白糖、糯米酒和白酒一起倒入容器后密封。
4. 浸泡约 21 日后拿掉纱布袋，即可饮用。

服用方法

口服。每日 3 次，每次 20 毫升。

养生有道

此款药酒具有补肾养心、助阳固精、益肝养血的功效。

适应症状

主治精少不育、心肾两虚、肝区不适、面色萎黄、腰膝酸软、阳痿早泄等症。

注意事项

脾虚泄泻者和感冒发热患者慎服。

桂圆药酒

药酒配方

甘草、红花各 30 克，杜仲、五加皮、牛膝、金银花各 90 克，生地黄、枸杞子、桂圆肉各 120 克，白糖 1 千克，蜂蜜 1 升，红枣 500 克，低度白酒 8 升。

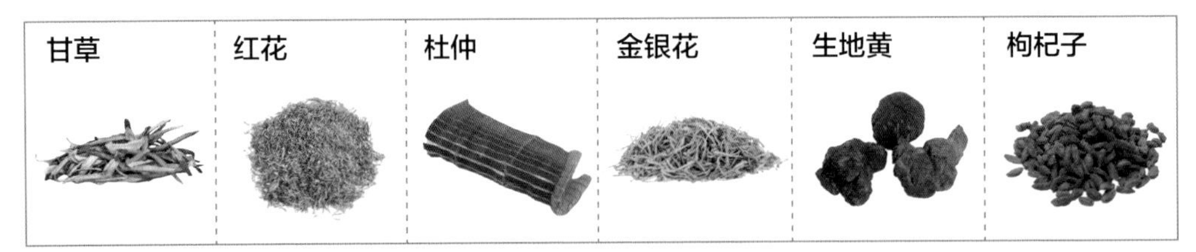

泡酒方法

1. 把诸药材捣碎放入纱布袋中。
2. 把纱布袋放入容器，倒入白酒、白糖和蜂蜜后密封；把容器隔水加热后放凉。
3. 浸泡约 15 日后去纱布袋，即可饮用。

服用方法

口服。每日不超过 30 毫升。

养生有道

此款药酒具有补血安神、补肝益肾、强壮筋骨的功效。

适应症状

主治肝肾精血不足所致的腰膝乏力、筋骨不利、头晕目眩、筋骨血淤作痛等症。

注意事项

儿童、孕妇慎服。

补肾延寿酒

药酒配方

熟地黄、泽泻、淫羊藿各125克，当归、石斛各400克，川芎160克，菟丝子500克，杜仲200克，白酒6升。

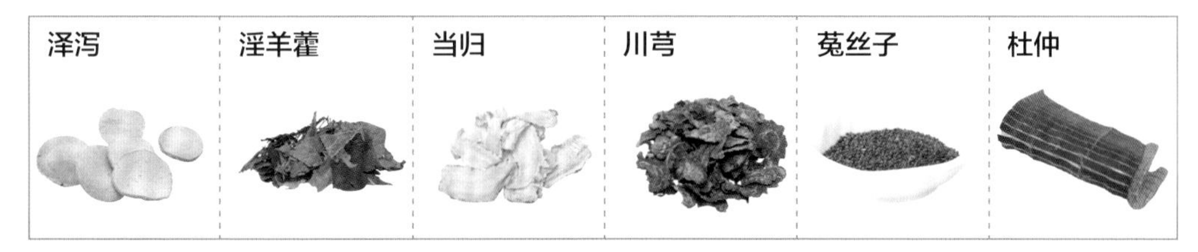

泡酒方法

1. 把诸药材捣碎放入洁净纱布袋中。
2. 把纱布袋放入容器，加入白酒密封，每日摇动1次。
3. 浸泡约15日后去纱布袋，即可饮用。

服用方法

口服。每日2次，每次15~20毫升。

养生有道

此款药酒具有补肝益肾、益精养血、助阳升举的功效。

适应症状

主治精血亏虚所致的阳痿不举、全身乏力、腰膝酸痛等症。

注意事项

孕产妇慎服。

首乌归地酒

药酒配方

何首乌96克，黑芝麻、当归各48克，生地黄64克，白酒2升。

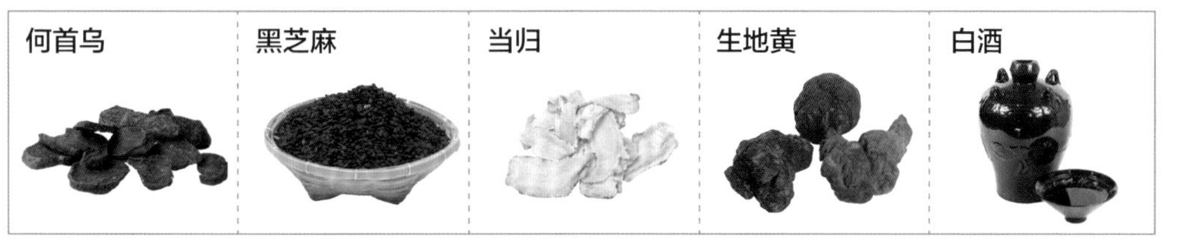

泡酒方法

1. 把上述药材捣碎装入洁净纱布袋中。
2. 把装有药材的纱布袋放入合适的容器中。
3. 将白酒倒入容器中。
4. 隔水用小火煮沸数次，取出放凉后密封。
5. 浸泡约7日后拿掉纱布袋，即可饮用。

服用方法

口服。每日2次，每次15~20毫升。

养生有道

此款药酒具有乌须黑发、补肝益肾、补益精血的功效。

适应症状

主治精血虚亏、遗精滑精、腰膝酸痛、头晕目眩、体倦乏力、须发早白等。

注意事项

大便稀溏者、孕妇忌服。

益肾强身，精气足生命更旺

人体中的气存在于五脏六腑，包括肝气、肾气、胃气等。肾气对于人的生长发育和生殖功能起着重要的作用，肾气不足就需要补足肾气，才能强身。现代人生活压力大，很容易出现身体阴阳不调，进而出现肾阴虚、肾阳虚。常出现的症状有小便频繁、小腹胀满、遗尿、遗精、腰膝冷痛等。

养生要点

饮食养生

- 宜多食属性温热的食物和温阳散寒的食物，例如羊肉、红糖、狗肉、韭菜、板栗、猪腰、生姜、核桃、胡椒等。
- 避免多食寒凉性食物，例如冷饮、冰棍、冰激凌、火龙果、西瓜等。
- 可以多食用芝麻。黑芝麻有益肾固精、益气补虚的作用。
- 要戒烟戒酒。
- 使用有益肾补气功效的药材，如人参、菟丝子、党参、肉苁蓉、黄芪、鹿茸等。

起居养生

- 养成良好的休息习惯，避免熬夜。
- 注意休息，避免过度劳累。特别是中老年人，要少动多养，适当参加一些体育运动，保持身体强壮。
- 性生活要节制，避免过度纵欲，否则会导致肾伤气衰。

中医术养

- 肾虚者也可以选择用按摩的方式来调养身体，例如内关穴、肾俞穴、关元穴、血海穴、照海穴。方法是用拇指或者食指用力垂直点按上述穴位，每日早晚各 1 次，每个穴位每次按 100 次左右。
- 晚上用热水泡脚，每次泡 30 分钟。擦干脚后，用手捏、拍、按脚底或者脚趾，每次按摩 5 分钟左右。也可做扭腰运动，并用双手揉搓后腰，也可起到益肾强身的作用。
- 刺激太溪穴，有很明显的提高肾功能的作用。方法是用手指或按摩棒按揉太溪穴部位，不拘泥方法，每次按摩 10 分钟左右，力度以出现麻麻的感觉为宜。

益肾强身酒方推荐

乌发益寿酒

药酒配方

旱莲草、黑桑葚各 30 克，女贞子 40 克，白酒 1 升。

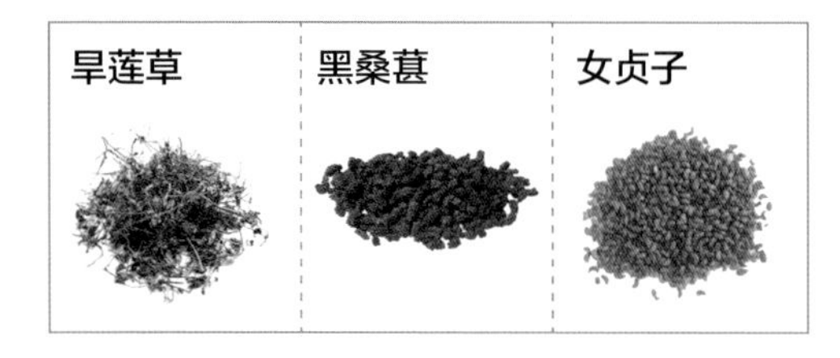

泡酒方法

1. 旱莲草、黑桑葚、女贞子放入容器中。
2. 将白酒倒入容器中，与诸药材充分混合；将容器中的药酒密封浸泡 15 日。
3. 过滤去渣后，取药液服用。

服用方法

口服。每日 2 次，每次 20 毫升。

养生有道

此款药酒具有滋阴补肾、清热解毒的功效。

适应症状

主治肝肾不足所致的头晕目眩、须发早白等症。

注意事项

脾胃虚寒、肾阳不足者忌服。

补肾延寿酒

药酒配方

核桃仁、桂圆肉各 50 克，鹿茸 2 克，麦冬、肉苁蓉、山茱萸、牛膝、柏子仁、茯神、芡实、覆盆子、沙苑蒺藜、山药各 24 克，益智仁 12 克 ，生地黄 72 克，白酒 8 升。

核桃仁	桂圆肉	鹿茸	麦冬	肉苁蓉	山茱萸
牛膝	柏子仁	茯神	芡实	覆盆子	生地黄

泡酒方法

1. 把生地黄和益智仁一起入锅蒸 30 分钟，去掉益智仁，放凉备用。
2. 把生地黄、覆盆子、山药、芡实、茯神、柏子仁、沙苑蒺藜、山茱萸、肉苁蓉、麦冬、牛膝、鹿茸、桂圆肉、核桃仁分别捣碎，再装入洁净纱布袋中。
3. 把装有药材的纱布袋放入合适的容器中。
4. 将白酒倒入容器中密封。
5. 隔水煮 4 小时后取出放凉，浸泡约 7 日后拿掉纱布袋，即可饮用。

服用方法

口服。每晚临睡前服 40~50 毫升。

养生有道

生地黄具有清热生津、滋阴补血的功效；覆盆子具有补肝益肾、固精缩尿的功效。此款药酒具有补肾壮阳、固气涩精、填精益髓、健脾安神的功效。

适应症状

主治肾阳虚弱所致精元虚冷、阳痿不举、遗精滑精、须发早白或妇女受孕易流产、久而不孕及腹部冷痛、耳目失聪等症。

注意事项

孕妇、阴虚火旺者忌服。

小贴士

选购桂圆注意以下几点。一是观察其外形：如果是选购带壳桂圆，注意挑选颗粒较大、壳色黄褐、壳面光洁，且薄而脆的品种，而颗粒较小、壳面粗糙不平的较次；如果是去壳桂圆肉，要挑选颜色棕黄或褐黄的，闻起来无异味的。二摇：桂圆因其肉肥厚，带壳桂圆肉与壳之间空隙小，摇动时不响，如摇动时作响的，果肉较为瘦小；如果是去壳桂圆肉，肉质肥厚，手捏起来干爽柔软的较好。三尝：可打开一粒带壳桂圆尝尝，肉色黄亮、质脆柔糯、味浓而甜的为佳；而肉质干瘪、甜味淡的为次品。购买后放入密封性能好的保鲜盒、保鲜袋里，存放在阴凉通风处，必要的时候可放入冰箱冷藏保存。

钟乳酒

药酒配方

淫羊藿 90 克，熟地黄 240 克，胡麻仁 200 克，钟乳 150 克，牛膝、五加皮各 120 克，甘草汤、牛乳各适量，肉桂、防风各 60 克，白酒 15 升。

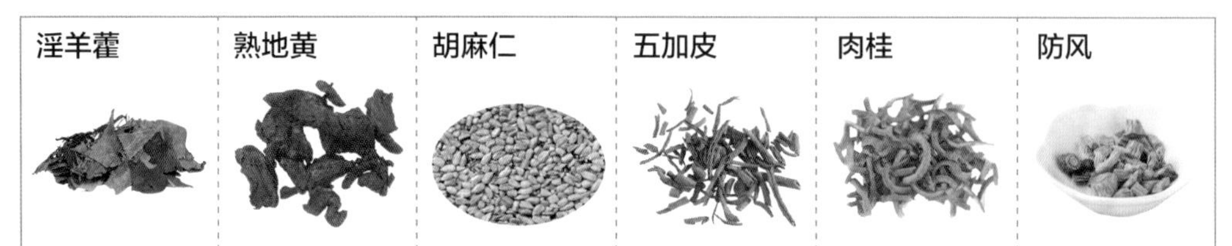

泡酒方法

1. 胡麻仁煮后捣烂，钟乳入甘草汤浸泡 3 日后用牛乳泡 2 小时，入锅蒸至牛乳完全倾出。
2. 诸药材捣碎入布袋，入容器，加白酒密封，浸泡 15 日后饮酒。

服用方法

口服。每日 2 次，每次 10~15 毫升。

养生有道

此款药酒具有补肝益肾、填精益髓、补中益气、逐寒祛湿的功效。

适应症状

主治遗精滑精、体虚无力、关节疼痛等症。

注意事项

脾胃虚弱、腹满便溏者慎服。

沙苑莲须酒

药酒配方

沙苑蒺藜 360 克，莲子须、龙骨各 120 克，芡实 80 克，白酒 6 升。

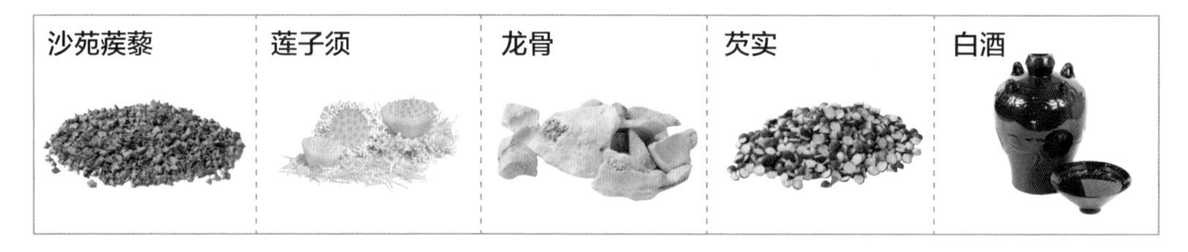

泡酒方法

1. 把上述药材捣碎装入洁净纱布袋中。
2. 把装有药材的纱布袋放入合适的容器中。
3. 将白酒倒入容器中密封。
4. 每日摇动数次。
5. 浸泡约 7 日后拿掉纱布袋，即可饮用。

服用方法

口服。每日 2 次，每次 10~20 毫升。

养生有道

沙苑蒺藜具有温补肝肾、固精缩尿的功效。此款药酒具有养肝益肾、明目固精的功效。

适应症状

主治肝肾不足所致遗精早泄、腰膝酸痛、头昏目暗等症。

注意事项

孕产妇慎服。

百补酒

药酒配方

知母20克，党参15克，五味子、桂圆肉、山茱萸各3克，牛膝9克，熟地黄、天冬、菟丝子、黄芪、芡实、山药、金樱子、白茯苓、枸杞子、楮实子各12克，鹿角60克，黄柏、麦冬各6克，蔗糖30克，白酒3升。

知母	党参	桂圆肉	山茱萸	牛膝	熟地黄
天冬	菟丝子	黄芪	山药	金樱子	黄柏

泡酒方法

1. 将山药进行翻炒。
2. 将黄芪炙制。
3. 把鹿角、知母、党参、山药、白茯苓、黄芪、芡实、枸杞子、菟丝子、金樱子、熟地黄、天冬、楮实子、牛膝、麦冬、黄柏、山茱萸、五味子、桂圆肉分别捣碎，装入洁净纱布袋中。
4. 把装有药材的纱布袋放入合适的容器中，倒入白酒后密封。
5. 浸泡约30日后拿掉纱布袋。
6. 把蔗糖熬制成糖浆，放温，兑入药酒中，搅拌均匀即可饮用。

服用方法

口服。每日2次，每次30~60毫升。

养生有道

鹿角具有温肾阴、强筋骨的功效；知母具有清热泻火、生津润燥的功效；党参具有补中益气、健脾益肺的功效。此款药酒具有补气益血、养肝补肾、填精益髓的功效。

适应症状

主治遗精滑精、身体虚弱、精神不振、盗汗多汗、腰膝酸软、头晕目眩等。

注意事项

实证、热证、气滞者慎服。

小贴士

党参中以野生党参为最优。西党参以根条肥大粗实、皮紧、横纹多、味甜者为佳；东党参以根条肥大、外皮黄色、皮紧肉实、皱纹多者为佳；潞党参以独支不分叉、色白、肥壮粗长者为佳。党参含糖分及黏液质比较多，在高温和高湿的环境下极易变软发黏、霉变和被虫蛀。贮藏前要充分晾晒，然后用纸包好，装入干净的密封袋内，置于通风干燥处或冰箱内保存。

魏国公红颜酒

药酒配方

莲子、松子仁、白果、桂圆肉各 40 克，白酒 2 升。

莲子	松子仁	白果	桂圆肉	白酒
	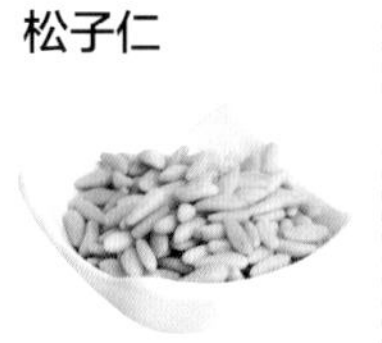	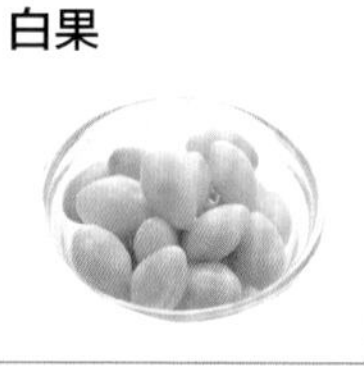	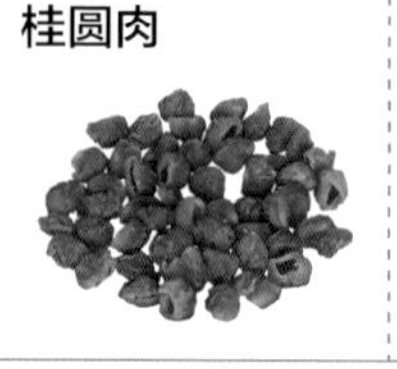	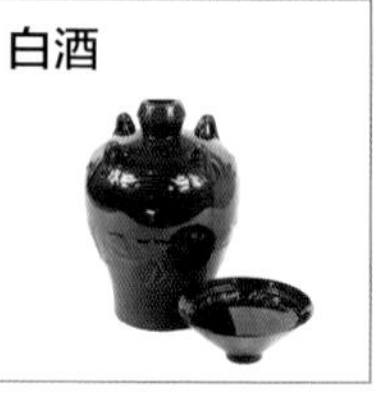

泡酒方法

1. 将莲子去心。
2. 莲子、松子仁、白果、桂圆肉切碎，装入洁净纱布袋中。
3. 把装有药材的纱布袋放入合适的容器中。
4. 加入白酒后密封。
5. 浸泡约 15 日后拿掉纱布袋，即可饮用。

服用方法

口服。每日 2 次，每次 30~50 毫升。

养生有道

莲子有清心醒脾、安神明目、止泻固精的功效；松子仁有润肺滑肠的功效。此款药酒具有滋补元气、益肾固精的功效。

适应症状

主治心烦失眠、脾虚久泻、神倦体乏等。

注意事项

中满痞胀、大便燥结者及儿童慎服。

冬虫夏草酒

药酒配方

冬虫夏草 15 克，白酒 0.5 升。

冬虫夏草	白酒
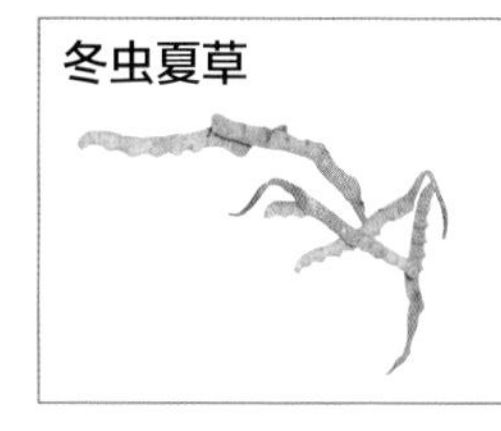	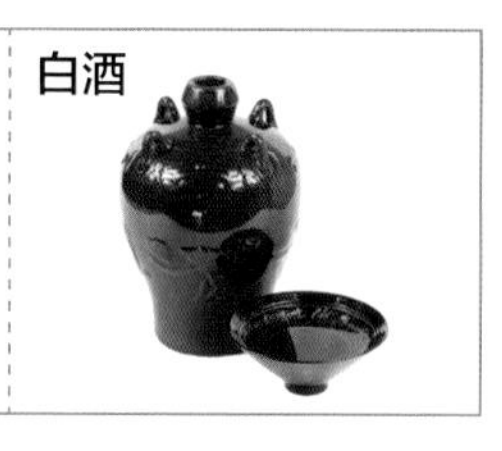

泡酒方法

1. 将冬虫夏草研细，放入容器中。
2. 将白酒倒入容器中。
3. 密封浸泡 3 日。
4. 过滤去渣后，取药液服用。

服用方法

口服。每日 2 次，每次 20 毫升。

养生有道

冬虫夏草具有补虚益气、止咳化痰的功效。此款药酒具有益肺补肾、活血滋补、延缓衰老的功效。

适应症状

主治喘逆痰血以及肾虚所致的腰膝酸软等症。

注意事项

感冒发热者忌服。

冬虫夏草

药材别名：中华虫草。

性味归经：性温，味甘；归肾、肺经。

功效主治：补虚损、益精气、止咳化痰、补肺肾，主治阳痿遗精、腰膝酸软、劳嗽痰血、病后虚弱等症。

牛膝酒方

药酒配方

山茱萸、杜仲、侧子、石斛、连翘、牛膝、丹参各 120 克，当归、川椒、白术、桂心、防风、独活、秦艽、茵芋、薏苡仁、细辛、川芎各 90 克，炮姜 60 克，五加皮 150 克，白酒 9 升。

山茱萸	连翘	牛膝	丹参	当归	川椒
白术	防风	独活	川芎	炮姜	五加皮

泡酒方法

1. 将茵芋、五加皮做炙烧处理；侧子炮制。
2. 将牛膝、丹参、当归、杜仲、侧子、石斛、山茱萸、秦艽、连翘、防风、细辛、独活、桂心、薏苡仁、川芎、白术、茵芋、五加皮、川椒、炮姜研磨成粗粉，放入纱布袋中；然后将此纱布袋放入容器中。
3. 将白酒倒入容器中，与诸药材充分混合。
4. 密封浸泡约 7 日。
5. 过滤去渣后取药液服用。

服用方法

口服。每日 2~3 次，起初每次 10 毫升，逐渐增量。

养生有道

牛膝具有补肝益肾、强筋健骨、活血舒筋、利尿通淋的功效；丹参具有活血通络、凉血消肿、清心除烦的功效；当归具有补血活血、调经止痛、润燥滑肠的功效；杜仲具有强筋壮骨、降低血压的功效。此款药酒具有温经散寒、活血通络、祛风除湿的功效。

适应症状

主治肾虚引起的脚软无力、腰膝冷痛。

注意事项

阴虚内热者慎服。

小贴士

品质较佳的连翘果实长卵形至卵形，稍扁，气微香，味苦。“老翘”以色黄、瓣大、壳厚者为佳，多自先端开裂，略向外反曲或裂成两瓣，基部有果柄或其断痕，果瓣外表面呈黄棕色，有不规则的纵皱纹及多数凸起的淡黄色瘤点；内表面呈淡黄棕色，平滑，略带光泽，中央有一条纵隔；种子多已脱落，果皮硬脆，断面平坦。“清翘”多不开裂，表面绿褐色，瘤点较少。放在干燥通风处保存。

活血通络，让您腰好腿脚好

人体内的气血运行受到影响时，就会产生气滞血淤的相关症状。淤血的症状有很多种，例如面色灰暗、雀斑增多、静脉曲张、心律不齐、肌肉酸痛、慢性关节痛、肩膀发酸等，局部按压会有不适感，严重者还会出现大的肿块。

养生要点

饮食养生

- 多吃一些有活血通络作用的食物，例如山楂、金橘、玫瑰花、醋、油菜等。
- 适当饮用一些有活血化淤作用的酒，例如黄酒、葡萄酒、白酒等，有助于促进血液循环。
- 也可用一些有活血化淤作用的药材，做药膳食用。常用的活血化淤药材有当归、牛膝、川芎、半枝莲等。
- 淤血症状较为轻者，可以用当归泡水喝，每天的用量为 2 克，可多次泡水饮用。

起居养生

- 每天睡前用温水泡脚，促进体内微血管扩张，从而有利于活血通络。长时间坚持，还有助于提高睡眠质量，改善失眠。
- 老年人要避免保持一个动作过长时间，特别是长时间地静坐。每半个小时，最好站起来活动一下筋骨，两眼多看看户外的景色。还可以做一些健身操，活血通络的同时，还可以预防颈椎疾病。

中医术养

- 按摩大椎穴可以起到疏通经络、活血化淤的作用。大椎穴的位置是在脖子后面最突起的骨头下面。按摩方法是两手搓热，紧按大椎穴，用力揉搓 30 次左右。
- 按摩合谷穴和足三里穴也有很好的活血化淤作用，长久坚持还能增强人体体质、提高免疫力。如果有条件，可以每隔 1 个星期泡 1 次温泉，以疏通经脉、调和气血。

活血通络酒方推荐

山栀根酒

药酒配方

山栀根皮 100 克，白酒 1 升。

山栀根皮

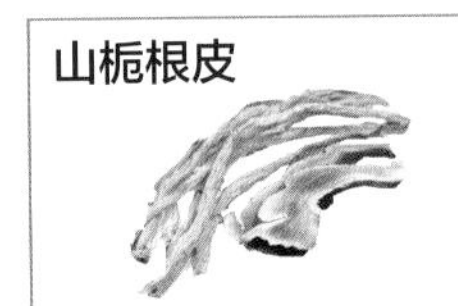

白酒

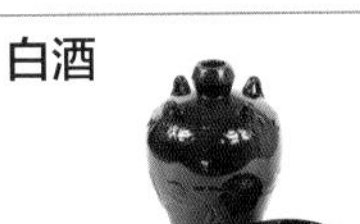

泡酒方法

1. 把山栀根皮切碎，装入洁净纱布袋中。
2. 把纱布袋放入容器中；加入白酒后密封。
3. 浸泡约 7 日后拿掉纱布袋，过滤后即可饮用。

服用方法

每日 2 次，每次 30 毫升。

养生有道

此款药酒具有养肺益肾、祛风除湿、活血通络的功效。

适应症状

主治气滞血淤、虚劳咳喘、风湿性关节疼痛等。

注意事项

儿童、孕妇慎服。

山栀根

性味归经：性甘，味苦、寒；归肝、胆、胃经。

功效主治：清热利湿、活血通络。主治黄疸型肝炎、痢疾、胆囊炎、尿路感染、肾性水肿、乳腺炎、风火牙痛、疮痈肿毒、跌打损伤等症。

独活寄生酒

药酒配方

杜仲、生地黄、当归各 100 克，秦艽、牛膝、白芍、独活、党参各 60 克，甘草、肉桂各 30 克，细辛 24 克，桑寄生、川芎、防风各 40 克，白茯苓 80 克，白酒 3 升。

生地黄	当归	独活	党参	肉桂	防风
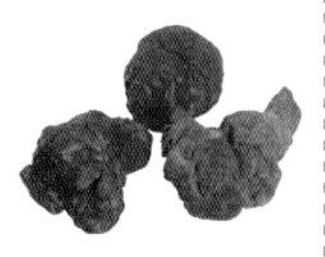	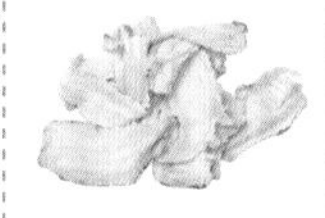	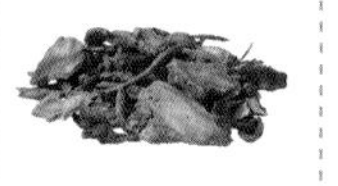	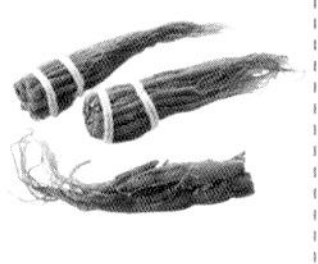	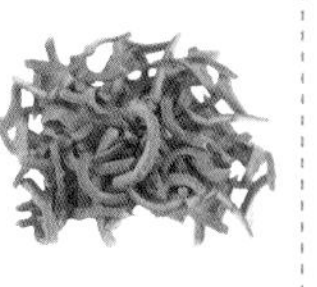	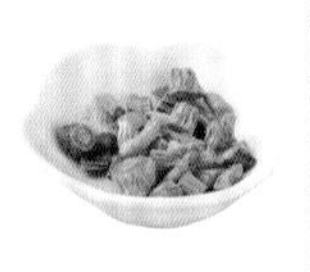

泡酒方法

1. 将 15 味药材分别捣碎，放入纱布袋中，然后将此纱布袋放入容器中。
2. 加入白酒，密封浸泡 14 日，过滤去渣，取药液服用。

服用方法

饭后温服。早晚各 1 次，每次 10 毫升，30 日为 1 个疗程。

养生有道

此款药酒具有祛风除湿、活血通络、舒筋止痛的功效。

适应症状

主治中风偏瘫、气滞血淤、腰膝无力等症。

注意事项

孕妇及便秘、口舌生疮者忌服。

刺五加酒

药酒配方

刺五加 260 克，白酒 2 升。

刺五加	白酒
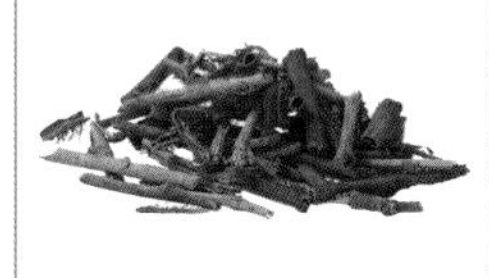	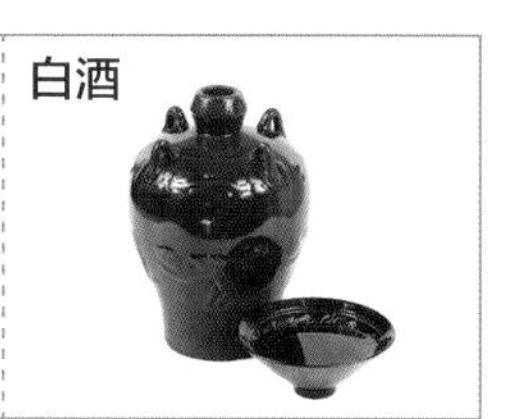

泡酒方法

1. 将刺五加捣碎，放入容器中。
2. 将白酒倒入容器中，与刺五加充分混合。
3. 密封浸泡约 10 日。
4. 过滤去渣后取药液服用。

服用方法

口服。每日 2~3 次，每次 20 毫升。

养生有道

刺五加具有补虚扶弱的功效。此款药酒具有强筋通络、活血止痛的功效。

适应症状

主治肠风痔血、风湿关节痛、跌打损伤等症。

注意事项

切忌与辛辣食物共食。孕妇慎用。

小贴士

品质较好的刺五加根茎呈结节状不规则圆柱形，表面呈灰棕色，有纵皱，弯曲处常有密集的横皱纹，皮孔横长，微突起而色淡，质硬，断面呈白色，具纤维性。其有特异香气，味微辛，稍苦、涩。刺五加应放在干燥处贮存。

二牛地黄酒

药酒配方

牛蒡根 250 克，萆薢、丹参、苍耳子、独活各 45 克，大麻仁 50 克，牛膝、秦艽、生地黄各 75 克，桂心、防风各 30 克，白酒 1.5 升。

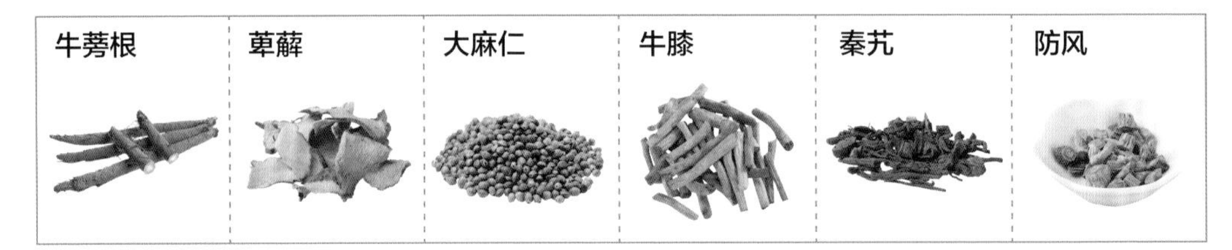

泡酒方法

1. 将牛蒡根去皮，把 11 味药材分别切碎，放入纱布袋中，然后将此纱布袋放入容器中。
2. 加入白酒，密封浸泡约 7 日。
3. 过滤去渣后取药液服用。

服用方法

口服。每日 2~3 次，每次 20~30 毫升。

养生有道

此款药酒有活血通络、温经驱寒、散风祛湿的功效。

适应症状

主治脚气、四肢乏力及痉挛疼痛等症。

注意事项

阴虚血燥者、孕妇慎服。

冯了性酒

药酒配方

桂枝、白芷、威灵仙各 12 克，五加皮、羌活、 独活、防己、小茴香各 9 克，麻黄 24 克，当归尾、川芎 、山栀子各 7.5 克，白酒 1.5 升。

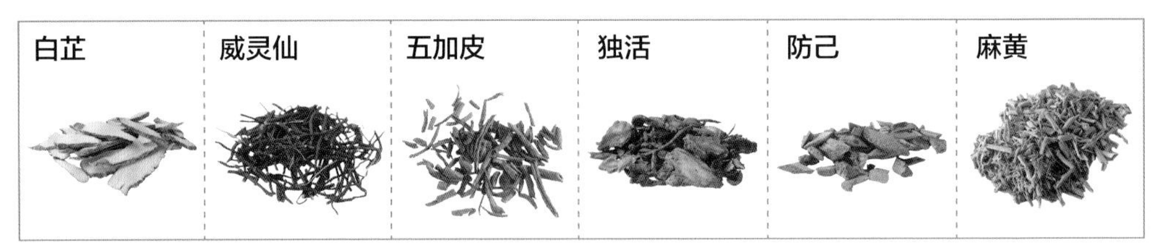

泡酒方法

1.将诸药材切碎，放入容器蒸透。
2.用冷浸法，浸泡 45~60 日，取药液服用。
3.或采用温浸法，密封浸泡后隔水加热 2 次，取药液服用。

服用方法

口服。每日 2 次，每次 15 毫升。

养生有道

此款药酒具有活血通络、散风驱寒、舒筋止痛的功效。

适应症状

主治跌打损伤、怕冷恶风和风湿关节痛等症。

注意事项

外感发热者、阴虚内热者、孕妇忌服。

丹参石斛酒

药酒配方

川芎、白茯苓、杜仲、五味子、党参、山药、黄芪、桂心、白术、丹参、防风、陈皮、当归各 60 克，石斛 120 克，炮姜、牛膝各 90 克，炙甘草 30 克，白酒 4 升。

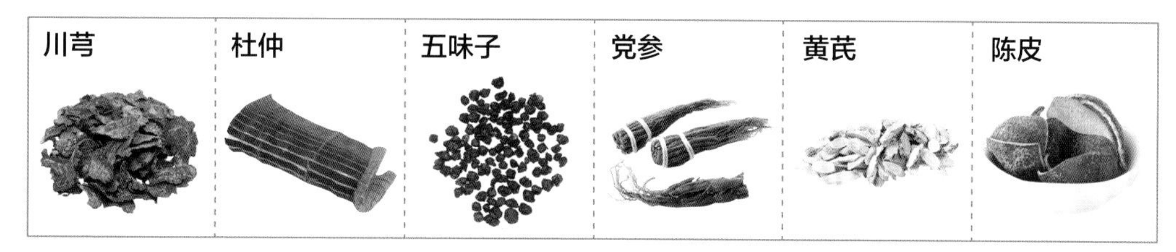

泡酒方法

1. 陈皮用汤浸出白炒；把 17 味药材研成粗末，放入纱布袋中，然后将此纱布袋放入容器中。
2. 加入白酒，密封浸泡约 7 日，过滤去渣后取药液服用。

服用方法

饭前空腹，用温水送服。每日 2 次，每次 25 毫升。

养生有道

具有理气舒筋、活血通络、滋阴益气的功效。

适应症状

主治脚气、四肢痉挛、筋骨疼痛等症。

注意事项

勿与藜芦共用。孕妇慎服。

姜椒酒

药酒配方

生姜、花椒各 200 克，95% 乙醇 0.6 升。

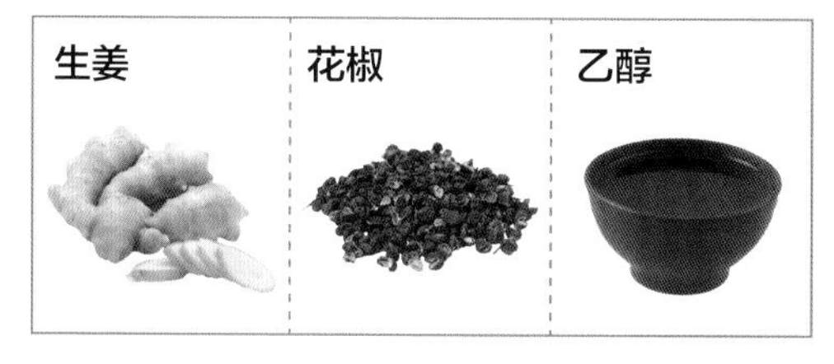

泡酒方法

1. 将生姜切成薄片，放入容器中。
2. 将花椒倒入容器中。
3. 将乙醇倒入容器中，与药材充分混合。
4. 密封浸泡 3~5 日后，取药液敷用。

服用方法

外敷。每日 2~3 次。用棉球蘸湿后擦于患病处。

养生有道

生姜具有发汗解表、温中止呕、温肺止咳的功效。此款药酒具有活血通络、温经祛寒的功效。

适应症状

主治肌肉酸痛、四肢血淤作痛等症。

小贴士

品质佳的花椒色泽明朗、椒粒大小均匀、捏起来会发出沙沙的响声，且味道天然，无苦味、涩味，只有麻味。购回的花椒最好密封保存，以免色味散失后影响使用效果。

适合老年人饮用的 8 款药酒

杜仲丹参酒

药酒配方

丹参、杜仲各 60 克，川芎 30 克，白酒 2 升。

泡酒方法

1. 将杜仲、丹参、川芎分别研磨成粗粉，放入布袋中，然后将此纱布袋放入容器中。
2. 将白酒倒入容器中，密封浸泡约 15 日。
3. 过滤去渣，取药液服用。

服用方法

口服。早晚各 1 次，每次 10~15 毫升。

养生有道

补肾益肝，活血通络，强筋壮骨，祛风止痛。主治风湿痹症、怕冷恶风，冠心病、脉管炎、脑血栓所致偏瘫，以及胸闷心悸、腰背僵硬、气滞血淤等症。

注意事项

放在干燥、阴凉、避光处保存。

苁蓉黄芪酒

药酒配方

制附子、酸枣仁、熟地黄、石菖蒲、石斛、桔梗、萆薢、黄芪、羌活、肉苁蓉、茯神、牛膝、防风、川芎各 60 克，羚羊角 30 克，白酒 4 升。

泡酒方法

1. 将酸枣仁翻炒，石菖蒲用米泔水浸泡 1 日后切碎晾干，肉苁蓉、牛膝各用酒浸泡 1 日。
2. 将诸药研细，入布袋再入容器，加白酒密封浸泡，春夏季泡 3 日，秋冬季泡 7 日，取药液服用。

服用方法

口服。每日 3 次，每次 2 杯。

养生有道

祛风除湿，舒筋活络。主治腰膝风痹、皮肤不仁。

注意事项

表实邪盛、气滞湿阻、痈疽初起者忌服。

双耳酒

药酒配方

银耳、黑木耳各 40 克，冰糖 35 克，糯米酒 1.5 升。

泡酒方法

1. 将黑木耳、银耳泡发后切丝；糯米酒倒入容器中，用小火熬煮至沸腾。
2. 加入黑木耳、银耳丝，煮半小时后晾凉，密封浸泡 1 日后过滤去渣。
3. 加入冰糖，搅拌均匀后取药液服用。

服用方法

口服。每日 3 次，每次服用 30 毫升。

养生有道

此款药酒具有养阴、生津、润肺的功效。主治体弱气虚、口渴烦热、腰酸乏力等症。

马蹄香酒

药酒配方

马蹄香 300 克，白酒 4.5 升。

泡酒方法

1. 将马蹄香研磨成粉，然后放入容器中。
2. 将白酒倒入容器中，熬成稀糊状膏。
3. 每次取药液酌量服用。

服用方法

口服。每日 3 次，每次 3 勺，用白酒调和。

养生有道

马蹄香具有利水通淋、清热解毒、散淤消肿的功效。此款药酒具有化痰平喘、散风驱寒、活血、开胃、宣畅气机、通调水道的功效。

注意事项

马蹄香含烈性致癌物，忌长期服用。

金银地黄酒

药酒配方

五加皮、苍术各 45 克，川乌、草乌、甘草、黄柏各 24 克，木通、牛膝、川芎、薏苡仁、当归、枸杞子、熟地黄、生地黄各 90 克，金银花 180 克，白酒 6 升。

泡酒方法

1. 把诸药材捣碎放入纱布袋中。
2. 把装有药材的纱布袋放入准备好的容器中，倒入白酒后密封。
3. 浸泡约 15 日后拿掉纱布袋，即可饮用。

服用方法

口服。每日 3 次，每次 30 毫升。

养生有道

具有扶正祛邪、益气活血、祛淤通络的功效。主治半身不遂、偏身麻木、日夜骨痛等症。

注意事项

脾胃虚寒、腹泻便溏者、孕妇慎服。

活血药酒

药酒配方

白糖 1 千克，木香、制附子、杜仲、制马钱子、骨碎补、甘草、麻黄、桃仁、制川乌、荆芥、苍术、牛膝、赤芍、桂枝、陈皮、红花、续断、老鹳草、当归、地龙、川芎、羌活、独活、狗脊、海风藤、乌梢蛇各 50 克，50 度白酒 20 升。

泡酒方法

1. 将杜仲、桃仁、苍术分别翻炒；将狗脊、骨碎补烫制。将上述所有药材分别研磨成粗粉，放入容器中。
2. 加白酒密封浸泡 15 日，过滤去渣，即可饮用。

服用方法

口服。每日 1 次，每次 10 毫升。

养生有道

有活血通络、舒筋、祛寒散风的功效。主治风湿关节疼痛、骨关节炎、中风后遗症等。

注意事项

孕妇忌服。不宜久用。多用。

大蒜酒

药酒配方

大蒜 400 克，白酒 0.75 升。

泡酒方法

1. 大蒜剥去外皮，捣成烂泥，放入容器中。
2. 将白酒倒入容器中，与大蒜泥混匀。
3. 密封，将药酒浸泡 30 日。
4. 过滤去渣，取药液徐徐饮服。

服用方法

口服。每日 2 次，每次 10 毫升。

养生有道

大蒜具有降血脂、预防冠心病的功效。此款药酒具有温通血脉、降脂的功效。适用高脂血症、冠心病、高血压等症。

注意事项

阴虚火旺、痔疮患者忌服。

芝麻杜仲牛膝酒

药酒配方

黑芝麻、杜仲、牛膝各 36 克，丹参、白石英各 12 克，白酒 1 升。

泡酒方法

1. 杜仲、牛膝、白石英、丹参分别捣碎，放入布袋中，然后将此纱布袋放入容器中。
2. 将黑芝麻翻炒，放入容器中，加白酒搅匀。
3. 密封浸泡约 14 日过滤去渣，取药液服用。

服用方法

口服。每日 3 次，每次 15 毫升。用温水送服。

养生有道

黑芝麻有美容养颜的功效。此款药酒有补肝肾、益精血、强筋骨、祛风湿的功效。

注意事项

阴虚火旺者、孕妇慎服。

延年益寿宜用的8种中药

何首乌

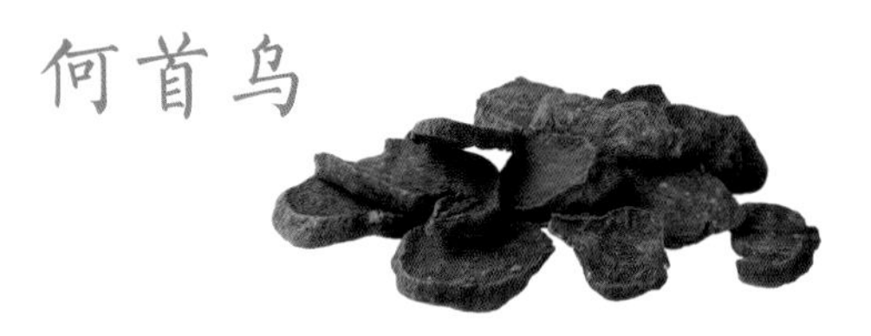

药材别名

多花蓼、紫乌藤、野苗、交茎、交藤、夜合、桃柳藤、九真藤。

性味归经

性微温，味苦、甘；归肝、肾经。

功效主治

补肝益肾、养血祛风。主要治疗肝肾阴亏、须发早白、血虚崩带、腰膝酸软、筋骨酸痛等症。

使用方法

内服：煎汤，10~20克。外用：煎水洗。

用药禁忌

大便溏泄及有痰湿者忌服。

三七

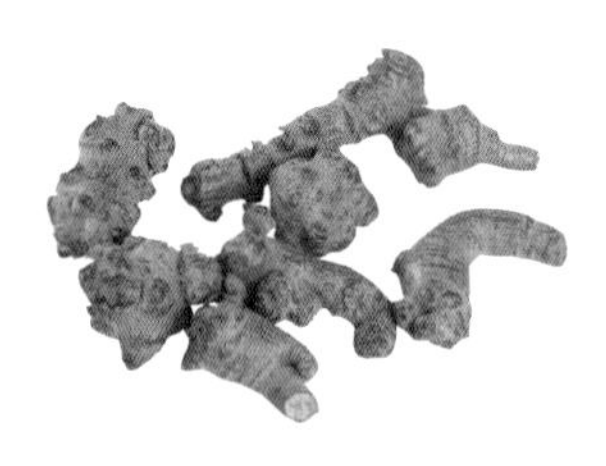

药材别名

山漆、金不换、血参、人参三七、田七。

性味归经

性温，味甘、微苦；归肝、胃经。

功效主治

止血散淤、消肿镇痛。主要治疗吐血、咯血、衄血、血痢、崩漏症瘕、产后血晕等病症。

使用方法

内服：煎汤，3~9克；研末，1~3克；或入丸、散。外用：磨汁涂；或研末调敷。

用药禁忌

月经量少者及孕妇忌服。

灵芝

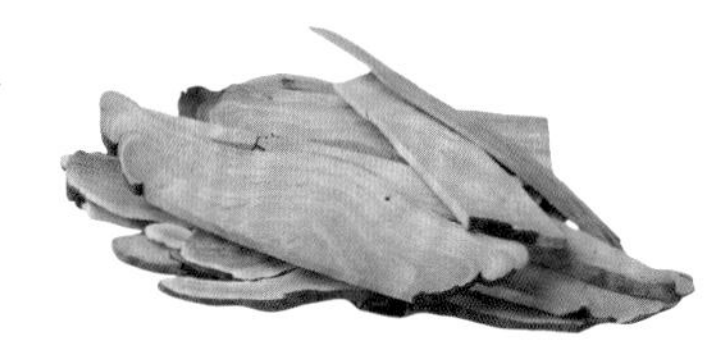

药材别名

赤芝、红芝、木灵芝、菌灵芝、万年蕈。

性味归经

性温，味苦；归心、肺、肝、脾经。

功效主治

益气血、安心神、健脾胃。主要治疗虚劳、心悸、失眠、头晕、神疲乏力、久咳气喘等病症。

使用方法

内服：煎汤，10~15克；研末，2~6克；或浸酒。

用药禁忌

阴虚火旺者慎用。

刺五加

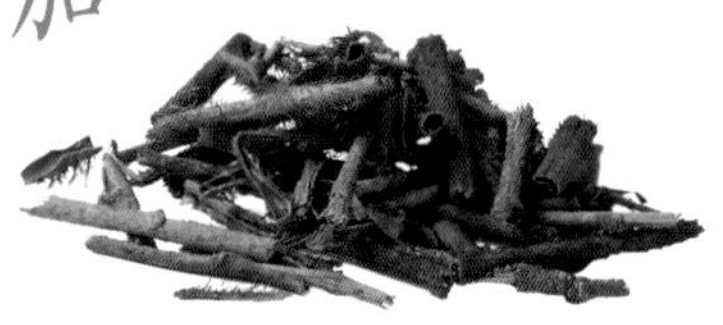

药材别名

刺拐棒、坎拐棒子、一百针、老虎潦、五加参。

性味归经

性微温，味辛、微苦；归脾、肾、心经。

功效主治

具有补虚扶弱、滋补强壮、延年益寿的功效，可用来预防或治疗体质虚弱、风湿痹痛、腰膝酸痛等症。

使用方法

内服：煎汤饮用。

用药禁忌

阴虚内热者慎用。

枸杞子

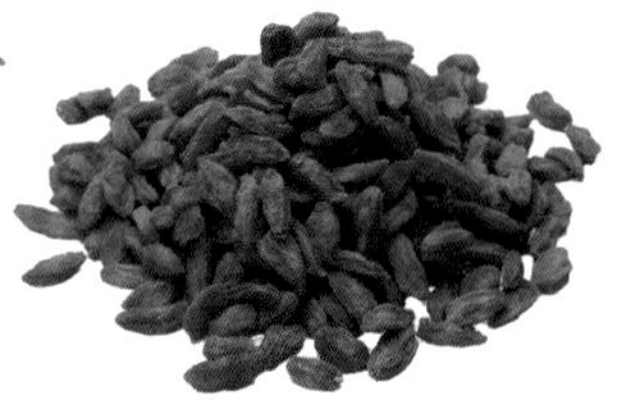

药材别名

枸杞红实、甜菜子、西枸杞。

性味归经

性平，味甘；归肝、肾经。

功效主治

滋肾润肺、补肝明目。用于治疗肝肾阴亏所致腰膝酸软、头晕目眩、目昏多泪、虚劳咳嗽、消渴、遗精等病症。

使用方法

内服：煎汤，5~15 克；或入丸、散、膏、酒剂。

用药禁忌

外邪实热、脾虚有湿、泄泻者不宜食用。

白术

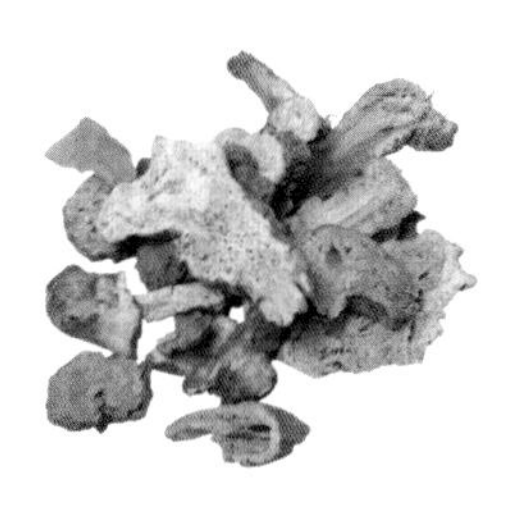

药材别名

山蓟、杨枹蓟、山芥、天蓟、山姜、山连。

性味归经

性温，味苦、甘；归脾、胃经。

功效主治

健脾益气、燥湿利水、止汗、安胎。常用于治疗脾胃气弱、倦怠少气、腹部虚胀、腹泻、水肿、黄疸、小便不利、自汗、胎气不安等病。

使用方法

内服：煎汤，7.5~15 克；熬膏或入丸、散。

用药禁忌

高热、阴虚火旺者忌用。

茯苓

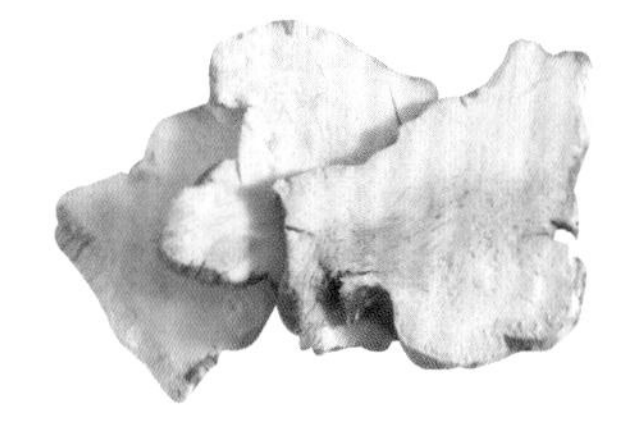

药材别名

茯苓个、茯苓皮、茯苓块、赤茯苓、白茯苓。

性味归经

性平，味甘、淡；归心、肺、脾、肾经。

功效主治

利水渗湿、健脾补中、宁心安神。主治呕吐、泄泻、小便不利、水肿胀满、痰饮咳嗽、食少脘闷、心悸不安、失眠健忘等症。

使用方法

内服：煎汤，15~25 克；或入丸、散。

用药禁忌

虚寒精滑或气虚下陷者忌服。

冬虫夏草

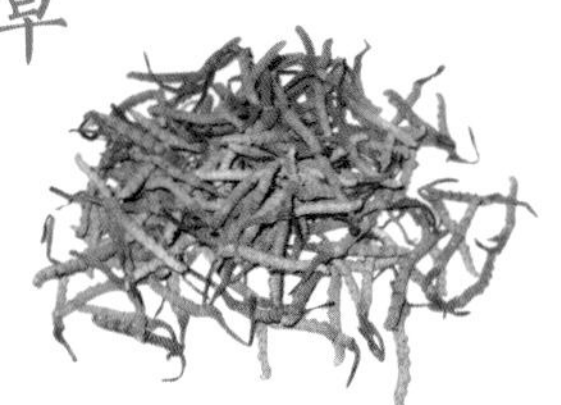

药材别名

中华虫草。

性味归经

性温，味甘；归肾、肺经。

功效主治

补虚损、益精气、止咳化痰、补肺肾，主治阳痿遗精、腰膝酸软、劳嗽痰血、病后虚弱等症。

使用方法

内服：煎汤，7.5~15 克；或入丸、散。

用药禁忌

风寒感冒引起的咳嗽及肺热咯血者忌食。

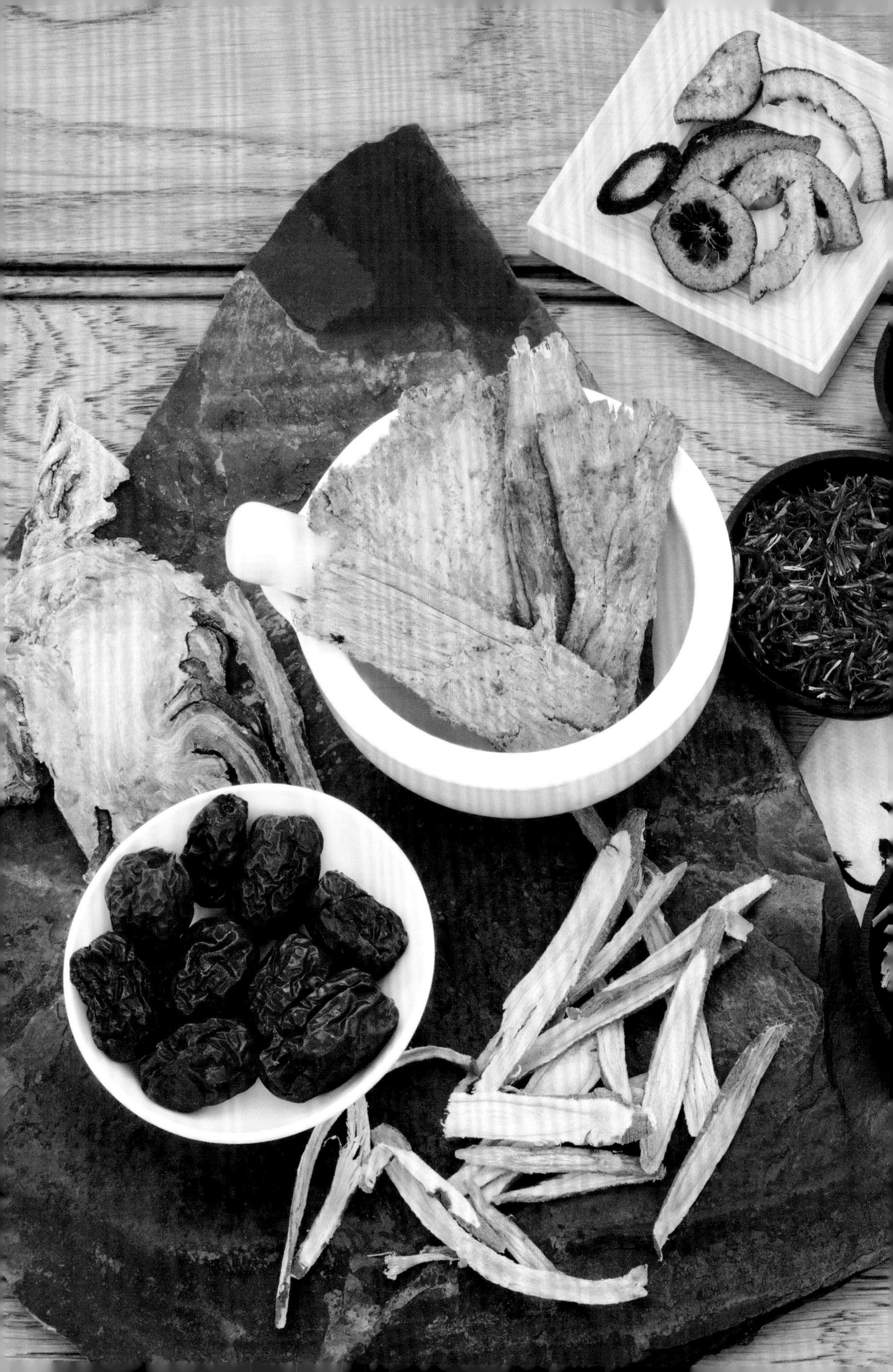

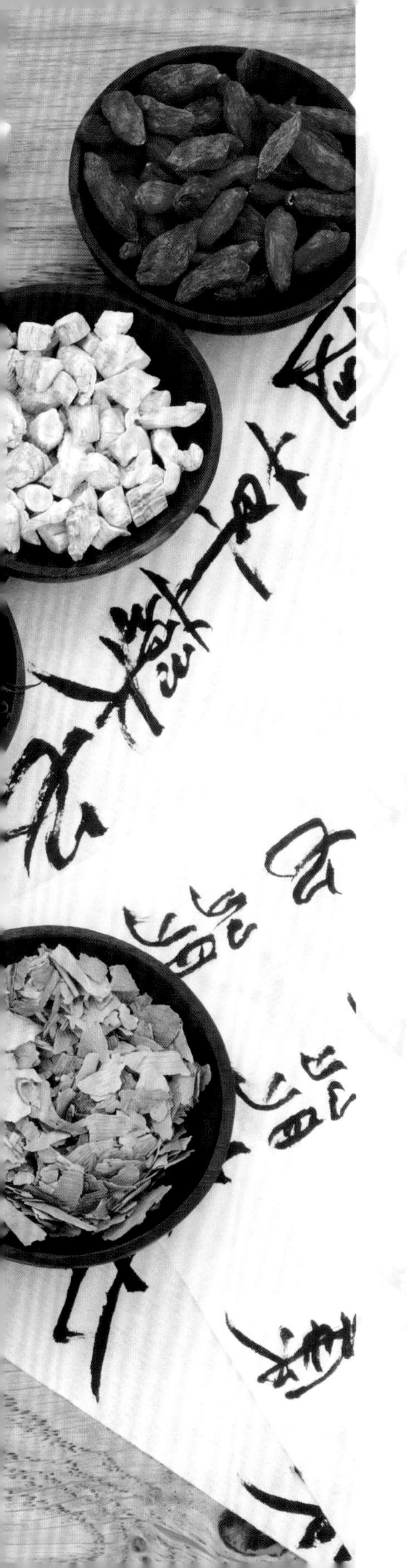

第五章

常见病祛病药酒

——缓解症状少烦恼

俗话说，“对症下药，药到病除”。药酒有强身健体、防病治病的功效，成为很多疾病的辅助治疗方法。需要注意的是，选用药酒防治疾病时，需要选择对应病症、适合自己身体的药酒。只有这样，才能真正起到防病治病的作用。

感冒：辛温解表葱姜盐酒

感冒是一种最常见的呼吸系统疾病，又称“伤风”。由于某种原因使身体抵抗力减弱，器官内原有或外部入侵的病菌乘虚迅速繁殖，导致呼吸系统炎症。感冒可分为风寒感冒、风热感冒、暑湿感冒。

养生要点

饮食养生

- 宜多吃富含铁的食物，能够增强抗病能力，例如动物血、蛋类、奶类等。
- 风寒感冒者宜多吃性味辛温的食物，如生姜、南瓜、大葱、肉桂等。
- 宜多食新鲜蔬菜、水果及富含优质蛋白质的食物，如白菜、梨、鸡蛋等。
- 风热感冒者忌食辣椒、狗肉、羊肉等辛热、滋补、油腻的食物。
- 忌食生冷、过咸的食物，如冰激凌、咸鱼等。

起居养生

- 感冒时应多休息、多喝开水，避免过度劳累。

中医术养

- 对感冒应“以防为主，以治为辅”。预防感冒可用“搓掌法”。此法比较简易，还能有效预防感冒。即双手合掌，两手大鱼际贴合，搓至双手发热。也可以一只手固定不动，另一只手对其搓动，再两手上下对搓 1~2 分钟，至发热。这样可以促进大鱼际的血液循环，疏通经络，强化呼吸道功能，抵御感冒病毒侵袭，提高免疫力。
- 用双手拇指指腹同时揉按一侧的风池穴、头维穴，再用同样的手法分别揉按对侧尺泽穴、曲池穴、鱼际穴、合谷穴，先左后右。然后用两手食指指腹同时揉按太阳穴、迎香穴。注意揉按的力度要均匀。

感冒酒方推荐

葱白荆芥酒

药酒配方

淡豆豉 15 克，葱白 30 克，荆芥 6 克，黄酒 0.2 升。

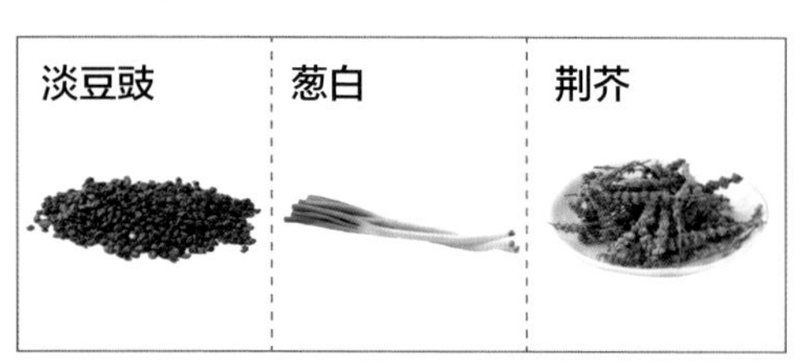

泡酒方法

1. 葱白、淡豆豉、荆芥分别捣碎，再一起放入砂锅中。
2. 加入黄酒和 200 毫升清水。
3. 用小火煎煮 10 分钟。
4. 过滤去渣后即可趁热饮用。

服用方法

口服。每日 3 次，每次 20 毫升。

养生有道

此药酒具有辛温解表、驱寒散邪、祛风、除烦的功效。

适应症状

主治外感风寒、发热无汗、寒热头痛等症。

注意事项

表虚多汗者、风热感冒忌服。

附子杜仲酒

药酒配方

秦艽、牛膝、大麻仁、赤芍、薏苡仁、防风、独活、地骨皮、杜仲、丹参、赤茯苓各 60 克，麦冬、肉桂各 50 克，干姜、石斛各 40 克，制附子 48 克，五加皮 100 克，白酒 3 升。

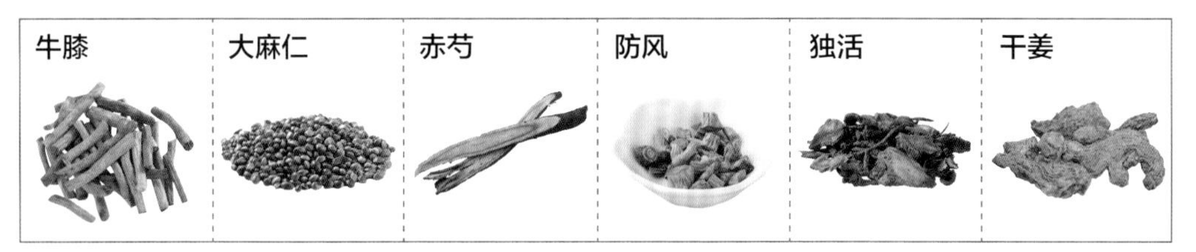

泡酒方法

1. 将 17 味药分别研成粗粉，放入纱布袋中。
2. 将纱布袋放入容器，加入白酒。
3. 密封浸泡 7 日，过滤去渣后取药液服用。

服用方法

口服。每日 1 次，每次 10 毫升，用温水服，以痊愈为度。

养生有道

此款药酒具有散风驱寒、化淤止痛、强筋壮骨的功效。

适应症状

适用于感冒体虚、腰膝疼痛等症。

注意事项

孕妇忌用。

葱姜盐酒

药酒配方

洋葱、生姜各 60 克，食盐 100 克，白酒 100 毫升。

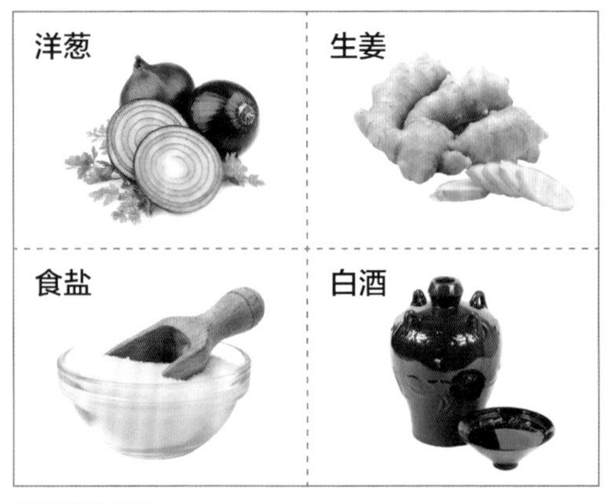

泡酒方法

1. 把洋葱和生姜洗净，和食盐一起捣成泥状。
2. 加入白酒搅拌调匀。
3. 用纱布袋把调匀的药材包好。

服用方法

外用。每日涂 1 次，每次 20 分钟。

养生有道

洋葱具有健胃宽中、理气消食的功效；生姜具有和胃止呕、发汗解表的功效。此款药酒具有辛温解表、驱寒散邪的功效。

适应症状

适用于风寒感冒。

注意事项

用药包涂擦前胸、背部、手足心、腋窝及肘窝，擦至局部发红为止，擦完让患者卧床休息。

赤芍

药材别名：木赤芍、赤芍药、红赤芍、草赤芍。
性味归经：性苦，微寒；归肝经。
功效主治：清热凉血，散瘀止痛。用于温毒发斑，吐血衄血，目赤肿痛，肝郁胁痛，经闭痛经，撤疲腹痛，跌打损伤，痈肿疮疡。

姜蒜柠檬酒

药酒配方

大蒜 500 克，生姜 300 克，柠檬 15 个，蜂蜜 200 毫升，白酒 3 升。

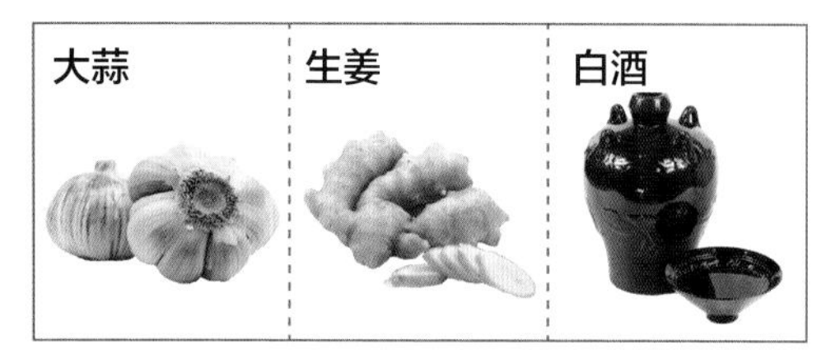

泡酒方法

1. 把大蒜放入锅中蒸 5 分钟，柠檬洗净去皮。
2. 把蒸过的大蒜、去皮后的柠檬和生姜分别切成薄片，然后一起放入容器。
3. 加入蜂蜜和白酒后密封。
4. 浸泡约 90 日后过滤去渣。

服用方法

口服。每日 2 次，每次 15 毫升。

养生有道

生姜具有和胃止呕、发汗解表的功效；大蒜具有温通杀虫的功效。此款药酒具有祛风散寒、温中健胃的功效。

适应症状

主治风寒感冒、鼻塞头痛。

注意事项

大蒜一定要去皮洗净。风热感冒者慎用。

葱须豆豉酒

药酒配方

大葱须 30 克，豆豉 15 克，黄酒 50 毫升。

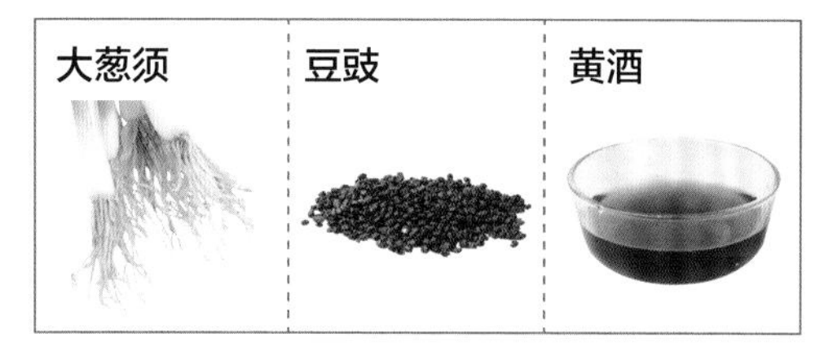

泡酒方法

1. 把豆豉放入砂锅中。
2. 加入 100 毫升清水，然后中火煎煮 10 分钟。
3. 大葱须洗净后，放入砂锅中，续煮 5 分钟。
4. 加入黄酒混合均匀，即可饮用。

服用方法

口服。每日 1 剂，分 2 次服完。

养生有道

豆豉有发汗解表、除烦、宣郁解毒之效。此款药酒具有疏风散寒、解肌发汗、清热除烦的功效。

适应症状

主治风寒感冒、伤寒头痛、怕冷发热、鼻塞打喷嚏、腹痛吐泻、心中烦躁等症。

注意事项

葱须最好切碎再煮。风热感冒者忌服。

小贴士

葱须是葱头须状部分，因为比较家常，一般药店没有出售的，可以去菜市场、超市选购。做药材用时，可选根须茂密者，购买后齐头切下，放入清水中，漂洗干净，捞出沥干水分即可。保存时最好连茎叶埋进土中。

蔓荆子酒

药酒配方

蔓荆子 400 克，白酒 1 升。

蔓荆子	白酒
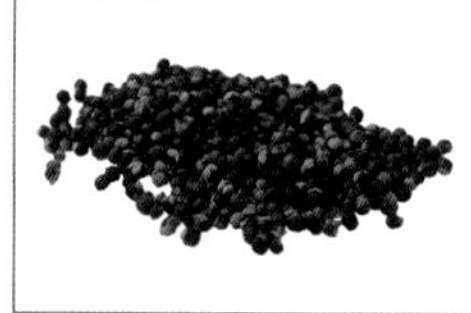	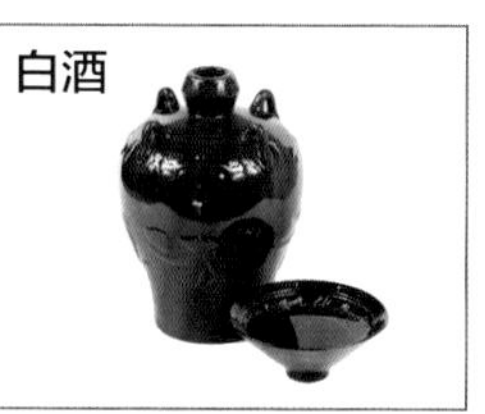

泡酒方法

1. 把蔓荆子捣碎，放入合适的容器中。
2. 加入白酒后密封。
3. 浸泡 7 日后，过滤去渣，即可饮用。

服用方法

口服。每日 3 次，每次 10~15 毫升。

养生有道

蔓荆子具有疏散风热、止晕、明目的功效。此款药酒具有疏风散热、明目、祛风止痛的良好功效。

适应症状

主治风热感冒所致的头痛、头晕目眩、目赤肿痛、牙龈肿痛等症。

注意事项

孕妇及儿童慎服。

肉桂酒

药酒配方

肉桂 10 克，白酒 40 毫升。

肉桂	白酒
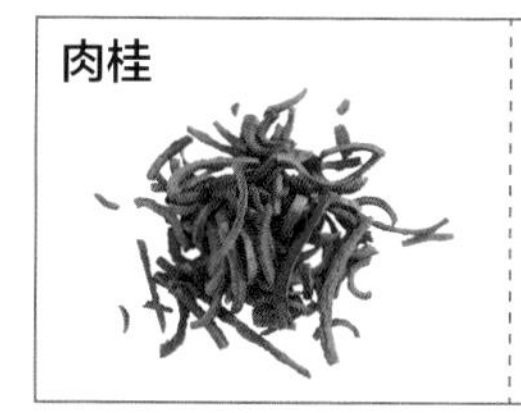	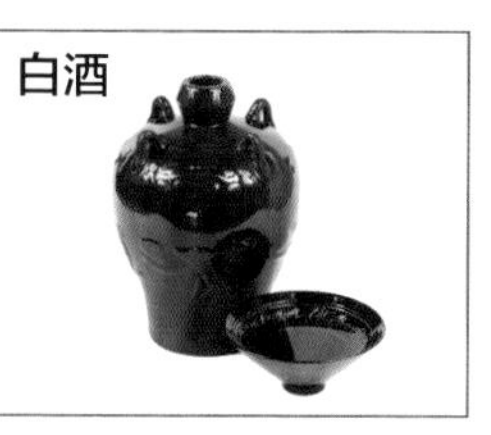

泡酒方法

1. 肉桂研成细粉，放入合适的容器中。
2. 加入白酒后密封。
3. 浸泡 2 日后即可饮用。
4. 肉桂粉也可直接用温酒调服。

服用方法

口服。每日 1 剂，1 次或分 2 次温服。

养生有道

肉桂具有补肾助阳、发汗解肌、温通经脉的功效。此款药酒具有温中补阳、解表散寒、通脉止痛的功效。

适应症状

主治风寒感冒、阳虚外感、四肢冰冷等症。

注意事项

风热感冒者忌服。

小贴士

品质佳的肉桂外观形状完整，没有霉变，皮较厚，颜色为红棕色。新产的肉桂，不用刮，肉桂香气就很浓郁。生长年份越长的肉桂树，剥下来的肉桂皮越珍贵。陈年的肉桂保存时间长，表面容易被氧化，所以有的表面会呈灰白色。肉桂应保存在干燥、通风、阴凉的地方，注意防蛀防潮。

咳嗽：定喘止咳红颜酒

咳嗽是呼吸系统疾病的主要症状，一般由支气管炎、肺炎、支气管扩张等导致。当呼吸道黏膜受到异物、炎症、分泌物或过敏性物质等刺激时，即反射性地引起咳嗽。常见于急性咽喉炎、支气管炎初期。

养生要点

饮食养生

- 饮食应以清淡为主，多喝一些米粥之类的润肺食物。
- 多食用具有清热去火、止咳化痰功效的水果，如梨、橄榄等。
- 热咳者忌吃辛辣刺激性食物，如辣椒、花椒等。
- 忌吃虾、螃蟹等海鲜产品。这些食物为发物，食用后会加重咳嗽。

起居养生

- 保持室内空气新鲜，不要吸入油烟、香烟等异味。天气干燥时，可在室内适当洒水，多卧床休息。
- 注意保暖，外出骑车时最好戴上口罩，以防冷空气刺激。若是孩子咳嗽，晚上应注意盖好被子，但被子不宜太厚。
- 过敏引发的咳嗽患者应注意避免接触或吸入过敏原。

中医术养

- 咳嗽是一种常见症状，辅以手掌穴位按摩，常常会起到意想不到的效果。按摩咳喘点及三间穴，有防治咳喘的作用。经常按摩鱼际穴，能改善易感体质，对改善咽痛、咽痒及感冒初期症状有效，还有预防哮喘的作用。
- 取大椎穴，局部消毒后以三棱针点刺3~5下，深浅适宜，用小号火罐以闪火法拔罐3~5分钟，可视病情轻重而定。每日1次，3次为1个疗程。如因外感风寒咳嗽，可单独施治大椎穴。咳喘者，在第二次和第三次治疗时，加治肺俞穴。

咳嗽酒方推荐

紫苏子酒

药酒配方

紫苏子 24 克，黄酒 1 升。

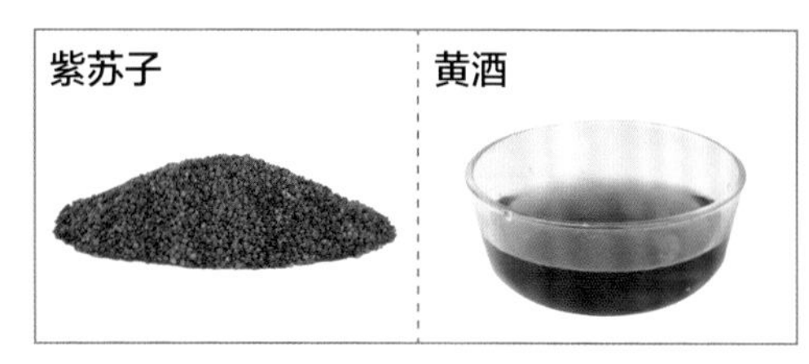

泡酒方法

1. 把紫苏子放入锅中，以小火微炒。
2. 把炒过的紫苏子放入合适的容器中。
3. 加入黄酒后密封。
4. 浸泡约 7 日后，过滤去渣，即可饮用。

服用方法

每日 2 次，每次饮用 10 毫升。

养生有道

此款药酒具有降逆消痰、止咳平喘、润肺宽肠的功效。

适应症状

主治感冒咳嗽、痰壅气滞、胸闷气短、肠燥便秘、肺气上逆所致的慢性气管炎。

注意事项

肺虚咳喘、脾虚滑泄者忌服。

红颜酒

药酒配方

红枣、核桃仁各 240 克，杏仁 60 克，蜂蜜 200 毫升，酥油 140 毫升，白酒 2 升。

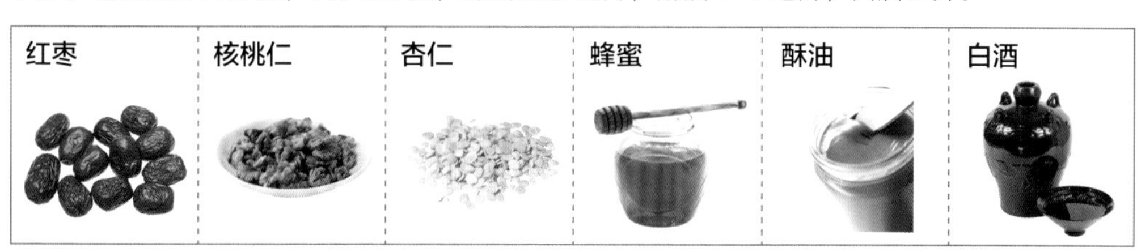

泡酒方法

1. 把杏仁用水浸泡后去皮尖，晒干研成细粉。
2. 红枣和核桃仁捣碎后，和杏仁粉一起放入容器中。
3. 加入蜂蜜、酥油和白酒后密封。
4. 经常摇动，浸泡 7 日后过滤去渣即可饮用。

服用方法

口服。每日早晚各 1 次，每次服 20~30 毫升。

养生有道

红枣具有补中益气、养血安神的功效。此药酒有补肺益肾、定喘止咳的功效。

适应症状

主治肺肾气虚所致痰多咳喘、腰腿酸软等症。

注意事项

杏仁提前浸泡半天。大便溏者忌服。

人参蛤蚧酒

药酒配方

人参 1 支，蛤蚧 1 对，白酒 1 升。

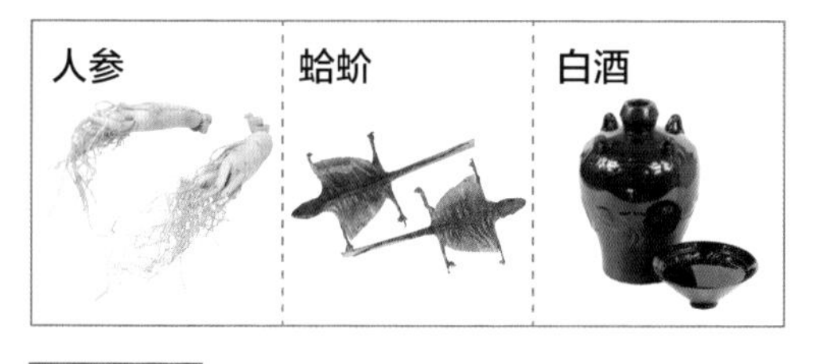

泡酒方法

1. 把人参、蛤蚧焙干，捣碎以后装入洁净的纱布袋中。
2. 把装有药材的纱布袋放入合适的容器中。
3. 加入白酒后密封。
4. 常摇动，浸泡 7 日后拿掉纱布袋，即可饮用。

服用方法

口服。每日 2 次，每次 20 毫升。

养生有道

人参有大补元气的功效。此药酒具有补肺益肾、定喘止咳、益气生津的功效。

适应症状

主治肺肾气虚所致咳嗽气喘、神倦体乏、言语无力等症。

注意事项

儿童慎服。忌与黎芦同服。

小贴士

红参类中以体长、色棕红或棕黄半透明，且皮纹细密有光泽、无黄皮、无破疤者为佳。边条红参优于普通红参。山参是各种人参中品质最佳的一类，当中又以纯野山参为上品。干人参用塑料袋密封以隔绝空气，置于阴凉处或冰箱冷冻室内保存。

支气管炎：理气止咳陈皮酒

支气管炎是指气管、支气管黏膜及其周围组织的慢性非特异性炎症。临床上以长期咳嗽、咳痰或伴有喘息及反复发作为特征。主要由病毒和细菌的重复感染所致，按病势及病程，可分为慢性支气管炎和急性支气管炎。

养生要点

饮食养生

- 宜多吃具有化痰、益肺作用的食物，如杏仁、白萝卜、百合等。
- 平常饮食要以清淡为主，多吃化痰的蔬菜瓜果，如冬瓜仁、枇杷、无花果等。
- 忌吃对肺部有刺激性的食物，如辣椒、韭菜、大蒜等。
- 忌吃过热或者过冷的食物。炒菜要少放调味料。忌吃鱼虾、牡蛎、蟹等海腥食物。

起居养生

- 香烟中的有害物质可直接刺激呼吸道，吸烟的支气管炎患者一定要戒烟。要及时开窗，通风换气，保持室内环境的适宜温度和湿度。
- 保持愉快的心情和良好的生活习惯，食用高蛋白、高维生素及容易消化的食物。睡前宜用热水洗脚，并多按摩脚底涌泉穴。

中医术养

- 用手按摩头部、面部及上下肢的暴露部位，每次 5 分钟，每日 3~5 次。用食指指腹轻揉迎香穴，每次 1~3 分钟，每日 2 次。双手掌心按摩颈后部两侧风池穴，每次 30~60 下，每日 2~3 次。
- 用左（右）手拇指指腹适当用力揉按对侧中府穴，按 1 分钟左右，感觉酸胀即可。再用左（右）上肢绕过肩后，将中指指腹放在同侧肺俞穴上，适当点揉 1 分钟，具有宣肺化痰、降气止咳的良好功效。

支气管炎酒方推荐

陈皮酒

药酒配方

陈皮 500 克，白酒 5 升。

陈皮

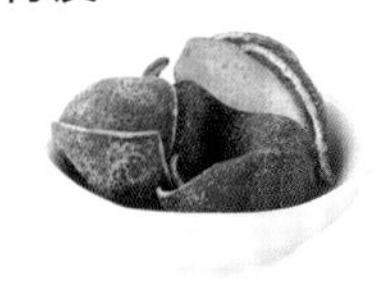

白酒

泡酒方法

1. 陈皮清洗干净后晾干，然后撕碎。
2. 把撕碎的陈皮放入合适的容器中。
3. 加入白酒后密封。
4. 浸泡约 7 日后即可饮用。

服用方法

口服。每日 3 次，每次 20~30 毫升。

养生有道

陈皮具有健脾理气、燥湿化痰的功效。此药酒有理气止咳、燥湿化痰的功效。

适应症状

主治风寒咳嗽、脾胃气滞等症。

注意事项

阴虚燥咳者慎服。

陈皮

药材别名：橘皮、贵老、红皮、黄橘皮。

性味归经：性温，味苦、辛；归脾、胃、肺经。

功效主治：健脾理气、燥湿化痰。主要治疗消化不良、食少便溏、湿浊中阻之胸闷腹胀、痰湿阻肺之咳嗽气喘等病症。

丹参川芎酒

药酒配方

黄芪、肉苁蓉、白术、川芎、牛膝、石斛各 60 克，附子、防风、干姜、秦艽、桂心、独活各 45 克，丹参、干生地黄各 75 克，白酒 10 升。

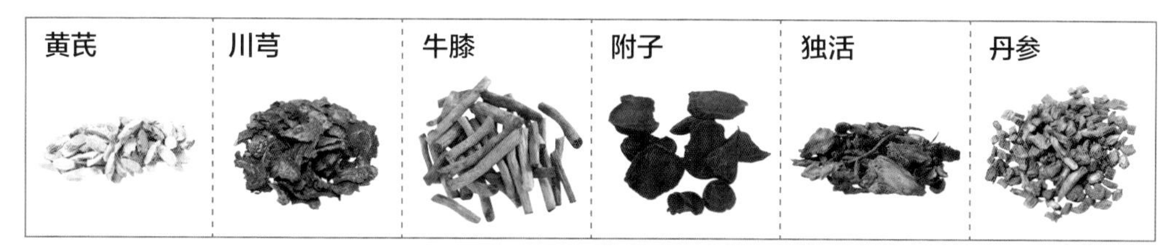

泡酒方法

1.将附子进行炮制。

2.碎药材，放入纱布袋中。

3.把纱布袋放入容器，加入白酒。

4.密封浸泡约 7 日后拿掉纱布袋，即可饮用。

服用方法

口服。每日 2 次，每次 10 毫升。

养生有道

丹参具有凉血消肿、清心除烦的功效。此款药酒具有扶正祛邪、祛风止痛、活血化淤的功效。

适应症状

主治阳虚咳嗽。

注意事项

孕妇慎服。

绿豆酒

药酒配方

绿豆、山药各 120 克，玄参、天冬、黄柏、沙参、牛膝、白芍、山栀子、花粉各 90 克，当归 72 克，甘草 18 克，蜂蜜 90 毫升，黄酒 2 升。

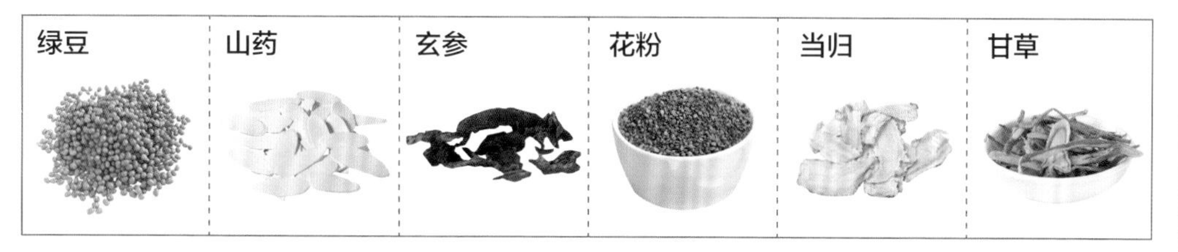

泡酒方法

1.把诸药材切碎，放入纱布袋中。

2.把纱布袋放入容器，加入白酒。

3.密封浸泡约 15 日后，拿掉纱布袋，即可饮用。

服用方法

口服，酌量服用。

养生有道

具有养阴清火、益气生津、利湿解毒的功效。

适应症状

主治阴虚痰火、肺津不足、干咳少痰、口干舌燥、津伤便秘等。

注意事项

不拘时，视个人身体情况适量饮用。

肺脓肿：活血化瘀金荞麦酒

肺脓肿，中医称为肺痈，是肺部发生痈疡、咳吐脓血，形成脓肿的一种病症，属于内痈之一。临床以咳嗽、胸痛、发热，咳吐腥臭浊痰，甚则咳吐脓血相间的痰状物为主要特征。多因风热病邪郁阻于肺，蕴结而成；或因嗜酒或嗜食煎炸辛热厚味，燥热伤肺所致。

养生要点

饮食养生

- 宜吃蔬菜、豆类等清淡的食品，也可煮薏苡仁粥吃或用鲜芦苇根、荸荠煮水喝。
- 宜多吃水果，如梨、柚子、桔子、枇杷等。
- 忌吃生姜、辣椒等辛辣刺激性的食物。
- 忌吃热毒发物，如海产鱼类、鲤鱼、鹅、公鸡、螃蟹和狗肉等。

起居养生

- 要注意早睡早起，注意添加衣物，预防感冒。还要注意适当运动，根据病情恢复情况和体力，选择适合的项目进行锻炼，如气功、呼吸操、太极拳、散步等，以便增强心肺功能。
- 一定要戒烟。
- 咳嗽、胸痛严重时，应及时就医。

中医术养

- 肺痈中医认为是邪正交争、正气拒邪而邪热壅肺所致，可采用刮痧的方法来治疗。刮痧时，皮肤刮出紫红的皮下出血点或者淤血斑，即所谓“出痧”，可以用来外治肺痈吐脓等症。需要注意的是，肺痈患者刮痧时，最好选择专业的刮痧医师治疗。

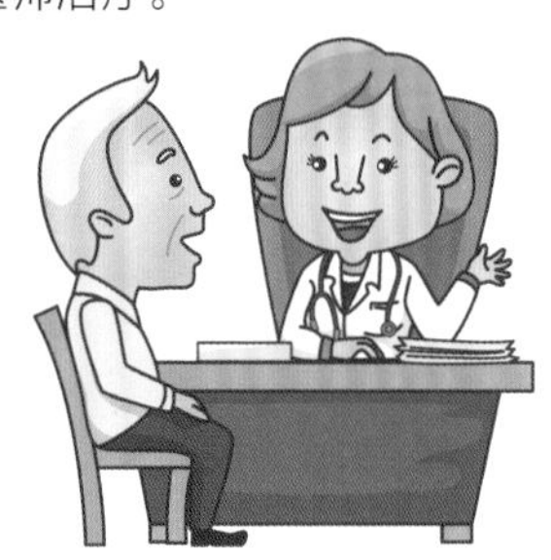

肺脓肿酒方推荐

金荞麦酒

药酒配方

金荞麦 200 克，黄酒 1 升。

金荞麦	黄酒
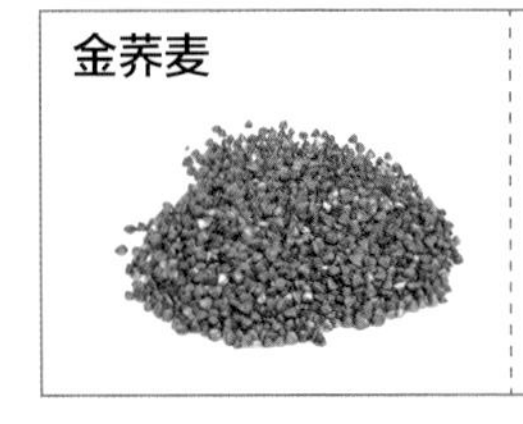	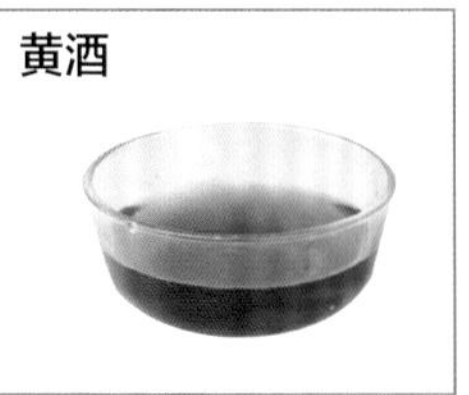

泡酒方法

1.将金荞麦清洗干净备用。
2.把清洗过的金荞麦放入砂锅中。
3.加入黄酒，隔水煮 3 小时。
4.取出后，过滤去渣，即可饮用。

服用方法

口服。每日 3 次，每次 40 毫升。

养生有道

金荞麦具有清热解毒、活血化淤、排脓之效。此款药酒具有清热解毒、活血排脓、祛风除湿的功效。

适应症状

主治肺脓肿、疮毒、肺热咳喘、咽喉肿痛等。

注意事项

儿童慎服。

腥银酒

药酒配方

金银花 8 克，桃仁、桔梗、甘草各 4 克，鱼腥草 24 克，冬瓜仁 8 克，黄酒 2 升。

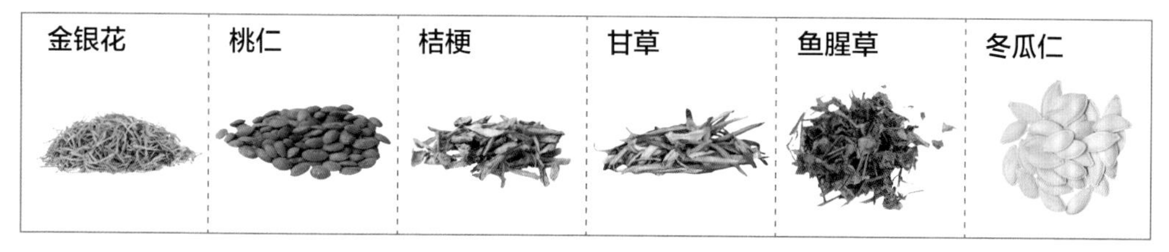

泡酒方法

1. 把诸药材切碎放入砂锅，加入 1 升清水，用小火煎煮至剩一半。
2. 加入黄酒继续煮沸后放凉。
3. 密封浸泡 3 日后过滤去渣，即可饮用。

服用方法

口服。每日 3 次，每次 50 毫升。

养生有道

冬瓜仁具有清肺排脓、利水消肿的功效。此款药酒具有清热解毒、清肺化痰、排脓消痈的良好功效。

适应症状

主要治肺痈、痰热喘咳、痈肿疮毒等症。

注意事项

忌食鱼、虾、鸡及辛辣食物。

银翘三仁酒

药酒配方

瓜蒌仁 24 克，桑叶、杏仁各 20 克，冬瓜仁 30 克，鲜芦根、金银花各 60 克，生甘草 18 克，薄荷、桔梗各 12 克，连翘 36 克，黄酒 8 升。

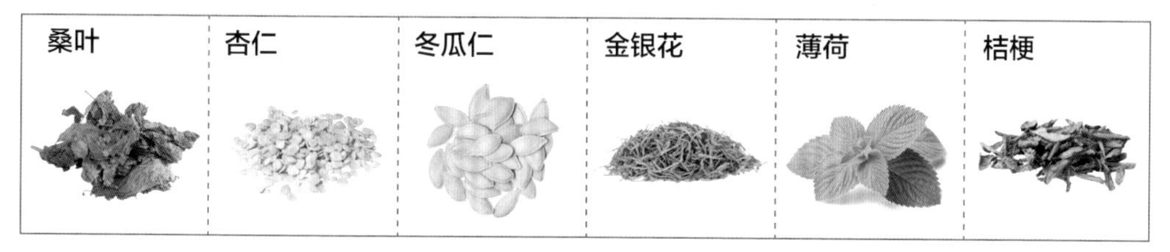

泡酒方法

1. 把诸药材切碎放入砂锅。
2. 加水适量煎取浓汁，加黄酒续煮至沸后放冷。
3. 密封浸泡 3 日，取药液饮用。

服用方法

口服。每日 3 次，每次 30 毫升。

养生有道

此款药酒具有宣肺化痰、清热解毒的功效。

适应症状

主治肺痈初起、流行性感冒引起的发热头痛、痰热咳嗽等症。

注意事项

高血压患者、便溏者忌服。

肺结核：止咳平喘灵芝酒

肺结核是由结核分枝杆菌引发的肺部感染性疾病，是严重威胁人类健康的疾病。结核分枝杆菌，简称结核菌，结核菌传染源主要是排菌的肺结核患者，其主要通过呼吸道传播。健康人群感染结核菌并不一定发病，只有在人体免疫力下降时才发病。

养生要点

饮食养生

- 宜多吃含钙质丰富的食物，如牛奶、鸡蛋、排骨、鱼、大豆及豆制品。
- 宜多吃具有清热、利尿、祛痰作用的食物，如无花果、莲子、杏、百合、绿豆、鸭梨、西瓜等。
- 忌食用辛辣刺激性的食物，如葱、大蒜、韭菜、辣椒等。

起居养生

- 患者的居室应经常开窗，保持室内空气流通，患者的衣物、被褥要常洗晒。
- 患者不要随地吐痰，咳嗽、打喷嚏时要用手帕或纸巾掩口鼻。肺结核活动期患者不宜去公共场所。其食物餐具要与家人的分开。
- 注意休息，避免劳累。患者可以进行适当的锻炼，以增强全身的抵抗力。

中医术养

- 取孔最穴、尺泽穴，令患者平卧针刺，以平补平泻法，持续运针 2 分钟，留针 20~30 分钟，每隔 10 分钟左右行针 1 次，每日 1~2 次。
- 用大拇指指腹揉按中府穴，每次 200 下，每天坚持，可防治肺炎、肺结核等症。
- 取肺俞穴、太渊穴、足三里穴，用艾条或配合灸盒做温和灸，每穴每次 15~20 分钟，7~10 日 1 个疗程，中间可间隔 2~3 日，有润肺、止咳的功效。另外，咯血者可加孔最穴。要注意的是，女性朋友在经期应停止艾灸。

肺结核酒方推荐

灵芝人参酒

药酒配方

灵芝 100 克，人参 40 克，冰糖 500 克，白酒 3 升。

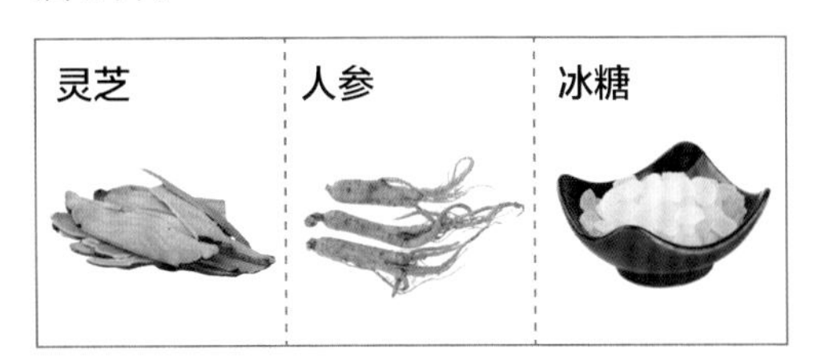

泡酒方法

1. 灵芝、人参清洗干净，晾干后切成片。
2. 把切成片的灵芝、人参放入容器中。
3. 加入冰糖和白酒密封。
4. 浸泡约 15 日后过滤去渣，即可饮用。

服用方法

口服。每日 2 次，每次 15~20 毫升。

养生有道

灵芝有补气养血、补益肺气、温肺化痰、止咳平喘的功效。此款药酒有补脾益肺、镇静安神、止咳平喘的作用。

适应症状

主治失眠、肺痨久咳、虚劳咳嗽、痰多咳喘等症。

注意事项

高血压患者应慎服。

参部酒

药酒配方

麦冬、西洋参各 9 克，百部 30 克，川贝母 15 克，黄酒 2 升。

麦冬	西洋参	百部	川贝母	黄酒
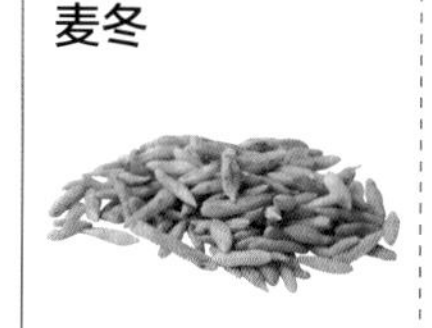	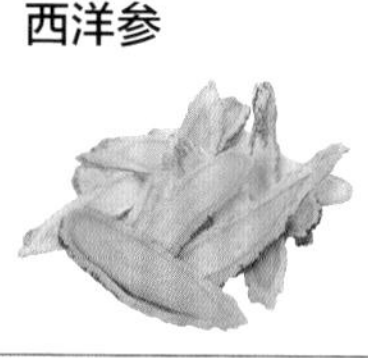	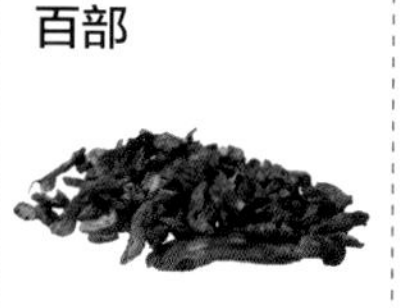	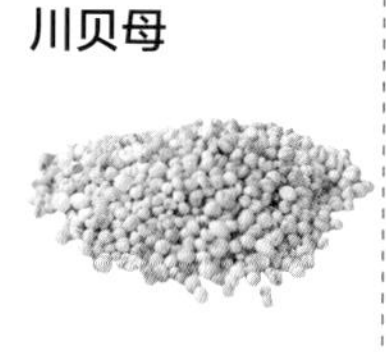	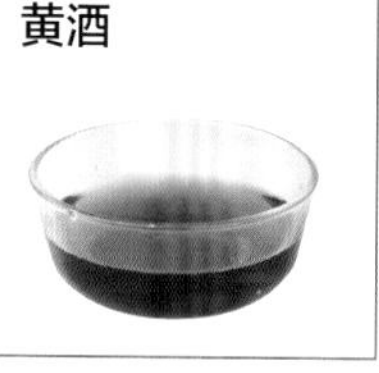

泡酒方法

1. 把西洋参、百部、麦冬、川贝母捣碎，放入砂锅中。
2. 加入 1 升清水，煮沸至总量减半。
3. 加入黄酒继续煮沸，取出放凉后密封。
4. 浸泡 3 日后，过滤去渣即可饮用。

服用方法

口服。每日 2 次，每次 15~20 毫升。

养生有道

西洋参具有滋阴益气、增强抵抗力的功效。此款药酒具有滋阴益气、润肺止咳、生津止渴、杀虫灭虱的功效。

适应症状

主治肺结核、肺虚干咳、虚劳咳嗽、痰中带血、津伤口渴等症。

注意事项

大便溏泻者慎服。

百部酒

药酒配方

百部 300 克，白酒 3 升。

百部	白酒
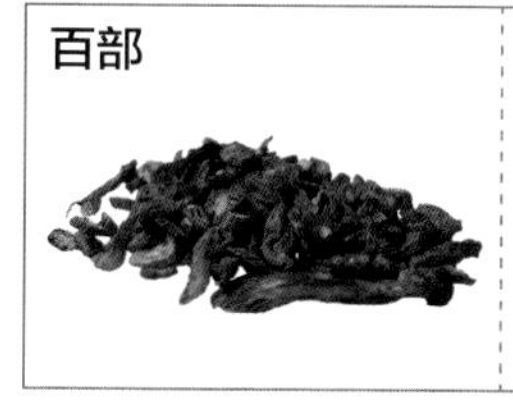	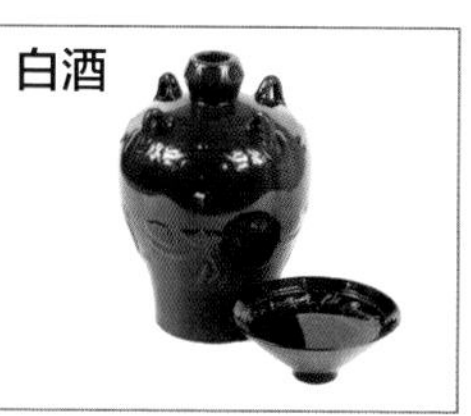

泡酒方法

1. 把百部切薄片，放入锅中，小火略炒片刻。
2. 把炒过的百部放入合适的容器中。
3. 加入白酒后进行密封。
4. 浸泡约 7 日后，过滤去渣即可饮用。

服用方法

口服。每日 2 次，每次 10~30 毫升。

养生有道

此药酒具有润肺止咳、杀虫灭虱的功效。

适应症状

主治新久咳嗽、阴虚劳嗽、肺痨咳嗽、百日咳等症。

注意事项

脾胃有热者慎用。

小贴士

百部具有润肺、止咳、杀虫的功效，可辅助治疗风寒咳嗽、肺结核、老年咳喘、蛔虫病、蛲虫病等症。选购百部时，以条粗壮、质坚实者为佳。百部炮制后贮存在干燥容器内；蜜百部密封，置通风干燥处。

尿频：利湿缩尿茱萸益智酒

正常成人白天排尿4~6次，夜间0~2次，次数明显增多称尿频，但无排尿疼痛，又称小便频数。引起尿频的原因有以下几种：尿量增加、炎症刺激、非炎症刺激、膀胱容量减少、精神神经性尿频。

养生要点

饮食养生

- 宜多食白菜、胡萝卜、香蕉等新鲜蔬菜和水果，补充维生素。
- 宜多食温补固涩的食物，如山药、莲子、韭菜等。
- 忌食冰激凌等生冷、寒凉的食物。
- 忌食辛辣刺激、油腻性的食物，如花椒、咸肉等。

起居养生

- 保持良好的心情，不要有过大的心理压力。养成良好的生活习惯，从而保持良好的体质，远离疾病。

中医术养

- 以脾肾双补、温阳固涩为治疗原则。让患者取舒适的体位，仰卧于治疗床上，取关元穴、气海穴、神阙穴，医者右手如持笔写字状，使艾条与局部皮肤呈45度角。将艾条点燃端对准穴位，使点燃端的艾头与皮肤的距离为1寸左右，以局部温热、泛红但不致烫伤皮肤为宜。施温和灸，顺序是关元穴、气海穴、神阙穴，由下向上，每穴位依次为15分钟。每日1次，15次为1个疗程。注意神阙穴施灸结束后，要用手掌心按捂10分钟左右，防止受凉。

尿频酒方推荐

茱萸益智酒

药酒配方

益智仁100克，吴茱萸60克，肉桂40克，白酒1升。

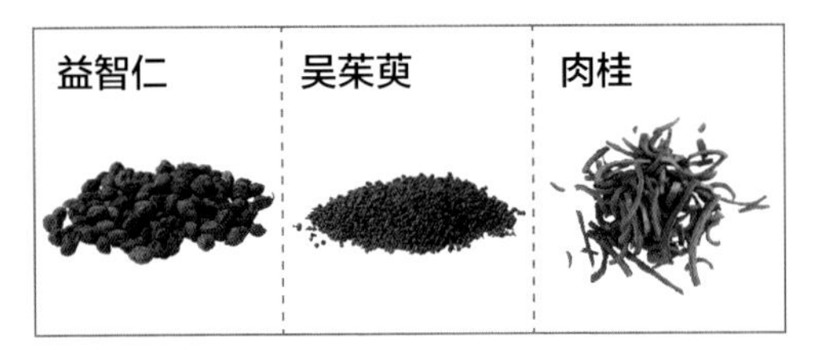

泡酒方法

1. 把肉桂切片，与益智仁、吴茱萸装入纱布袋中；再把装有药材的纱布袋放入容器中。
2. 加入白酒后密封；浸泡约7日后，拿掉纱布袋即可饮用。

服用方法

口服。每日2~3次，每次15~30毫升。

养生有道

吴茱萸具有祛寒止痛、降逆止呕、助阳止泻的功效。此款药酒具有温肾助阳、固精缩尿的功效。

适应症状

主治小便频数、遗精等症。

注意事项

可同时把装有药材的纱布袋包扎固定敷在脐部。忌与桔梗、防风、防己同服。

肉桂

药材别名：玉桂、牡桂、菌桂、筒桂、大桂。
性味归经：性热，味辛、甘；归肾、脾、心、肝经。
功效主治：补元阳、暖脾胃、除积冷、通血脉。主治阳虚肢冷、亡阳虚脱、寒泻冷痢、腰膝冷痛、经闭痛经、阳痿精冷、宫寒不孕等症。

消石酒

药酒配方

生鸡内金、玄明粉、广郁金、滑石各 400 克，金钱草 600 克，核桃仁 320 克，延胡索 360 克，白酒 4 升。

鸡内金	玄明粉	广郁金	滑石	金钱草	延胡索

泡酒方法

1. 用水煎金钱草 2 次，去渣取汁。
2. 将其余诸药捣碎，放入容器，加入白酒密封。
3. 浸泡约 15 日后，过滤去渣即可饮用。

服用方法

口服。每日 3 次，每次以 20 毫升药酒兑 50 毫升金钱草汁，空腹饮用。

养生有道

此款药酒具有清热利湿、活血止痛、行气解郁、消石排石的功效。

适应症状

主治泌尿系统结石、小便频数、脘腹疼痛等。

注意事项

忌食油腻、辛辣食物。

尿频药酒

药酒配方

蛤蚧 1 对，38 度白酒 0.8 升。

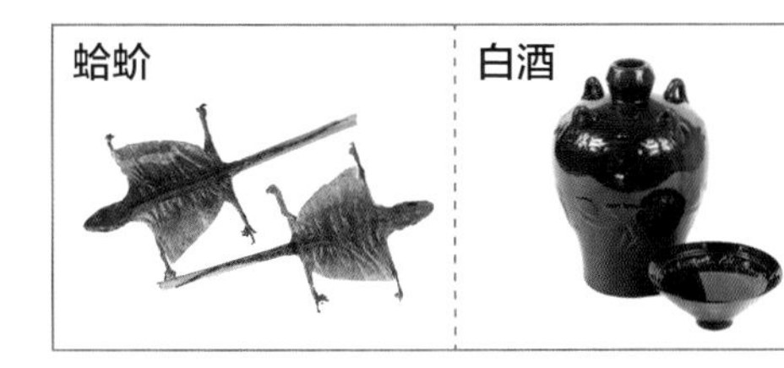

泡酒方法

1. 蛤蚧去掉头、足、鳞片，放入合适的容器中。
2. 将白酒倒入容器中。
3. 密封浸泡 14 日，每日时常摇动。
4. 过滤去渣后，即可取药液服用。

服用方法

口服。每日 2 次，每次 10~20 毫升。

养生有道

蛤蚧具有补肺益气、养精助阳、止咳的功效。此款药酒具有补肾壮阳、固精缩尿的功效。

适应症状

主治老年人肾阳虚所致尿频、尿不尽等症。

注意事项

阴虚火旺体质、风寒感冒的患者忌服。

小贴士

优质蛤蚧体长约 30 厘米，头大稍扁呈三角形，口大，上下颌有较多细小牙齿，眼突而大，不能闭合。蛤蚧头背部为棕色，躯干背部呈紫灰色，夹杂红砖色及蓝色斑点，腹部扁平、为灰白色，尾部有 7 条带状斑纹，四肢短小，不能跳跃。保存蛤蚧应避免潮湿和暴晒。

水肿：利水消肿皂荚二桑酒

水肿是指因感受外邪、饮食失调或劳倦过度等，使肺失宣降通调，脾失健运，肾失开合，膀胱气化失常，导致体内水液潴留，泛滥肌肤，以头面、眼睑、四肢、腹背，甚至全身水肿为临床特征。中医根据症状表现不同而将其分为阳水、阴水两类。

养生要点

饮食养生

- 宜多食豆腐、豆浆、鲫鱼、大米等富含蛋白质的食物。
- 宜多食健脾益气、利水消肿的食物，如白菜、白萝卜、冬瓜、黄瓜等都可以利尿。
- 忌吃咸蛋、咸肉等、油腻、过咸的食物。
- 忌吃辛辣、刺激性食物，如辣椒、辣白菜、花椒等。
- 少吃难消化、易胀气的食物。

起居养生

- 生活环境应保持干燥清爽。平时应避免冒雨涉水。避免穿过度紧身的衣物，如牛仔裤等。少穿高跟鞋。保持皮肤清洁，每天用温水擦拭身体。
- 避免久站或久坐，入睡前，将脚抬高至超过心脏的高度即可。生活有规律，劳逸结合，调节情志，避免过度劳累。

中医术养

- 针灸作为辅助治疗方法对于急慢性肾炎、营养障碍、内分泌失调等病症导致的水肿有一定消肿作用。可取水道、水分、膀胱俞、三焦俞、足三里、三阴交、气海诸穴位。需要注意的是，针灸治疗期间必须控制盐的摄入。
- 如是下肢水肿，可取公孙、阴陵泉、阴谷、气海、复溜诸穴位，用补法，留针 30 分钟，每日 1 次即可。

水肿酒方推荐

皂荚酒

药酒配方

皂荚 200 克，白酒 1 升。

皂荚

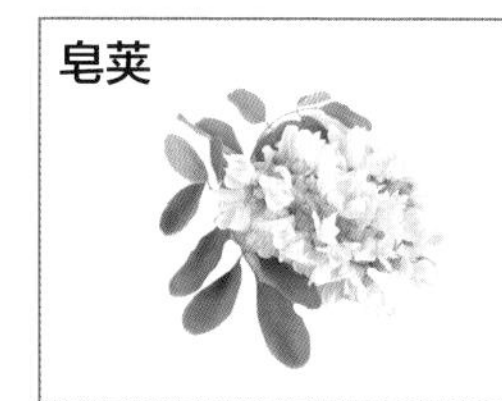

白酒

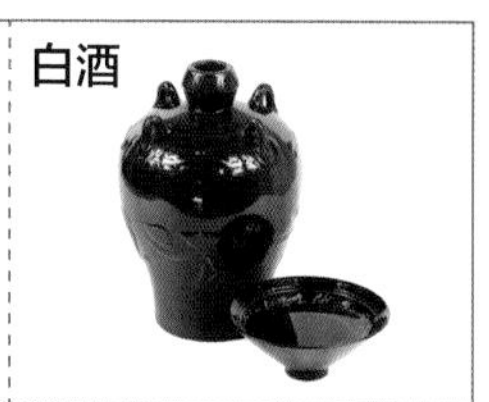

泡酒方法

1. 把皂荚去皮后炙黄。
2. 去皮炙黄后的皂荚捣碎，然后放入砂锅中。
3. 加入白酒浸透，煎煮至沸腾后取出放凉。
4. 浸泡约 2 日后，过滤去渣即可饮用。

服用方法

口服。每日 3 次，每次 30 毫升。

养生有道

皂荚具有清热利湿、消肿通淋、祛痰止咳的功效。此款药酒具有利湿、消肿、祛痰的功效。

适应症状

主治失眠、水肿胀满、肺痨久咳、肺虚气喘、虚劳咳嗽、痰多咳喘等症。

注意事项

孕妇慎服。

大生地酒

药酒配方

独活、丹参、地骨皮各 120 克，生地黄、牛蒡根各 480 克，大麻仁 240 克，防风 80 克，牛膝、杉木节各 200 克，白酒 6 升。

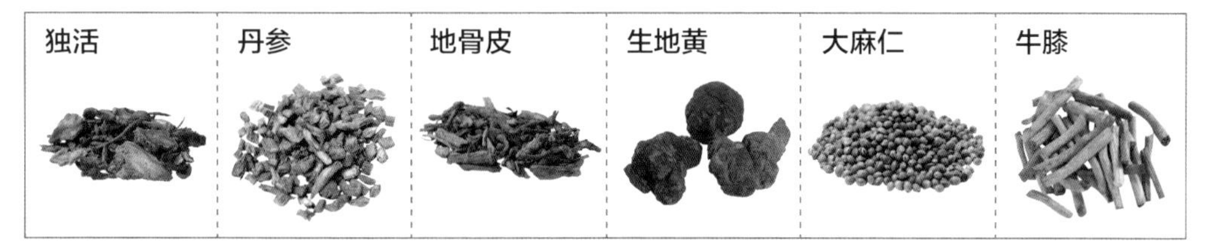

泡酒方法

1. 将牛蒡根去皮，将其余药材捣碎。
2. 将去皮牛蒡根和捣碎药材一同放入布袋，并将布袋放入容器中。
3. 加入白酒后密封。
4. 浸泡约 7 日后去纱布袋饮用。

服用方法

口服。每日 3 次，每次不超过 50 毫升。饭前服用效果更佳。

养生有道

此款药酒具有疏通经络、清热凉血、消肿解毒、祛风除湿的功效。

适应症状

主治小腿虚肿、行走不便等症。

注意事项

不宜与羊肝、猪肝同食。孕妇忌服。

二桑酒

药酒配方

桑白皮 100 克，桑葚 250 克，糯米 5 千克，酒曲适量。

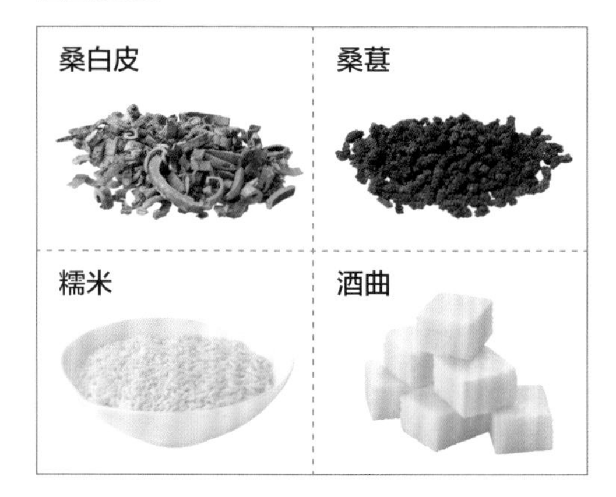

泡酒方法

1. 把桑白皮切碎，放入砂锅中，加水 10 升煎煮至剩 5 升。
2. 桑葚放进砂锅中同煮至总量剩 3.5 升，过滤去渣取汁。
3. 把糯米蒸熟放凉，倒入药汁。
4. 加入酒曲，搅拌均匀至酒熟即可。

服用方法

口服。每日 2~3 次，每次 30 毫升。

养生有道

此款药酒具有补虚泻实、生津润燥、利水消肿的功效。

适应症状

主治肝肾阴亏所致的水肿、眩晕耳鸣、小便不利等症。

注意事项

孕妇慎服。

海藻浸酒

药酒配方

卫矛 38 克，独活、赤茯苓、海藻、制附子、防风、白术各 60 克，当归 40 克，大黄 80 克，白酒 2 升。

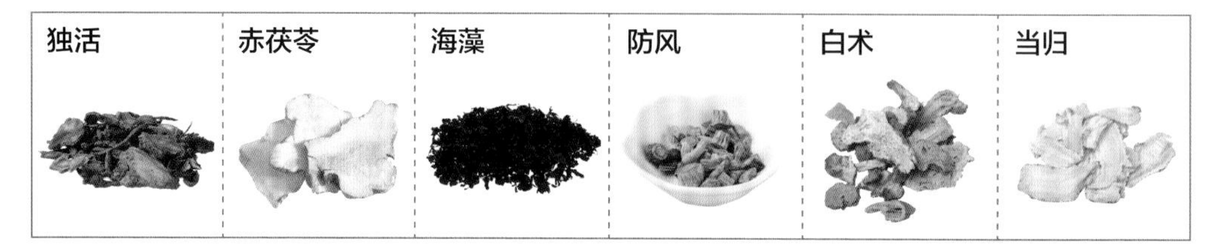

泡酒方法

1. 把诸药材捣碎，一起放入纱布袋中。
2. 把纱布袋放入容器，倒入白酒。
3. 密封浸泡约 7 日后，拿掉纱布袋即可饮用。

服用方法

口服。每日午饭前和临睡前各服 1 次，每次 30 毫升，可酌量增减。

养生有道

此款药酒有健脾益肾、祛风除湿、利水消肿、活血散淤的功效。

适应症状

主治水肿、行走无力、关节血淤作痛等症。

注意事项

大黄应用醋炒。孕妇忌服。

桑葚酒

药酒配方

桑葚 200 克，糯米 100 克，白酒 40 毫升。

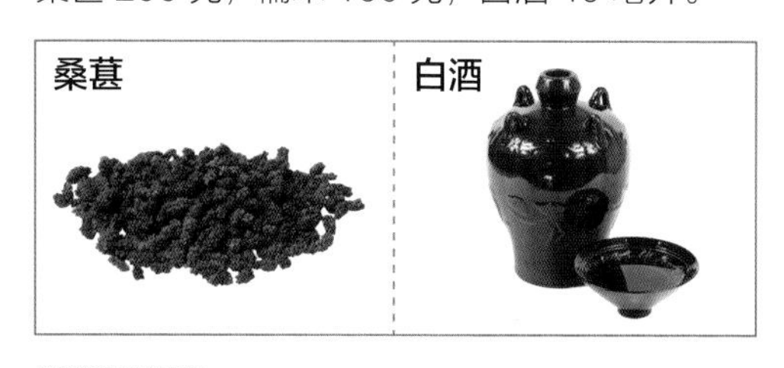

泡酒方法

1. 把桑葚捣碎入锅，加入 0.8 升的水煎汁，浓缩至剩 0.1 升左右待用。
2. 糯米用水浸泡后沥干，放入锅中蒸到半熟。
3. 桑葚汁倒入蒸好的糯米中，加入白酒，搅拌均匀后密封。
4. 放在通风阴凉处，如周围温度过低，可在四周用放稻草或棉花围进行保温，约 10 日后尝出味甜，即可饮用。

服用方法

口服。每日 2 次，每次 15 毫升。视个人身体情况适量饮用也可。

养生有道

此款药酒具有养肝明目、滋阴补肾的功效。

适应症状

主治高血压、肝肾阴亏所致水肿胀满等症。

注意事项

脾胃虚寒及便溏者忌服。

独活姜附酒

药酒配方

独活 600 克，制附子 60 克，干姜 200 克，白酒 3 升。

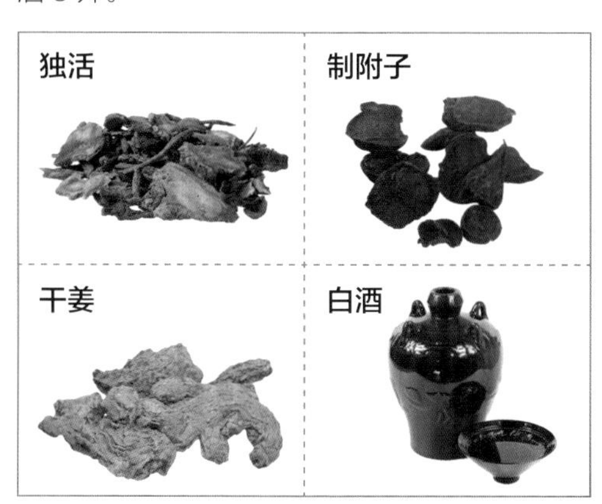

泡酒方法

1. 把独活、制附子、干姜捣碎，装入洁净纱布袋中。
2. 把装有药材的纱布袋放入合适的容器中。
3. 加入白酒后密封。
4. 浸泡约 7 日后，拿掉纱布袋即可饮用。

服用方法

口服。每日 1~2 次，每次 10~20 毫升。

养生有道

此款药酒具有祛风除湿、补火助阳、温中散寒、消肿止痛的功效。

适应症状

主治阴寒水肿、风寒湿痹、脚气水肿、腰膝疼痛、心腹冷痛、寒饮喘咳等症。

注意事项

阴虚火旺者忌服。

菟丝芫花酒

药酒配方

芫花、菟丝子各 125 克，白酒 1.5 升。

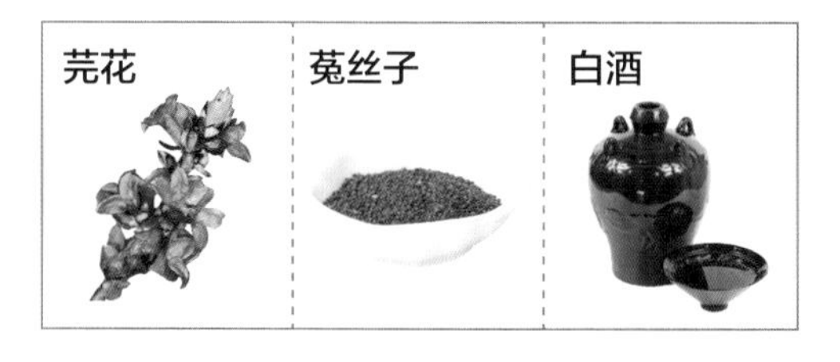

泡酒方法

1. 把芫花和菟丝子捣碎，装入洁净纱布袋中。
2. 把装有药材的纱布袋放入合适的容器中。
3. 加入白酒后密封。
4. 浸泡约 7 日后，拿掉纱布袋即可饮用。

服用方法

口服。每日 2 次，每次 20 毫升。

养生有道

芫花具有消肿解毒、活血止痛的功效；菟丝子具有补肾益精、养肝明目的功效。此款药酒具有补肝益肾、利水消肿的良好功效。

适应症状

主治肾虚水肿、头面遍身皆肿等症。

注意事项

儿童、孕妇慎服。

菟丝子

药材别名：豆寄生、无根草、黄丝、吐丝子、无娘藤米、黄藤子。

性味归经：性平，味辛、甘；归肾、肝、脾经。

功效主治：滋补肝肾、固精缩尿。可用于腰膝酸软、目昏耳鸣、脾肾虚泻、遗精、尿有余沥等症。

淋证：利尿通淋茄叶酒

淋证是指以小便频数短涩和淋沥刺痛、小腹拘急引痛为主要表现的病症，相当于现代医学的泌尿系统感染及结石、前列腺炎、乳糜尿等症。淋证的发生，主要与膀胱湿热、脾肾亏虚、肝郁气滞有关，病位在肾与膀胱。

养生要点

饮食养生

- 饮食宜偏凉，可以清利湿热。宜多食有滑利渗湿作用的食物，如白萝卜、空心菜、芹菜、莲藕、黄花菜、慈姑、茭白、冬瓜、荸荠、黄瓜、西瓜等。
- 忌烟、酒和辛辣刺激、肥甘厚味的食物。
- 如为虚证，饮食应以补益肝肾、易消化为原则，可食山药、枸杞子粥等。忌生冷、油腻、硬固的食物。

起居养生

- 注意起居有节、寒暖适度、动静结合，避免过劳，保持心情舒畅。居室宜干燥、凉爽、舒适，做好个人卫生，节制房事。
- 注意情志调节，消除紧张及悲观情绪，让患者在排尿时放松精神。可用其他方法分散其注意力，减轻病痛，增加治愈信心。若排尿疼痛加剧，或出现面色苍白、窘迫难忍、汗出肢冷等，应立即就医。
- 鼓励患者进行适当的体育锻炼，以增强体质，但锻炼应适度，以免加重病情。

中医术养

- 如为石淋证，绞痛发作时，可用针刺治疗。取以下诸穴位：志室、肾俞、膀胱俞、三阴交、阳陵泉等。若疼痛仍不缓解，可咨询医生。

淋证酒方推荐

茄叶酒

药酒配方

茄叶 10 克，黄酒 50 毫升。

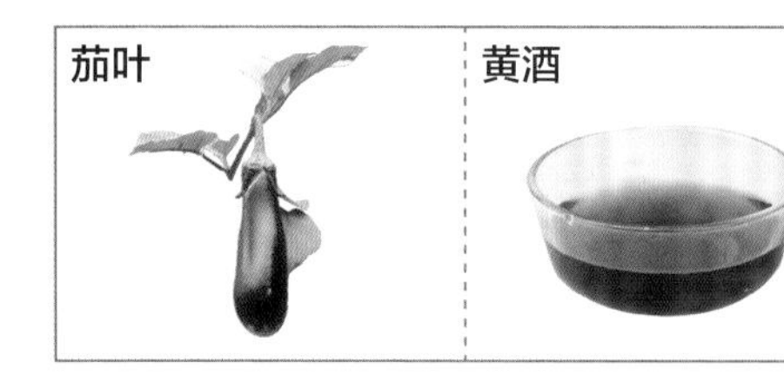

泡酒方法

1. 把茄叶清洗干净。
2. 把洗净的茄叶熏干。
3. 把熏干的茄叶研成粉末状。
4. 把研好的粉末倒入黄酒中，煮沸即可饮用。

服用方法

口服。每日 1 剂，分 2 次服完。

养生有道

茄叶有通淋下痢、散血消肿的功效。此款药酒具有凉血消肿、清热止痛的功效。

适应症状

主治血淋疼痛、肠风下血、冻伤、痈肿等症。

注意事项

茄叶与黄酒可根据 1∶5 的比例来配制。

地榆木通酒

药酒配方

生地榆、白茅根各 200 克，木通、车前子各 120 克，低度白酒 2 升。

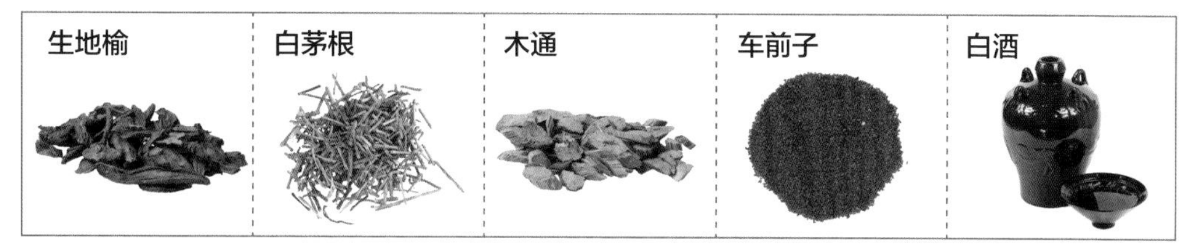

泡酒方法

1. 把生地榆、木通、白茅根切碎，与车前子装入洁净纱布袋中。
2. 把装有药材的纱布袋放入合适的容器中。
3. 加入白酒后密封。
4. 隔水煮 30 分钟，浸泡 2 日后拿掉纱布袋，即可饮用。

服用方法

口服。每日 3 次，每次 15~30 毫升。

养生有道

此款药酒具有凉血止血、清热敛疮、利尿通淋的功效。

适应症状

主治血淋、热淋、便血、水肿、胸中烦热、口舌生疮等症。

注意事项

忌食油腻、辛辣的食物。

三黄参归酒

药酒配方

黄芪、枸杞子、党参、黄精、熟地黄、杜仲各 30 克，何首乌、菟丝子各 20 克，红枣 40 克，川芎 10 克，当归 15 克，白酒 2 升。

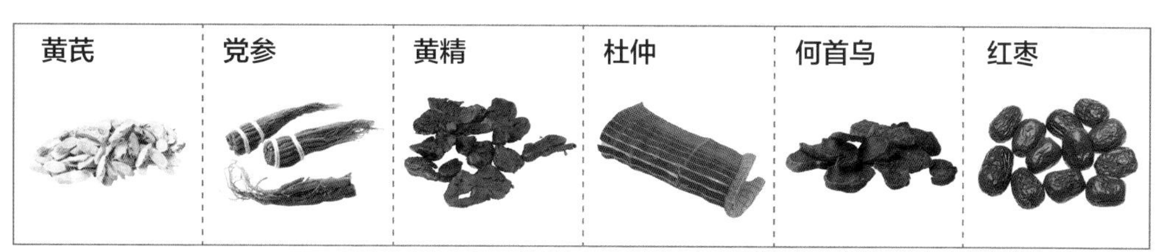

泡酒方法

1. 把诸药材研成粗粉后放入纱布袋中。
2. 把纱布袋放入容器，加入白酒。
3. 密封浸泡约 15 日后，拿掉纱布袋即可饮用。

服用方法

口服。每日 2 次，每次 20 毫升。

养生有道

此款药酒具有补肾助阳、健脾益气的功效。

适应症状

主治小便淋沥、神倦体乏、腰膝酸痛、动则气促等症。

注意事项

食欲不佳者、孕妇慎服。

猕猴桃酒

药酒配方

猕猴桃 750 克，白酒 3 升。

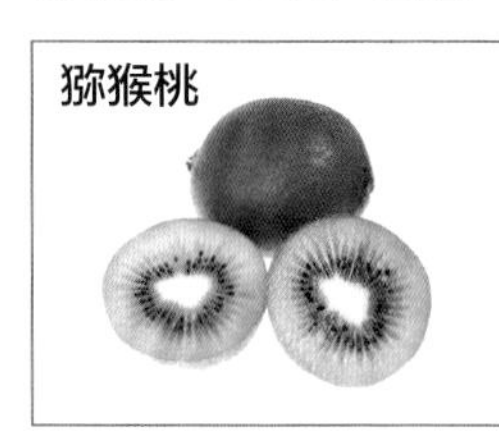

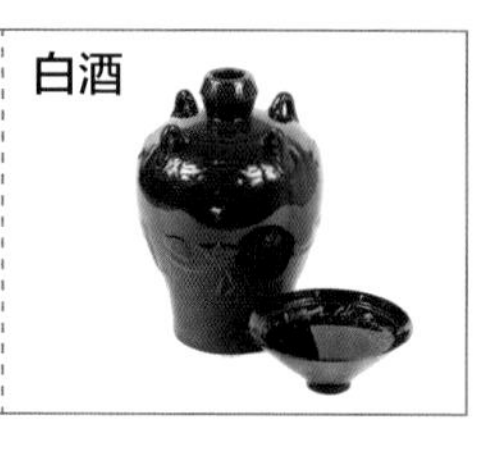

泡酒方法

1. 把猕猴桃去皮，然后捣碎。
2. 把捣碎后的猕猴桃放入合适的容器中。
3. 加入白酒后密封。
4. 每日摇动 1 次，浸泡约 30 日后，过滤去渣即可饮用。

服用方法

口服。每日 2 次，每次 10 毫升。

养生有道

此款药酒具有生津润燥、和胃降逆、利尿通淋的功效。

适应症状

主治尿频、尿不尽等症。

注意事项

糖尿病、脾胃虚寒、大便溏泻者慎服。

车前草酒

药酒配方

鲜车前草 30 克，黄酒 0.1 升，陈皮、白糖各适量。

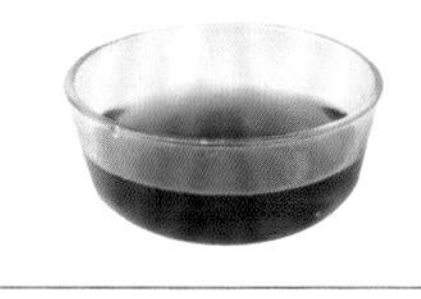

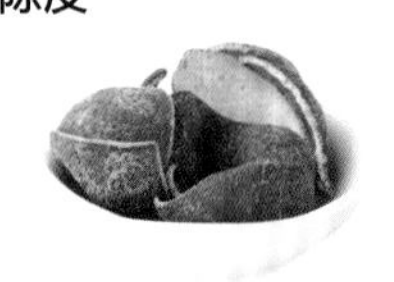

泡酒方法

1. 把鲜车前草清洗干净。
2. 把洗净后的鲜车前草切碎。
3. 把鲜车前草、陈皮、白糖放入砂锅中。
4. 倒入黄酒煮沸，过滤去渣即可饮用。

服用方法

口服。每日 1 剂，分 2 次服完。

养生有道

鲜车前草具有清热利尿、祛湿止泻、明目祛痰的功效。此款药酒具有清热利湿、行气消胀的功效。

适应症状

主治小便不利、小腹胀满等症。

注意事项

湿热毒甚可以加龙胆草 15 克一起煎煮饮用。内伤劳倦、阳气下陷、肾虚精滑及内无湿热者慎服。

小贴士

很多药店和医院使用的陈皮都是颜色晦暗、气味淡薄的，质量较次，达不到药用要求。陈皮并不是越陈越旧就越好。优质的陈皮外表面呈橙红色或红棕色，有细皱纹及凹下的点状油室；内表面呈浅黄白色，粗糙，附黄白色或黄棕色筋络状维管束。

竹叶心酒

药酒配方

竹叶心 20 克，白酒 0.2 升。

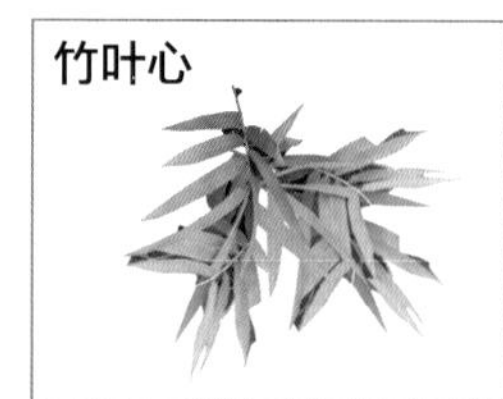

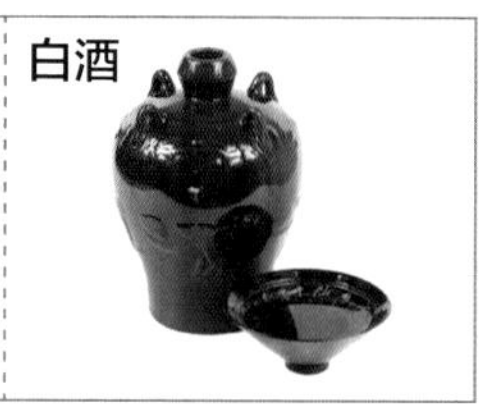

泡酒方法

1. 把竹叶心清洗干净，然后切碎。
2. 把切碎的竹叶心放入合适的容器中。
3. 把白酒倒入容器中，加盖。
4. 用小火煎煮至白酒总量减半后过滤，即可饮用。

服用方法

口服。每日 1 剂，分 2 次服完。

养生有道

竹叶心味甘、苦，性凉，可治热淋、尿血等症。此款药酒具有清热解毒、除烦宁燥的功效。

适应症状

主治尿路感染、小便不利、热病口渴、口舌生疮等症。

注意事项

孕妇慎服。无实火、湿热者慎服，体虚有寒者忌服。

金钱草酒

药酒配方

金钱草 100 克，海金沙 30 克，黄酒 0.5 升。

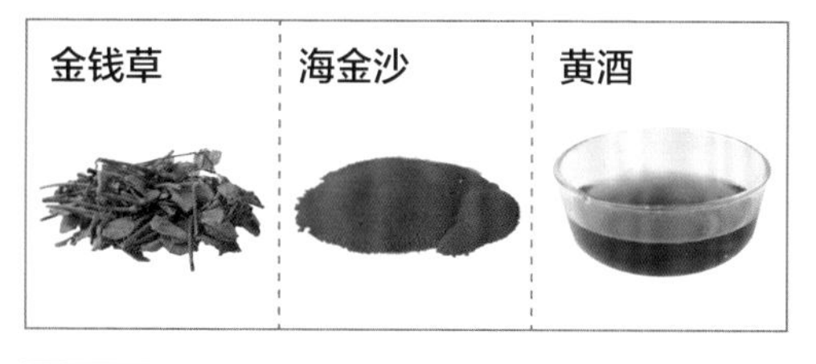

泡酒方法

1. 把金钱草清洗干净，然后切碎。海金沙装入纱布袋中。
2. 把切碎的金钱草和海金沙袋放入砂锅中。
3. 倒入黄酒，用小火煎煮。
4. 煎煮至黄酒总量为 0.4 升，过滤去渣即可饮用。

服用方法

口服。每日 1 剂，可分 3 次服完。

养生有道

金钱草具有利水通淋、清热解毒、散淤消肿的功效。此款药酒具有清热利湿、消肿解毒、利胆利尿、排石通淋的功效。

适应症状

主治石淋、热淋、湿热黄疸等症。

注意事项

儿童慎服。

小贴士

金钱草鲜品茎密被黄色短柔毛，三出复叶、互生，顶端叶片大而近圆形、叶面无毛、背面密被茸毛、侧叶小圆形或椭圆形，气微香，味微甘。干品则以色绿、叶完整、气清香者为佳。放置干燥处保存。

遗精：补肾填精地黄酒

遗精是指不因性生活而精液自行泄出的症状，分为生理性和病理性。青少年较常见，中年人较少发生。从 1~2 周 1 次到 4~5 周 1 次，属正常现象；1 周内有几次或一夜几次遗精，属于病理现象。遗精多由肾虚精关不固、心肾不交、湿热下注所致。

养生要点

饮食养生

- 规律饮食，按时吃饭。饮食宜清淡，多食用水果、蔬菜等高纤维食物和营养丰富的高蛋白食品。
- 忌暴饮暴食；少食腊肠、泡菜和烈酒等辛辣、煎炒油炸等不易消化和刺激性的食物。
- 不饮浓茶和咖啡。

起居养生

- 室内保持清洁卫生；勤换洗内衣。适当参加体力劳动或运动。
- 注意个人卫生，如保持阴部的清洁、干燥；内裤宽大不宜过紧，睡眠时下身不宜太潮热。
- 未婚男青年经常手淫是心肾不交型遗精的重要病因，应认识到其危害性，掌握正确的性知识，减少性冲动，及早戒除自慰。若因阴茎包皮过长，应及早切除。如不愿切除，每日必须清洗阴茎、龟头。

中医术养

- 推拿按摩手法可有效缓解遗精症状。以点拍打法，掐趾甲根、趾关节；轻点下肢 3、4 条经络线 3~5 遍；按压三阴交、阳交、股内、沟中、坐结等穴 2~3 遍；拍打脐部及脐部以下，拍打至下腹部、前阴及后阴部有热麻感为宜；掐指甲根 3~5 遍，轻点乳突、池上、颈后诸穴 5~10 遍，轻点脊柱 3~5 遍。滑精者以较重手法按压沟中、曲骨、耻旁等穴位。

遗精酒方推荐

内金酒

药酒配方

鸡内金、白酒各适量。

鸡内金

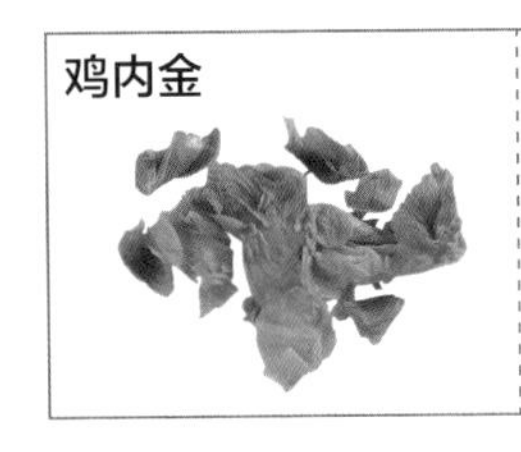

白酒

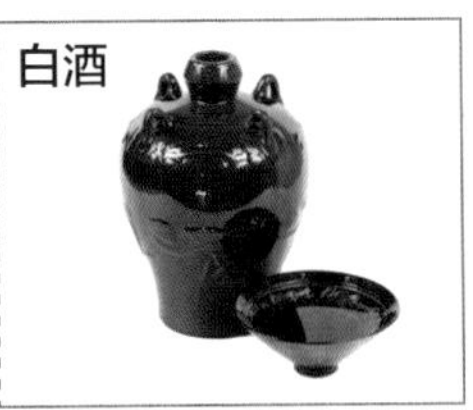

泡酒方法

1. 把鸡内金洗净。
2. 用小火把洗净的鸡内金焙 30 分钟左右。
3. 鸡内金焙至颜色焦黄时取出。
4. 把焙干的鸡内金研成细粉备用。

服用方法

口服。每日清晨及临睡前各 1 次，用 3.5 克鸡内金粉和 15 毫升白酒调匀后以温开水送服。

养生有道

鸡内金具有健胃消食、涩精止遗的功效。此款药酒具有消除积滞、固摄精液的功效。

适应症状

主治遗精、食积胀满、腹胀呕吐等症。

注意事项

脾虚无积者慎服。

地黄枸杞子酒

药酒配方

白芍 40 克，枸杞子、肉苁蓉、生地黄各 160 克，菟丝子、山茱萸、山药、女贞子、川续断各 80 克，狗脊 20 克，蔗糖 1 千克，30 度白酒 5 升。

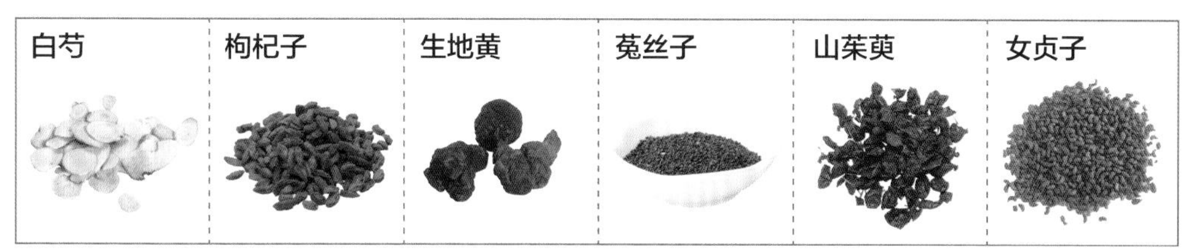

泡酒方法

1. 把诸药材切碎，放入纱布袋中。
2. 把纱布袋放入容器，加蔗糖和白酒后密封。
3. 经常摇动，浸泡约 7 日后，拿掉纱布袋即可饮用。

服用方法

口服。每日 2 次，每次 30~50 毫升。

养生有道

此款药酒具有滋阴补肾、助阳填精的功效。

适应症状

主治肾精不足所致遗精滑精、妇女带下异常、月经量少等症。

注意事项

川续断应用盐炒过的。脾虚泄泻、胃虚食少、胸膈多痰者慎服。

地黄首乌酒

药酒配方

生地黄 800 克，何首乌 500 克，糯米 5 千克，酒曲 200 克。

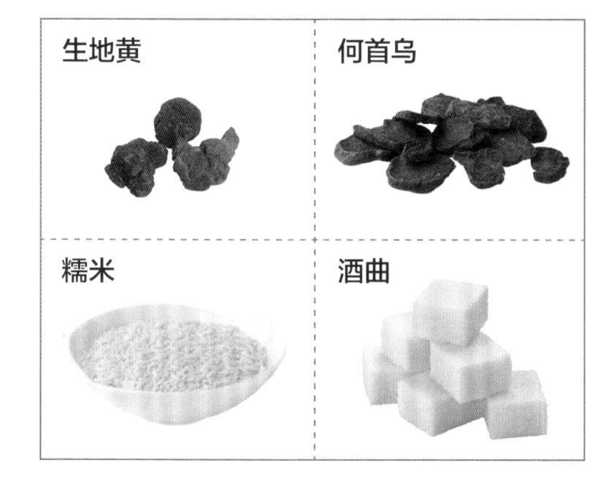

泡酒方法

1. 生地黄和何首乌放锅中，加水煎汁后过滤。
2. 糯米用水浸泡后沥干，放锅中蒸至半熟后放凉。
3. 药汁倒入糯米中，加酒曲，搅匀后密封。
4. 用稻草或棉花围在四周保温发酵，约 7 日后尝尝味甜即可。

服用方法

口服。每日 3 次，每次 10 毫升。

养生有道

此款药酒具有补肾填精、滋阴养血的功效。

适应症状

主治精血虚亏、遗精滑精、妇女带下异常、烦热口渴、阴伤津亏、须发早白等症。

注意事项

忌食生冷、油炸食物。

早泄：壮阳固精蛤蚧酒

早泄是指男子在阴茎勃起之后，未进入阴道之前或正当纳入及刚刚进入而尚未抽动时便已射精，阴茎也随之疲软的现象。早泄多半是由大脑皮层抑制过程的减弱、高级性中枢兴奋性过高，对脊髓初级射精中枢的抑制过程减弱所引起的。

养生要点

饮食养生

- 宜多吃能养肾的黑色食物，如黑枣、黑米、黑豆、黑芝麻、黑荞麦等。
- 宜多吃枸杞子、莲子、山药等有健脾益肺、强精固肾功效的食物。
- 羊肉、狗肉、牛肉等动物性食品是补肾壮阳的佳品，肾阳虚者适宜多吃。
- 忌食辛辣和刺激性的食物，少喝碳酸饮料，戒烟戒酒。

起居养生

- 夫妻应加强感情上的交流，克服不良心理，找出原因。妻子应对丈夫早泄予以谅解并配合其治疗。
- 做好婚前性教育和性指导，避免手淫。房事不宜过少，也不宜过多，避免放纵情欲。适当地锻炼身体，增强体质，调节情志，有助于防治早泄。

中医术养

- 患者取俯卧式，腰带松开，全身放松，取心俞、肝俞、肾俞、命门、阳关、环跳、昆仑、委中诸穴，用点按、揉搓、拍打、震颤等手法，每日治疗半小时左右，每周 5 次，坚持 1 个月。
- 患者取仰卧式，腰带松开，全身放松，取中脘、气海、关元、中极、天枢、足三里、三阴交、涌泉诸穴，用点按、点揉、揉搓、拍打的手法，每日治疗半小时左右，每周 5 次，1 个月为 1 个疗程。

早泄酒方推荐

蛤鞭酒

药酒配方

蛤蚧 2 对，巴戟天、枸杞子、肉苁蓉各 60 克，山茱萸 240 克，炙狗鞭 2 个，蜂蜜 200 毫升，沉香 8 克，白酒 5 升。

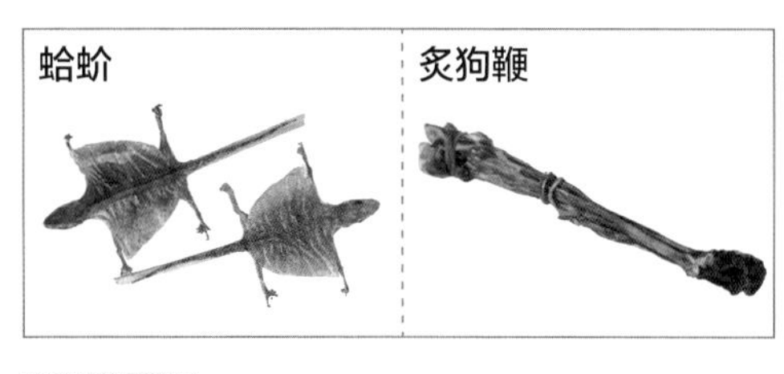

泡酒方法

1. 蛤蚧去头和足，与其他切碎后的药材放入纱布袋。
2. 将装有药材的纱布袋放入容器，加入白酒。
3. 日晃数次，密封浸泡约 30 日后去掉纱布袋，加入蜂蜜混匀。

服用方法

口服。每日 2 次，每次 10 毫升。

养生有道

此款药酒的功能为补肾壮阳、益精填髓。

适应症状

主治肾虚阳痿、四肢不温、腹部冷痛等症。

注意事项

便溏、口舌干燥者慎服。

蛤蚧菟丝酒

药酒配方

沉香 6 克，金樱子、龙骨各 40 克，淫羊藿、菟丝子各 60 克，蛤蚧 2 对，白酒 4 升。

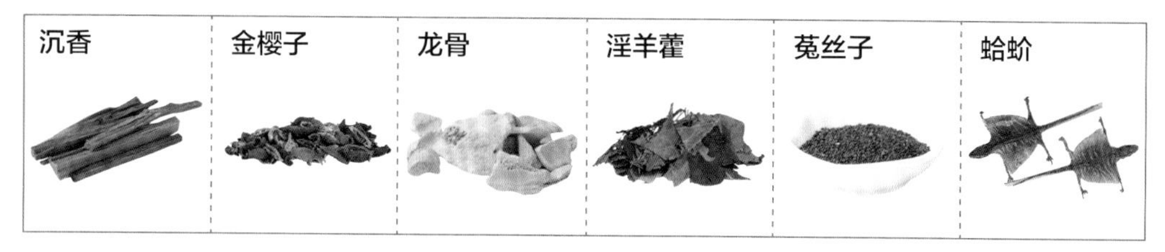

泡酒方法

1. 蛤蚧去掉头和足，与其他切碎后的药材一起放入纱布袋。
2. 将纱布袋放入容器，加入白酒。
3. 每日摇动数次，密封浸泡约 30 日后拿掉纱布袋，即可饮用。

服用方法

口服。每日 2 次，每次 15 毫升。

养生有道

此款药酒具有补肾壮阳、固精缩尿的良好功效。

适应症状

主治阳痿不举、遗精早泄、腰膝酸软、自汗盗汗、精神不振等病症。

注意事项

大便燥结者慎服。

保真酒

药酒配方

远志、熟地黄、山药、杜仲、肉苁蓉、巴戟天各 40 克，沉香 10 克，川楝子、鹿茸各 16 克，五味子 20 克，补骨脂 50 克，白茯苓、山茱萸各 24 克，益智仁 30 克，葫芦巴 70 克，白酒 2 升。

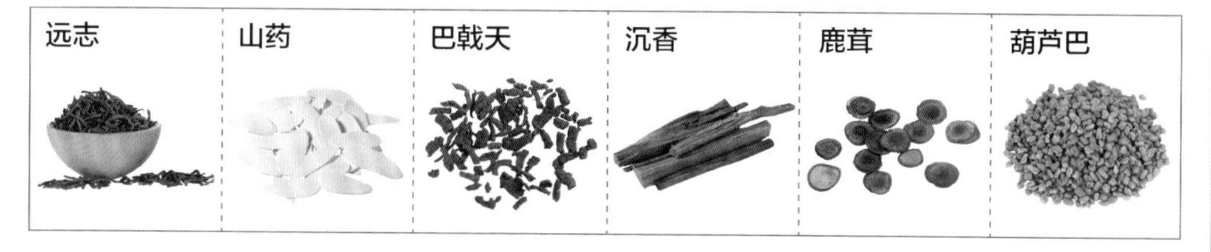

泡酒方法

1. 将 15 味药材研成粗粉，放入纱布袋中；将纱布袋放入容器。
2. 加入白酒，密封浸泡 30 日。
3. 过滤去渣，即可饮用。

服用方法

口服。每日 1 次，每次 10 毫升，睡前用温水送服。

养生有道

此款药酒具有补肾壮阳、固精止泄的功效。

适应症状

主治阳痿早泄。

注意事项

感冒未愈者、有内热实火者忌服。

阳痿：滋阴壮阳鹿茸人参酒

阳痿是指男性阴茎勃起功能障碍，表现为男性在有性欲的情况下，阴茎不能勃起或能勃起但不坚硬，不能进行性生活而发生性交困难。引起阳痿的原因很多，多是精神方面的因素，如夫妻间感情淡漠，或某些原因引起心情紧张，均可导致阳痿。

养生要点

饮食养生

- 宜多食狗肉、羊肉、牛肉、韭菜、山药、鸡蛋、海参、鳝鱼等食物。这些食物均有助于提高男性性功能。
- 宜多食营养丰富、易消化的食物，有助于缓解人体消化系统的负担，从而让身体各项功能得到快速恢复。
- 忌吃咸肉、啤酒、酸菜、松花蛋等生冷或高盐食物。这类食物不利于人体气血的恢复。

起居养生

- 夫妻之间加强思想和感情上的交流，克服紧张心理，女方不应因此指责和埋怨丈夫。
- 长期房事过度，沉迷于色情，是导致阳痿的原因之一。如出现阳痿，夫妻可分房，停止性生活一段时间，这样可让中枢神经和性器官得到充分休息，有助于防治阳痿。
- 积极从事体育锻炼，增强体质；还应注意休息，防止过度劳累。

中医术养

- 针灸治疗阳痿的效果比较明显。取中极、关元、气海穴。如果肾虚可加上命门穴；肝肾阴虚可加上阳陵泉、阴陵泉、三阴交等穴位。每日针刺 1 次，10 次为 1 个疗程。
- 取阳痿穴、中脘穴配三阴交穴、足三里穴。行针按中等刺激，身体强壮者可强刺激。每次取 1~4 个穴位，留针 25 分钟左右，每隔 6~7 分钟行针 1 次，每日 1 次，10 次为 1 个疗程。

阳痿酒方推荐

助阳酒

药酒配方

远志肉、沉香各 12 克，荔枝肉 21 个，沙苑蒺藜、淫羊藿、母丁香各 30 克，党参、熟地黄、枸杞子各 45 克，白酒 3 升。

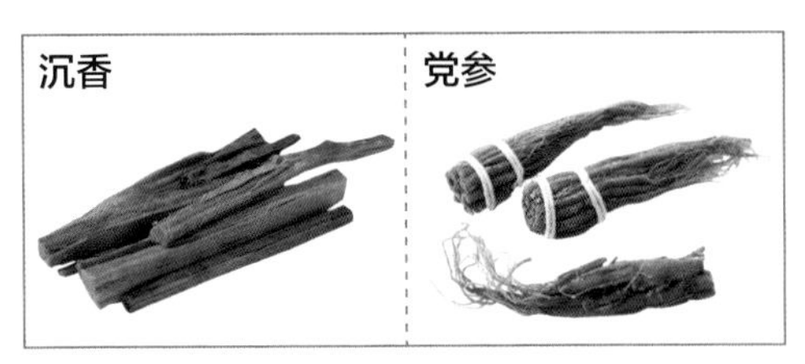

泡酒方法

1. 把诸药捣碎放入纱布袋中。
2. 把纱布袋放入容器，加入白酒。
3. 密封浸泡 3 日后，放入热水中隔水煮 15 分钟后放凉，继续浸泡 21 日，拿掉纱布袋即可饮用。

服用方法

口服。每日 2 次，每次 15 毫升。

养生有道

此款药酒具有补肾壮阳、健脾宁心的功效。

适应症状

主治阳痿不举等症。

注意事项

小便不利、口舌干燥、肾阴虚者慎服。

琼浆药酒

药酒配方

狗脊、淫羊霍、枸杞子各 35 克，金樱肉、怀牛膝、灵芝、补骨脂各 36 克，红糖 90 克，桂圆肉、鹿茸各 9 克，陈皮 27 克，当归、川附片、黄精、佛手、人参、冬虫夏草各 18 克，白蜜 200 毫升，麻雀头 10 克，红曲 75 克，白酒 15 升。

狗脊	淫羊藿	灵芝	红糖	桂圆肉	鹿茸
陈皮	当归	黄精	佛手	人参	白酒

泡酒方法

1.将狗脊沙烫，去毛。
2.将黄精用酒炙。
3.将补骨脂用盐水炮制。
4.将淫羊藿用羊油炮制。
5.把上述药材切碎后装入洁净纱布袋中。
6.把纱布袋放入合适的容器中，加入红曲、红糖、白蜜和白酒后密封。
7.隔水煮 2 小时后取出放凉。
8.经常摇动，浸泡约 7 日后，拿掉纱布袋即可饮用。

服用方法

口服。每日 2~3 次，每次 10 毫升。

养生有道

鹿茸具有提高机体抗氧化能力、降低血压、扩张外周血管的功效。此款药酒具有补肾壮阳、益气养血的功效。

适应症状

主治肾阳虚衰、精血亏损、体质虚弱、气血不足、腰膝酸软、神疲乏力、精神不振、手足不温、阳痿不举、遗精早泄、宫寒不孕、妇女白带清稀量多等症。

注意事项

实证、热证、气滞者慎服。

小贴士

灵芝可从其形体、色泽、厚薄比重上判别好坏。好的灵芝子实、体柄短、肉厚，菌盖的背部或底部用放大镜观察，能看到管孔部位，呈淡黄或金黄色。新鲜的灵芝可以直接食用，但保存期很短。灵芝采收后，去掉表面的泥沙及灰尘，自然晾干或烘干，水分控制在 13% 以下，然后用密封的袋子包装好，放在阴凉干燥处保存。市场上散装的灵芝，最好清洗后食用。未食用完的灵芝置于干燥处保存，防霉防蛀。

肉桂牛膝酒

药酒配方

石斛、制附子、干姜、杜仲、地骨皮、麦冬各50克，川芎、云茯苓、秦艽、防风、丹参、独活、牛膝、肉桂各60克，大麻仁20克，薏苡仁30克，五加皮80克，白酒3升。

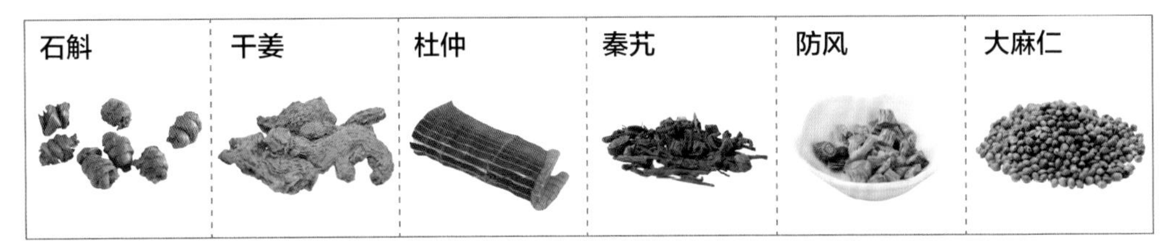

泡酒方法

1.把诸药材切碎后放入纱布袋。

2.把纱布袋放入容器，倒入白酒。

3.密封浸泡约7日后，拿掉纱布袋，即可饮用。

服用方法

口服。每日3次，每次15毫升。

养生有道

此款药酒具有补肾壮阳、强壮腰膝的功效。

适应症状

主治腰膝酸痛、阳痿不举、畏寒肢冷等症。

注意事项

阴虚火旺、血虚发痉者慎服。

巴戟天酒

药酒配方

巴戟天、牛膝、石斛各18克，羌活、当归、生姜各27克，川椒2克，白酒1升。

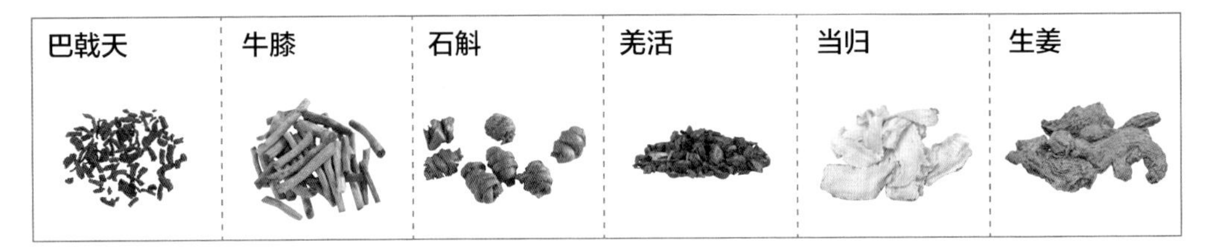

泡酒方法

1.将以上7味药材捣细，置于干净的器皿中。

2.倒入白酒浸泡，密封，煮1小时。

3.取下冷却，过滤后装瓶，即可饮用。

服用方法

口服。每次15~20毫升，将酒温热服用即可。

养生有道

巴戟天具有强筋骨、安五脏、补中增志益气的功效；牛膝具有强筋益肾、填骨髓、止发白的功效。此款药酒具有补阳温肾、活血通经、舒筋利关节的功效。

适应症状

主治腹部瘀结冷痛、折伤闪挫、腰膝痹痛、足痿无力、肢节不利、四肢拘挛、肾虚阳痿。

回春酒

药酒配方

当归、白茯苓、苍术、五加皮、地骨皮各 60 克，木香、丁香各 8 克，熟地黄、杜仲、红花、牛膝、生地黄、天冬各 30 克，蔗糖 120 克，淫羊藿 250 克，附片、花椒、肉苁蓉、甘草各 15 克，小麦粉 500 克，糯米粉 90 克，白酒 10 升。

当归	地骨皮	木香	丁香	熟地黄	红花
牛膝	生地黄	天冬	淫羊藿	花椒	甘草

泡酒方法

1.将附片进行炮制。
2.把糯米粉和小麦粉混匀加水蒸熟。
3.把丁香和木香研成细粉。
4.把剩余的其他药材捣成粗粉。
5.把上述药材粉末和蒸熟的糯米粉、小麦粉一起放入干净的容器中。
6.倒入白酒，拌匀，静置半年以上。
7.加热炖至酒沸后密封，放凉静置。
8.10 日后加入蔗糖，充分溶解后过滤，即可饮用。

服用方法

口服。每日 2 次，每次 10 毫升。

养生有道

淫羊藿具有补肾壮阳、强筋壮骨、散风祛湿的功效；当归具有补血、活血、养血的功效。此款药酒具有滋阴补阳、固本培元、补气养血的功效。

适应症状

主治肾阳虚弱、精气清冷、阳痿不举、精血亏虚、腰膝酸软、神倦体乏、食欲不佳、病后体弱等症。

注意事项

阴虚内热、出血者慎服。

小贴士

白茯苓以体重坚实、外皮呈褐色而略带光泽、皱纹深、断面白色细腻、粘牙力强者为佳。白茯苓切成薄片或方块，色白细腻而有粉滑感，质松脆，易折断或破碎，有时边缘呈黄棕色。白茯苓容易蛀虫，也容易发霉变色，因此要密封，并放在阴凉干燥的地方保存。

慢性前列腺炎：利湿祛浊荠菜酒

慢性前列腺炎是青壮年男子的多发病、常见病，发病率约占40%。常见的慢性前列腺炎症状有尿道灼热、下腹部和会阴部酸胀疼痛、尿频尿急、腰酸腿软、乏力、失眠健忘、遗精、阳痿早泄等。

养生要点

饮食养生

- 宜吃鲫鱼、鸭肉、鲤鱼、黄鱼等具有利尿作用的肉类食品。
- 宜吃具有清热解毒、利尿消肿作用的蔬果，如冬瓜、西瓜、黄瓜、西葫芦、苋菜等。
- 忌食辣椒、洋葱、油饼等辛辣刺激及油腻的食物。

起居养生

- 避免憋尿、久坐。坐垫要软，以减轻局部压迫。注意保暖，加强体育锻炼。
- 患者应进行自我心理疏导，保持开朗乐观的生活态度，减少紧张情绪的发生。
- 除了保持饮食规律，还应有规律的性生活。
- 应及时就医，避免反复发作。

中医术养

- 取阴茎根部4穴、关元、中极、肾俞、三阴交及会阴穴。患者取仰卧位，穴位常规消毒。阴茎根部4穴取法：用寸针从阴囊与腹股沟交界的中点进针为上穴，下1寸为下穴，两侧同取，向内针刺45度1寸深，以阴囊四周有酸胀感为度。关元穴，针尖向下斜刺65度1.5寸深，以酸胀感到达阴茎根部为佳；会阴穴针后不留针加灸，余穴按常规进针法。均采用提插补泻法，留针20分钟。隔日行针1次，10次为1个疗程，休息2~3日，进行第2个疗程，可进行4个疗程。

慢性前列腺炎酒方推荐

小茴香酒

药酒配方

小茴香200克，黄酒2升。

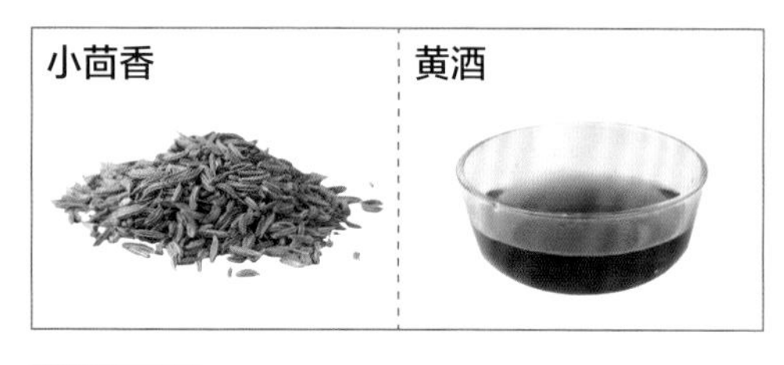

泡酒方法

1. 把小茴香研成粗粉，然后放入合适的容器中。
2. 把黄酒放到火上煮沸。
3. 用煮沸的黄酒冲泡小茴香粉。
4. 放置一边冷却15分钟，过滤后即可饮用。

服用方法

口服。每日2次，每次30毫升。

养生有道

小茴香有开胃消食、理气散寒、助阳的功效。此款药酒具有温中理气、散寒止痛的功效。

适应症状

主治白浊、脘腹胀痛、宫寒腹痛、尿频尿急等症。

注意事项

小茴香应先炒黄再研粉。

荠菜酒

药酒配方

荠菜 1 千克，萆薢 200 克，黄酒 2 升。

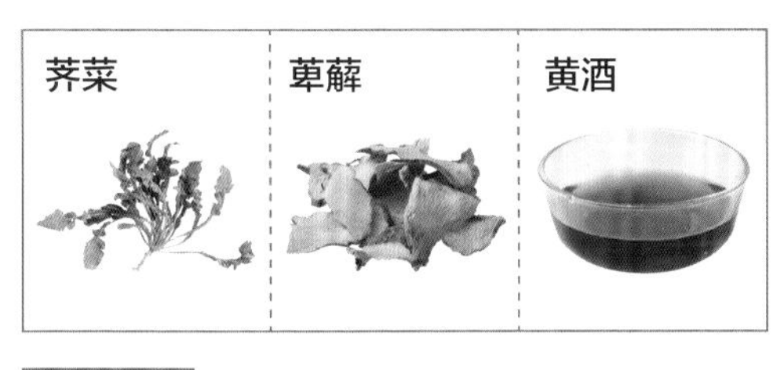

泡酒方法

1. 把荠菜和萆薢切碎后装入洁净的纱布袋中。
2. 把装有药材的纱布袋放入合适的容器中。
3. 再将黄酒倒入容器中。
4. 隔水煮沸后取出放凉，进行密封。
5. 浸泡 1 日后，拿掉纱布袋过滤即可饮用。

服用方法

口服。每日 2 次，每次 30 毫升。

养生有道

荠菜具有清热、明目、通便的功效。此款药酒具有清热利尿、利湿祛浊的功效。

适应症状

主治白浊、膏淋、风湿痹痛等症。

注意事项

儿童慎服。

仙茅益智仁酒

药酒配方

仙茅 58 克，益智仁 40 克，山药 60 克，白酒 2 升。

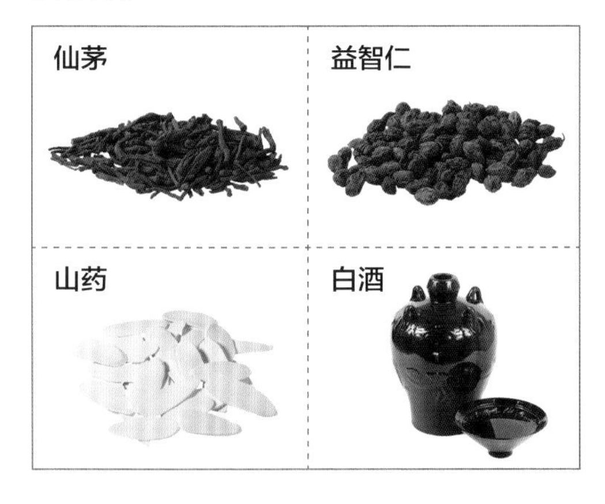

泡酒方法

1. 把仙茅、益智仁、山药捣碎，再装入洁净纱布袋中。
2. 把装有药材的纱布袋放入合适的容器中。
3. 加入白酒后密封。
4. 每日摇动 1 次，浸泡约 15 日后，拿掉纱布袋即可饮用。

服用方法

口服。每日 3 次，每次 10 毫升。

养生有道

仙茅具有补肾壮阳、强筋健骨、散寒祛湿的功效。此款药酒具有补肾固精、缩尿止遗的功效。

适应症状

主治肾虚遗尿、畏寒怕冷等症。

注意事项

阴虚火旺者慎服。

小贴士

山药以条粗、质坚实、粉性足、色洁白、煮之不散、口嚼不粘牙者为最佳。经烘干的山药要存放在通风干燥处，防潮防蛀。新鲜山药接触铁或金属时容易形成褐化现象，所以最好用竹刀、塑料刀或陶瓷刀切山药。

龙胆草酒

药酒配方

龙胆草、车前子各 500 克，萆薢 100 克，芡实 360 克，黄酒 5 升。

龙胆草	车前子	萆薢	芡实	黄酒
	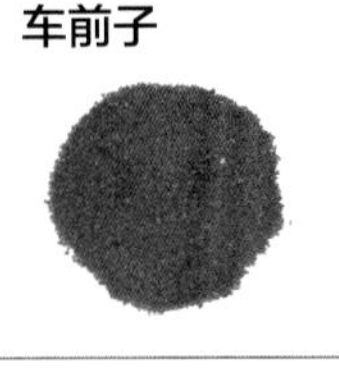	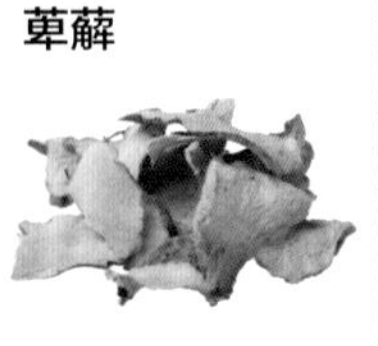	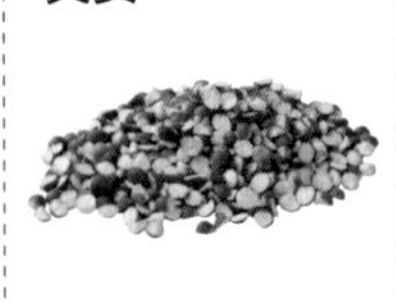	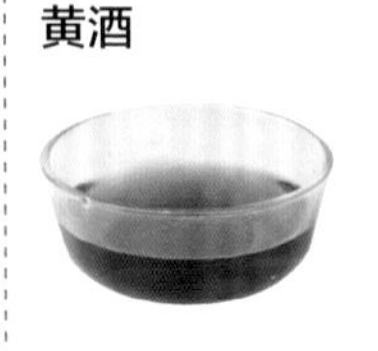

泡酒方法

1. 把萆薢、龙胆草、芡实、捣碎，与车前子装入纱布袋。
2. 将纱布袋放入容器，倒入黄酒。
3. 隔水煮沸后取出放凉，密封。
4. 浸泡 1 日后，拿掉纱布袋即可饮用。

服用方法

口服。每日 2 次，每次 40 毫升。

养生有道

芡实具有补肾收涩的功效；萆薢具有利湿去浊、祛风通痹的功效。此款药酒具有清热利湿、补肾益精、收敛固涩的功效。

适应症状

主治前列腺炎、小便不利等症。

注意事项

体内无湿热者慎服。

酸浆草酒

药酒配方

鲜酸浆草、黄酒各适量。

鲜酸浆草	黄酒
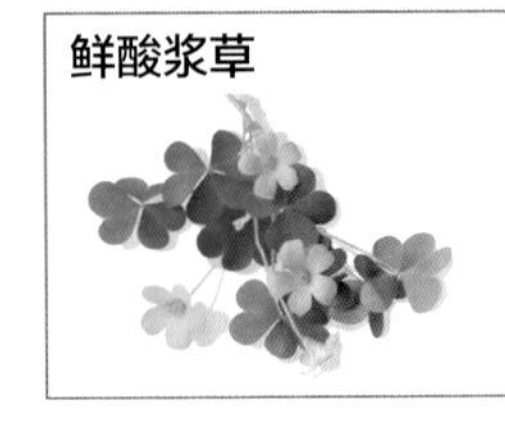	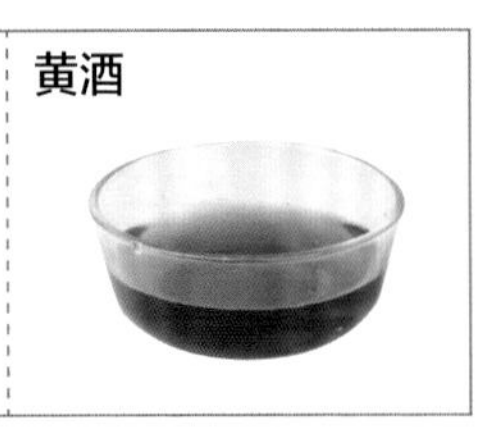

泡酒方法

1. 酸浆草用清水洗干净，然后榨成汁。
2. 把榨好的酸浆草汁装入干净的容器内。
3. 加入等量黄酒后密封。
4. 用力摇动，使容器内的液体充分混匀，即可饮用。

服用方法

口服。每日 1 次，每次 30 毫升。

养生有道

鲜酸浆草具有清热、解毒、消肿的功效。此款药酒具有清热解毒、利尿消肿的功效。

适应症状

主治小便不通、尿路感染、小腹胀满等症。

注意事项

儿童慎服。

车前子

药材别名：车前实、车前草籽。

性味归经：性寒，味甘；归肝、肾、膀胱经。

功效主治：清热利水、明目祛痰。用于治疗小便不利、蛋白尿、血尿、水肿、暑湿泻痢、目赤障翳等症。

慢性前列腺炎酒方推荐

六神酒

药酒配方

生地黄、枸杞子各 300 克，人参、白茯苓、麦冬各 120 克，杏仁 160 克，白酒 3 升。

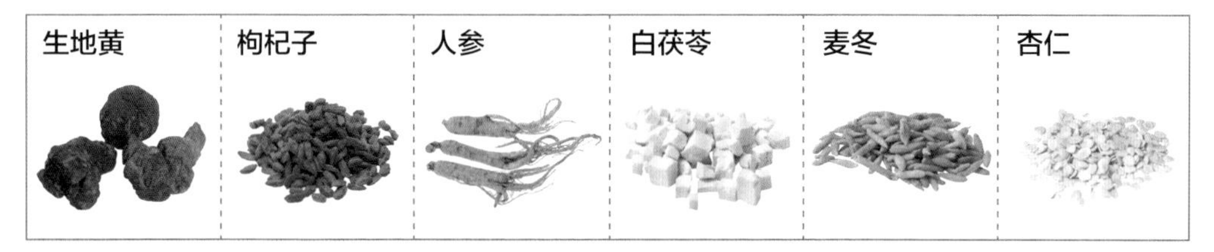

泡酒方法

1. 人参、白茯苓研细；其余诸药材切碎，加水 5 升入砂锅，煎至剩 1 升。
2. 加入白酒煮至总量剩 2 升，放入研细的人参、白茯苓混匀后密封，浸泡 7 日后过滤饮用。

服用方法

口服。每日 2 次，每次 15~25 毫升。早晚空腹饮用，效果更佳。

养生有道

此款药酒具有补精益髓、健脾养胃、益气补血、并阴驻颜、延年益寿的功效。

适应症状

主治遗精滑精、腰膝酸软、头昏目眩、小便不利等症。

注意事项

实证、热证而正气不虚者慎服。

巴戟二子酒

药酒配方

巴戟天、菟丝子、覆盆子各 60 克，米酒 2 升。

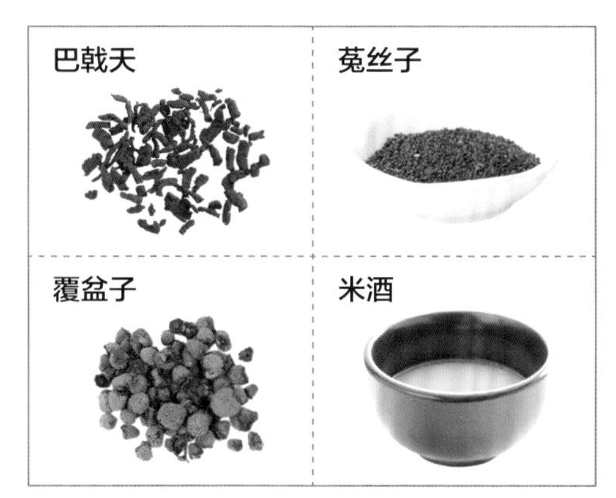

泡酒方法

1. 把巴戟天、覆盆子分别捣碎，与菟丝子装入洁净纱布袋中。
2. 把装有药材的纱布袋放入合适的容器中。
3. 将米酒倒入容器中密封。
4. 浸泡约 7 日后拿掉纱布袋，即可饮用。

服用方法

口服。每日 2 次，每次 10 毫升。

养生有道

此款药酒具有补肾壮阳、涩精缩尿的功效。

适应症状

主治精液异常、遗精滑精、阳痿早泄、宫冷不孕、小便频数、腰膝冷痛、须发早白等症。

注意事项

阴虚火旺者忌服。

肾结核：清热凉血马齿苋酒

肾结核，是结核杆菌所致之肾脏感染。感染源绝大多数来自体内的结核病源，主要是来自肺结核，其传染途径主要是结核杆菌经血流播散至肾脏。多发生于成年人。我国的肾结核病例多发生在 20~40 岁之间，但幼年和老年人群也可能发生。

养生要点

饮食养生

- 宜多食高蛋白的食物，如乳类、蛋类、豆类及豆制品、瘦肉类及新鲜的瓜果、蔬菜等。如果患者伴有咯血时，应增加含铁丰富的食物，如动物血、动物肝脏、绿色蔬菜等。
- 宜多食胡萝卜、大白菜、花菜、燕麦等富含维生素的食物。
- 忌食辛辣食物和腥发食物，忌吸烟和酗酒。

起居养生

- 对未感染结核者接种卡介苗，是预防结核病的根本措施。如果身体某一部分出现结核杆菌，应积极治疗，防止扩散。
- 加强营养，避免过度劳累。女性患者，应注意避孕，一般避孕时间不少于 2 年。
- 肾结核患者的便具要单独使用，还应有专用的洗刷用具，不要与别人共享。

中医术养

- 中极穴（下腹部正中线上，将耻骨和肚脐连线 5 等分，由下向上 1/5 处）为足三阴经与任脉交会的穴位，有通调冲任及膀胱的作用。患者取仰卧位或坐式，用指下按穴位，角度与体表呈 45 度角，指尖指向尾骨，按至酸痛时加以揉动，速度应缓慢，每次为 2 分钟。

肾结核酒方推荐

马齿苋酒

药酒配方

马齿苋 600 克，黄酒 1 升。

马齿苋

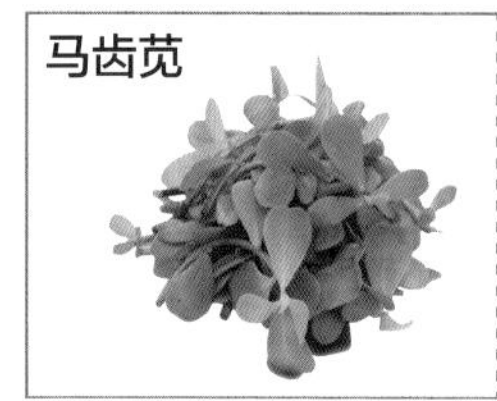

黄酒

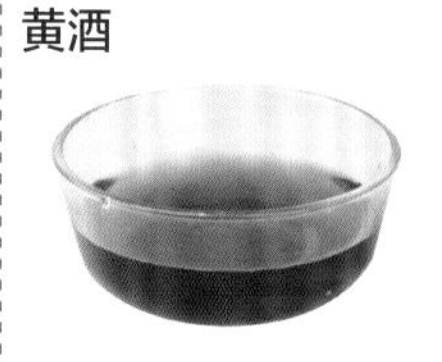

泡酒方法

1. 把马齿苋清洗干净，然后捣烂。
2. 把捣烂的马齿苋放入合适的容器中。
3. 把黄酒倒入容器后密封。
4. 浸泡 1 日后，过滤去渣，即可取药液饮用。

服用方法

口服。每日 3 次，每次饭前服 10~30 毫升。

养生有道

马齿苋具有解毒消炎、利尿消肿的功效。此款药酒具有清热凉血、消炎止痛的功效。

适应症状

主治产后虚汗、产后子宫出血、乳腺炎等症。

注意事项

孕妇及脾胃虚寒者慎服。

马齿苋

别名：蓬苋四、干瓣苋、马齿菜、马神菜、马蛇子菜、马舌菜、马齿草。

性味归经：性寒，味酸；归肝、大肠经。

功效主治：清暑热，宽中下气，滑肠，消积滞。主治痢疾、肠炎、肾炎、产后子宫出血、便血、乳腺炎等病症。

百部二子酒

药酒配方

百部、车前子各 180 克，菟丝子 300 克，杜仲 100 克，白茅根 30 克，白酒 3 升。

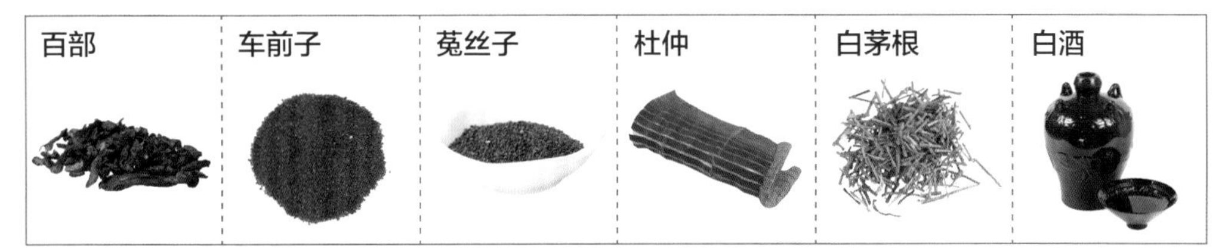

泡酒方法

1. 把百部、杜仲、白茅根切碎，与菟丝子、车前子装入洁净纱布袋。
2. 然后把纱布袋放入容器。
3. 加入白酒后密封。
4. 浸泡约 15 日后拿掉纱布袋，即可饮用。

服用方法

口服。每日 2 次，饭前温饮 15 毫升。

养生有道

百部具有润肺止咳、杀虫灭虱的功效；车前子具有清热利尿的功效。此款药酒具有补肾益精、清热利尿的功效。

适应症状

主治肾结核、小便不利等症。

注意事项

大便溏泄者慎服。

肉桂鸡肝酒

药酒配方

肉桂 120 克，雄鸡肝 240 克，白酒 3 升。

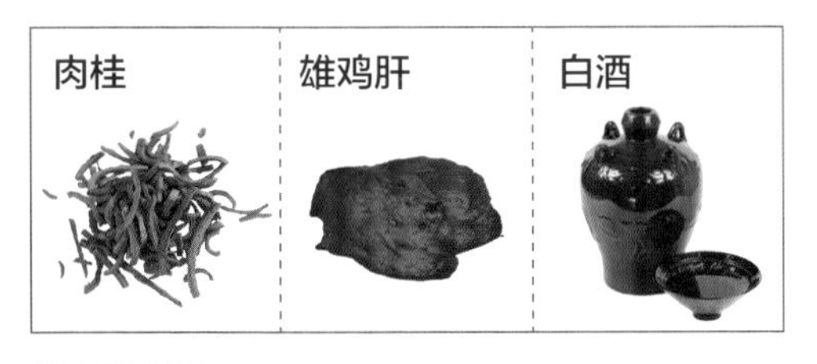

泡酒方法

1. 把肉桂、雄鸡肝切碎，装入纱布袋。
2. 把装有药材的纱布袋放入容器。
3. 加入白酒密封。
4. 经常摇动，浸泡约 7 日后拿掉纱布袋，即可饮用。

服用方法

口服。每晚临睡前服用，每次 15~25 毫升，同时送服药粉 3~5 克。

养生有道

此款药酒具有补肝益肾、健脾暖胃、固精止遗的功效。

适应症状

主治肾虚遗尿、肾结核、阳痿遗精、夜尿频多等症。

注意事项

药材残渣可晒干研成细粉，以药酒送服。阴虚火旺、实热者及孕妇忌服。

小贴士

选购鸡肝时要看清颜色，土黄色的是母鸡肝，暗红色的是雄鸡肝。以色泽均匀一致、无破损、无异味者为佳。鲜鸡肝保存方法就是冷藏冷冻。鸡肝在零下 18℃的环境下，可保存半年。但是不要将鸡肝反复解冻又冷冻，这样鸡肝的营养物质会大大地流失，而且会缩短保质期。

呕吐：温中止呕二姜酒

呕吐是由于胃失和降、胃气上逆导致的，以饮食、痰涎等胃内之物从胃中上涌，自口而出为表现的一种病症。呕吐是临床常见症状，多见于消化系统疾病。

养生要点

饮食养生

- 宜多吃甜瓜、苹果、卷心菜、水萝卜等消食化滞、养阴生津的食物。
- 宜多吃牛奶、瘦肉、豆制品等富含蛋白质的食物。
- 忌吃五花肉、芥末、油饼等油腻、辛辣食物。
- 忌吃生冷及难以消化的食物，如冰激凌、高纤蔬菜。
- 忌烟酒刺激。

起居养生

- 注意劳作有度、起居有节、情志调节，还要预防风寒暑湿邪入侵，以保脏腑安和、气血旺盛。准备怀孕的女性，要了解孕期生理卫生，对孕早期呕吐反应有充分的思想准备。一旦受孕应尽量静养、节欲。

中医术养

- 拔罐，取大椎穴（第 7 颈椎棘突下凹陷处）、胃俞穴（当第 12 胸椎棘突下，旁开 1.5 寸处为取穴部位）、中脘穴（在上腹部，前正中线上，脐中与胸剑联合部的中点）、足三里穴（当犊鼻穴下 3 寸，距胫骨前缘 1 横指）诸穴。刺络法，以梅花针在大椎穴上按中度手法叩刺、留罐，以较多血点冒出皮肤为度，余穴采用单纯留罐法，留罐 10 分钟，每日 1 次，5 次可为 1 个疗程。

呕吐酒方推荐

姜附酒

药酒配方

干姜 180 克，制附子 120 克，黄酒 1.5 升。

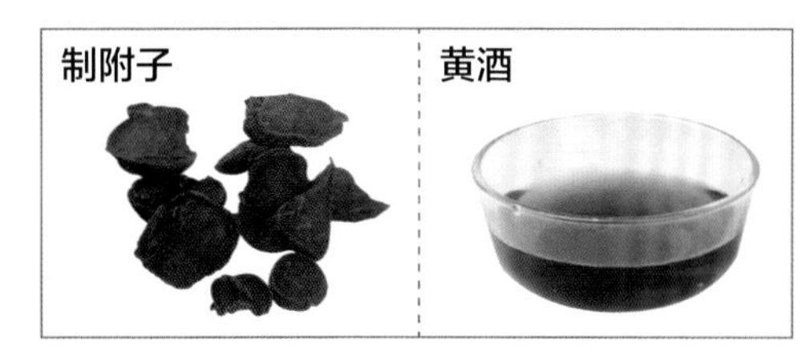

泡酒方法

1. 将干姜、制附子分别切碎，放入纱布袋中，然后将此布袋放入容器中。
2. 将黄酒倒入容器中。
3. 密封浸泡 7 日左右。
4. 过滤去渣，取药液服用。

服用方法

口服。每日早、中、晚空腹以温水送服各 1 次，每次 25 毫升。

养生有道

干姜具有温中散寒、温肺化饮的功效。此款药酒具有温肺散寒、化痰、回阳通脉的功效。

适应症状

主治因脾胃虚寒导致的腹泻、心腹冷痛、打嗝呕吐、喘促气逆等症。

注意事项

如急用，可直接煎煮饮用。阴虚内热者、血热妄行者忌服。

干姜

药材别名：白姜、均姜、干生姜。
性味归经：性热，味辛；归脾、胃、肺经。
功效主治：温中逐寒、回阳通脉。主治吐泻、心腹冷痛、肢冷脉微、寒饮喘咳、风寒湿痹、阳虚、吐衄、下血等症。

二姜酒

药酒配方

干姜、鲜生姜各 30 克，白酒 0.1 升。

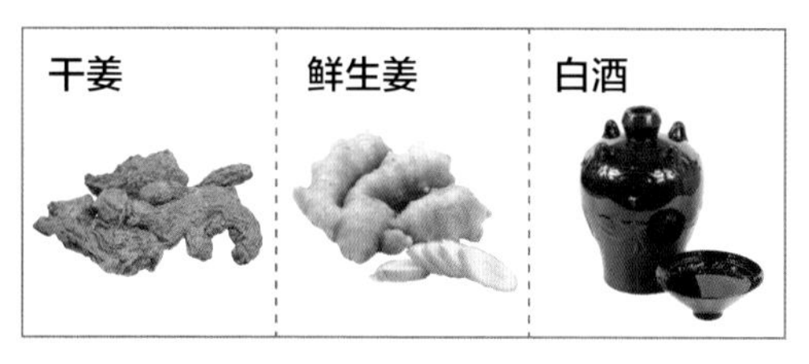

泡酒方法

1.将干姜、鲜生姜分别捣碎，放入容器中。

2.加入白酒。

3.密封浸泡 7 日。

4.过滤去渣后，取药液服用。

服用方法

口服。每日 2 次，每次 5~10 毫升。

养生有道

干姜具有温中散寒、回阳通脉、温肺化饮的功效；生姜具有发汗解表、温中止呕、温肺止咳的功效。此款药酒具有温中止呕的功效。

适应症状

主治胃寒呕吐等症。

注意事项

不能饮酒者可外敷，擦于肚脐、中脘穴，每日数次。

丁香山楂酒

药酒配方

丁香 3 粒，干山楂 10 克，黄酒 0.1 升。

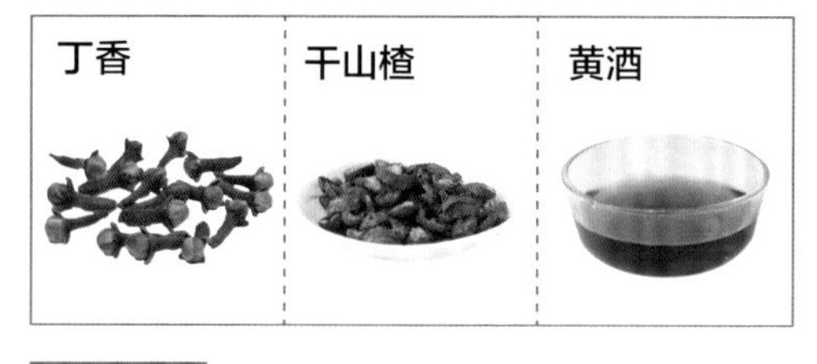

泡酒方法

1.将丁香、干山楂分别切碎，放入容器中。

2.将黄酒倒入容器中。

3.隔水煮约 10 分钟。

4.过滤去渣后，取药液服用。

服用方法

口服。趁热，分 3 次饮用。

养生有道

丁香具有暖胃温肾的功效。此款药酒具有温中止痛、活血化淤的功效。

适应症状

主治外热风寒、腹部冷痛、上吐下泻、恶心、疵气、痃痹等症。

注意事项

热病及脾虚内热者忌服。

小贴士

干山楂片因其具有健胃消食等功效得到人们的青睐。干山楂片是由新鲜山楂经过切片处理之后晾晒而成的，虽然干山楂片失去了新鲜山楂的水分，但还是保留了山楂里的营养结构及部分营养成分。选购干山楂片的时候需要特别谨慎，尤其要警惕用硫黄等有毒物质熏制后的干山楂片，其色泽靓丽且有异味，很好辨认。保存时应置于包装袋内，放在阴凉、通风、干燥处，避免受潮。

干姜酒

药酒配方

干姜 90 克，黄酒 1.5 升。

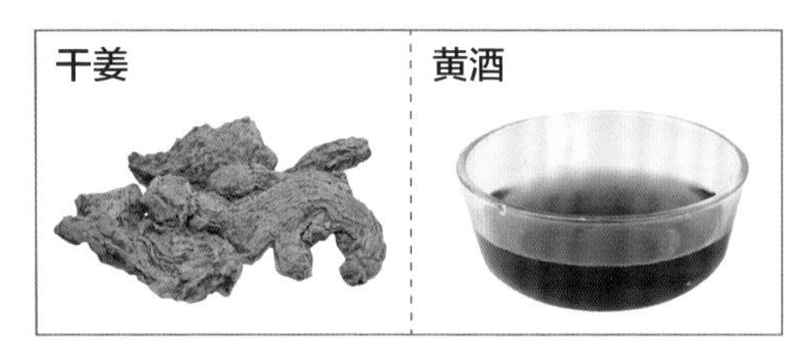

泡酒方法

1. 将干姜切成薄片，放入容器中。
2. 将黄酒倒入容器中，与干姜片充分混合。
3. 用小火煮沸，至 0.9 升。
4. 过滤去渣后，取药液服用。

服用方法

口服。每日 2~3 次，每次 10~15 毫升。

养生有道

此款药酒具有温经通脉、温中止呕的功效。

适应症状

主治寒饮喘咳、上吐下泻、四肢冰冷、阳虚脉微、风寒湿痹、心腹冷痛、恶心呕吐、吐衄便血等症。

注意事项

阴虚内热者、血热妄行者禁服。

姜醋酒饼

药酒配方

陈醋、面粉各 60 克，生姜 20 克，白酒 40 毫升。

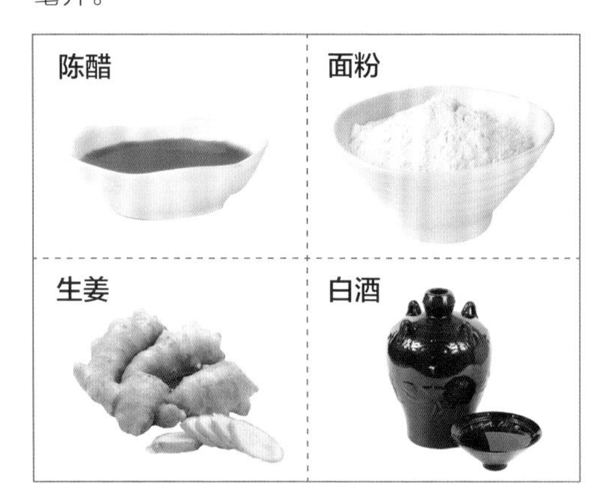

泡酒方法

1. 将生姜捣烂，放入容器中。
2. 往容器中分别加入面粉、陈醋和白酒。
3. 将药材搅拌成稠糊状。
4. 制成 4 个药饼即成。

服用方法

外敷。每日 1 次。取药饼敷于足心，用纱布包扎固定。

养生有道

生姜有发汗解表、温中止呕、温肺止咳的功效。此款药酒具有温中止呕的功效。

适应症状

主治呕吐、腹部喜暖畏寒等症。

注意事项

切勿内服。

生姜

药材别名：紫姜、鲜姜、老姜。
性味归经：性温，味辛；归肺、脾、胃经。
功效主治：解表、散寒、止呕、开痰。主要用于脾胃虚寒、食欲减退、胃寒呕吐、风寒或寒痰咳嗽、恶风发热、鼻塞头痛等病症。

桑姜吴茱萸酒

药酒配方

桑白皮 300 克，吴茱萸 30 克，生姜 18 克，清水 1 升，白酒 2 升。

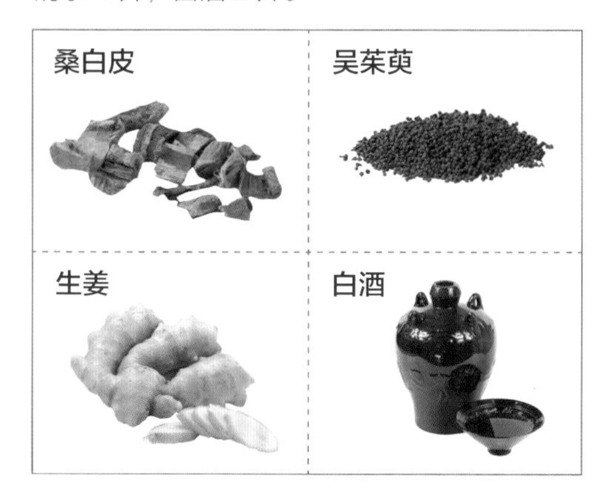

泡酒方法

1. 将桑白皮、吴茱萸、生姜分别切成薄片，放入容器。
2. 将清水、白酒倒入容器。
3. 将药酒熬煮剩 1 升，取药液服用。
4. 或加入白酒，密封浸泡 10 日，过滤去渣，即可饮用。

服用方法

口服。每日 2 次，每次 30 毫升。

养生有道

吴茱萸具有祛寒止痛、降逆止呕、助阳止泻的功效。此款药酒具有理气化痰、泻肺平喘的功效。

适应症状

主治呕吐痰涎、咳喘胀满等症。

注意事项

虚喘者忌服。

参附酒

药酒配方

人参 25 克，制附子、白术、砂仁各 16 克，大茴香 12 克，白酒 0.75 升。

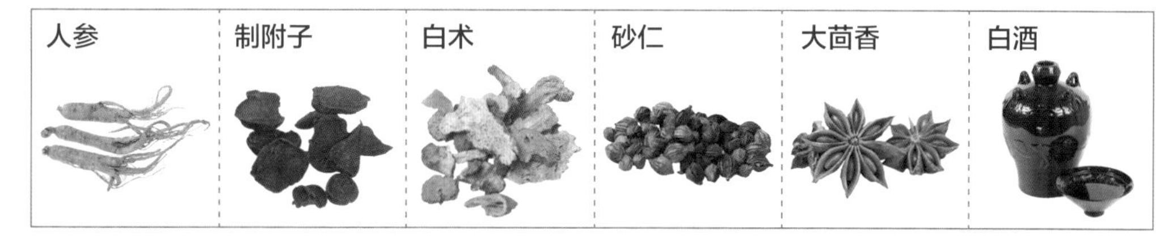

泡酒方法

1. 将人参、制附子、白术、大茴香、砂仁分别切碎，或切成薄片，放入纱布袋中；然后将此布袋放入容器中。
2. 加入白酒，密封浸泡约 15 日。
3. 过滤去渣后，取药液服用。

服用方法

空腹口服。每日 3 次，每次 10 毫升。

养生有道

人参具有大补元气的功效。此款药酒具有和胃理气、温肾驱寒、补气安神、消食止痛的功效。

适应症状

主治身体虚寒、心腹冷痛、少食泛呕、四肢冰冷、大便稀溏等症。

注意事项

实证、热证而正气不虚者忌服。

呃逆：养气健胃噎嗝酒

呃逆即打嗝，指气从胃中上逆，喉间频频作声，声音急而短促，是一个由横膈膜痉挛收缩引起的常见生理现象。打嗝常常由饮食过饱引起，而引起打嗝的原因有多种，包括胃、食管功能或器质性改变。

养生要点

饮食养生

- 饮食以清淡食物为主，注意饮食规律。宜多食能保持大便通畅的食物，如富含纤维的蔬菜、绿豆、芝麻、黑木耳膳食等。
- 不宜同时进食冷饮和热食。例如，饮热茶或热咖啡之后，不要食用冷饮及西瓜、梨等。
- 避免饱餐、酗酒和刺激性饮食。

起居养生

- 呃逆长时间不缓解的患者，可试试屏气、饮温开水或采用重复呼吸等方法。如持续不停地打嗝，应及时去医院诊治。

中医术养

- 掌击法：患者取坐位或站立位，医者从背后将手指伸直，五指并拢，用手掌根部击打患者背部的膈俞穴（背部第 7 胸椎棘突下，正中线旁开 1.5 寸处）和胃俞穴（当第 12 胸椎棘突下，旁开 1.5 寸处），左、右各击 1~2 掌。
- 按摩及指压法：治疗者双手拇指按压患者双侧眼眶上，以患者能耐受为限，双手拇指交替旋转 2~4 分钟，可让患者间断屏气，效果较好。
- 针刺疗法：分别针刺少商穴（大拇指内侧，指甲角外 1 分）、双侧膈俞穴，也可同时针刺足三里穴（当犊鼻穴下 3 寸，距胫骨前缘 1 横指）、三阴交穴（位于内踝尖上 3 寸，胫骨后缘）。

呃逆酒方推荐

姜汁葡萄酒

药酒配方

生姜 200 克，葡萄酒 2 升。

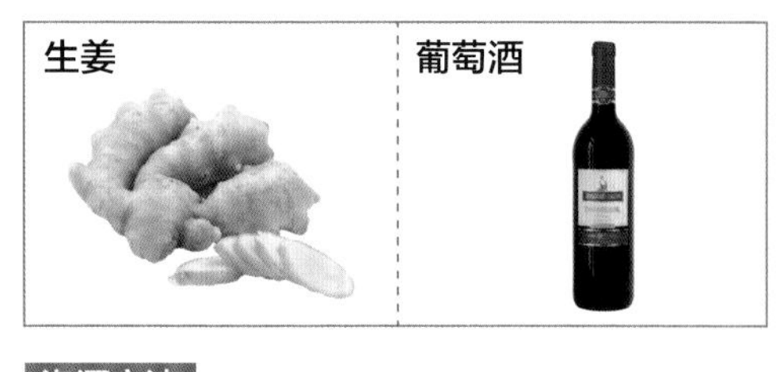

泡酒方法

1. 将生姜捣烂，放入容器中。
2. 将葡萄酒倒入容器中，与药材充分混合。
3. 将容器中的药酒密封浸泡 3 日。
4. 过滤去渣后，取药液服用。

服用方法

口服。每日 2 次，每次 50 毫升。

养生有道

生姜具有发汗解表、温中止呕、温肺止咳的功效。此款药酒具有祛湿散寒、温胃止痛的功效。

适应症状

主治打嗝、饱嗝、寒性腹痛等。

注意事项

轻者服 1~2 次，重者服 4~6 次；热性呃逆者忌服。

状元红酒

药酒配方

麦芽、厚朴、丁香、白蔻仁、枳壳、山栀子各 16 克，砂仁、红曲各 80 克，陈皮、当归、青皮各 40 克，藿香 24 克，木香 8 克，冰糖 2700 克，白酒 45 升。

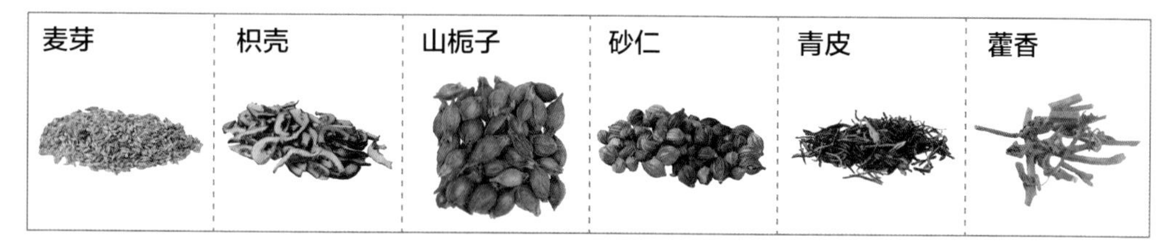

泡酒方法

1. 将如上药材分别切碎，放入纱布袋，再放入容器中。
2. 加白酒，用小火隔水蒸 2 小时。
3. 过滤去渣后加入冰糖溶解，取药液服用。

服用方法

口服。早晚各 1 次，每次 20 毫升。

养生有道

此款药酒具有行气健胃、化滞消胀的功效。

适应症状

主治肝郁脾虚所致的打嗝、饱嗝、胸腹胀闷等症。

注意事项

阴虚津亏者忌服；孕妇忌服。

薄荷酊

药酒配方

薄荷叶 6 克，薄荷油适量，90% 乙醇 0.12 升。

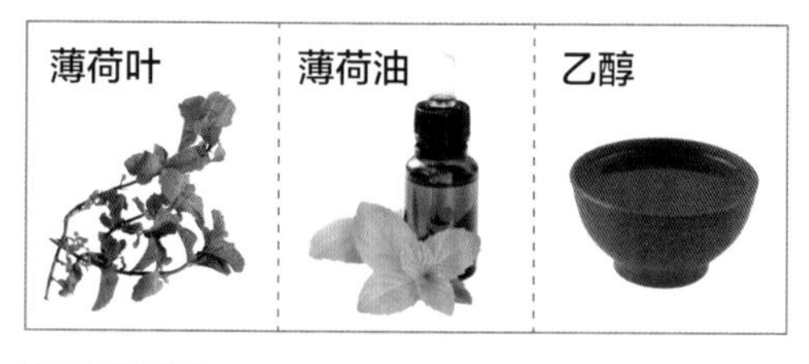

泡酒方法

1. 将薄荷叶剪碎，放入容器中。
2. 加入些许乙醇。
3. 密封浸泡 1~3 日后，过滤去渣。
4. 加薄荷油混匀，加剩下乙醇，取药液。

服用方法

空腹，加水稀释后服用。每日 1 次，每次 0.5 毫升。

养生有道

薄荷叶具有疏风散热、清目利喉、透疹解郁的功效。此款药酒具有祛风、醒神、除胀的功效。

适应症状

主治打嗝、饱嗝、腹胀不适、恶心干呕等症。

注意事项

薄荷油指薄荷挥发油、薄荷素油。

小贴士

薄荷是中国常用中药，幼嫩茎尖可作菜食，全草又可入药。购买薄荷时，以叶片较厚、呈椭圆形、色泽自然、气味清香者为佳。以保鲜袋装好，放入冰箱冷藏保存即可。

苏半酒

药酒配方

紫苏子、红糖各 80 克，丁香、生姜各 16 克，白酒 0.8 升。

紫苏子	红糖	丁香	生姜	白酒

泡酒方法

1. 将生姜切成薄片，然后与紫苏子、丁香、红糖放入容器中。
2. 将白酒倒入容器中。
3. 密封浸泡约 7 日。
4. 过滤去渣后，取药液服用。

服用方法

口服。每日 2~3 次，每次 15 毫升。

养生有道

紫苏子具有降气消痰、平喘润肠的功效；丁香具有暖胃温肾的功效。此款药酒具有温中散寒、降逆止呃的功效。

适应症状

主治打嗝、饱嗝、腹胀不适、恶心干呕等症。

注意事项

热性呃逆者忌服。

紫苏子酒方

药酒配方

紫苏子 500 克，白酒 5 升。

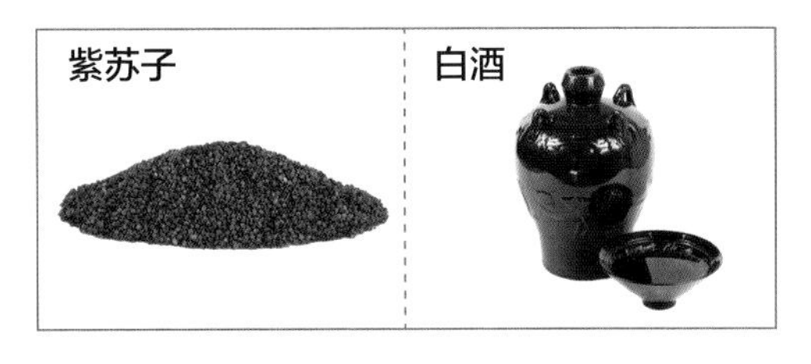

泡酒方法

1. 将紫苏子微炒后捣碎，放入纱布袋中。
2. 将此纱布袋放入容器中。
3. 将白酒倒入容器中，密封浸泡 3 日。
4. 过滤去渣后，取药液服用。

服用方法

口服。每日数次，酌量服用。

养生有道

紫苏子具有降气消痰、平喘润肠的功效。此款药酒具有祛风理气、利膈止呃的良好功效。

适应症状

主治打嗝、恶心干呕等症。

注意事项

肺虚咳喘者、脾虚滑泄者、热性呃逆者忌服。

紫苏子

药材别名：百结、情客、紫丁香、支解香。
性味归经：性温，味辛；归脾、胃、肾经。
功效主治：温中降逆、散寒止痛、温肾助阳。
主要治疗寒性呃逆、呕吐反胃、痢疾、心腹冷痛、痃癖、疝气、癣等症。

噎膈酒

药酒配方

陈皮、厚朴、白蔻仁各 20 克，荸荠、白糖、冰糖各 80 克，蜂蜜 40 毫升，烧酒、白酒浆各 1 升。

陈皮	厚朴	白蔻仁	荸荠	白糖	蜂蜜

泡酒方法

1. 将荸荠、白蔻仁、厚朴、陈皮切碎、放入容器中。
2. 加冰糖、白酒浆、烧酒，密封浸泡约 10 日。
3. 取药液加蜂蜜、白糖拌匀，取药液服用。

服用方法

口服。每日 2~3 次，每次 20 毫升。

养生有道

荸荠具有清热消渴、滋阴益气的功效。此款药酒具有行气、养胃、和中的良好功效。

适应症状

主治轻度噎膈、噎食不顺等症。

注意事项

脾胃虚寒者、大便溏泄者忌服。

启膈酒

药酒配方

砂仁壳、白茯苓、贝母、荷叶蒂各 15 克，丹参、沙参各 27 克，郁金 9 克，黄酒 1.5 升。

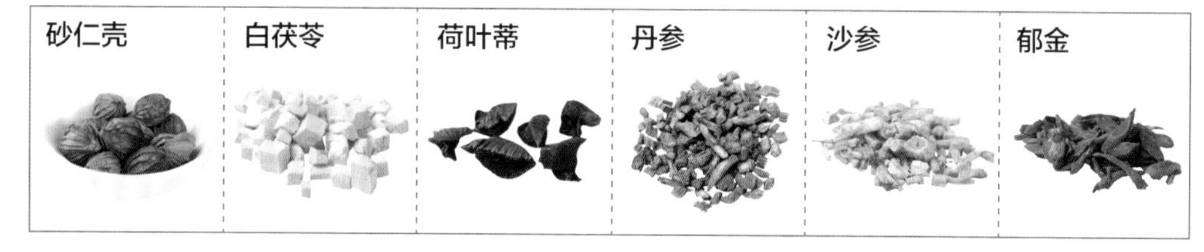

泡酒方法

1. 贝母去心，与砂仁壳、白茯苓、荷叶蒂、丹参、沙参、郁金捣碎入锅。
2. 加入黄酒，煮至剩 0.9 升。
3. 过滤去渣后，取药液服用。

服用方法

口服。每日 2 次，每次 25 毫升。

养生有道

丹参具有活血调经、祛淤止痛、养血安神的功效。此款药酒具有调和脾胃、活血、行气通膈的功效。

适应症状

主治食物吞咽受阻、打嗝等症。

注意事项

孕妇慎服。

腹泻：健脾止泻党参酒

腹泻又称泄泻，是常见症状，指排便次数明显超过平日习惯的频率，粪质稀薄，水分增加，每日排便量超过 200 克，或伴有黏液、脓血、未消化食物。腹泻分为急性腹泻和慢性腹泻两类，常伴有排便急迫感、肛门不适、大便失禁等症状。

养生要点

饮食养生

- 宜吃可以消食、化积、导滞的食物，或清淡之物，如胡萝卜、莲子、山楂等。
- 宜多吃山楂、熟苹果、石榴等有止泻作用的食物。
- 忌啤酒、白酒、田螺、冰激凌等生冷伤胃的食物。
- 忌吃猪肉、猪油等荤腥油腻的食物。

起居养生

- 注意饮用水卫生；讲究食品卫生，清洁环境，避免进食污染食物；注意手的卫生，不仅平时常洗手，饭前便后更要洗手。尤其是在夏季，生熟食物要分开，避免交叉感染。吃剩的食物应及时储存。在冰箱储存的时间不宜过长，不食用易带致病菌的食物。
- 注意休息，避免受累受凉，预防感冒和中暑。合理营养，锻炼身体，提高机体免疫力。

中医术养

- 拔罐疗法：取天枢穴（肚脐向左右三指宽处）、关元穴（下腹部正中线上，将肚脐至耻骨 5 等分，从上往下 3/5 处）、足三里穴（当犊鼻穴下 3 寸，距胫骨前缘 1 横指）、大肠俞穴（当第 4 腰椎棘突下，左右旁开 1.5 寸）、小肠俞穴（骶部，当第 1 骶椎下，左右两指宽处）诸穴，按穴位选择不同口径的火罐，治疗时每日或隔日 1 次，注意操作时动作应准确迅速，使罐拔紧，吸附有力。如烫伤或起疱，可敷以消毒纱布，防止擦破。

腹泻酒方推荐

党参酒

药酒配方

老条党参 80 克，白酒 1 升。

老条党参	白酒
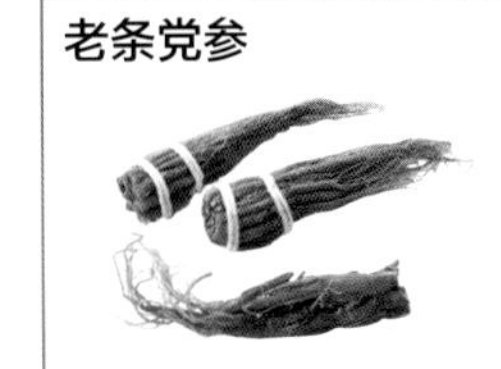	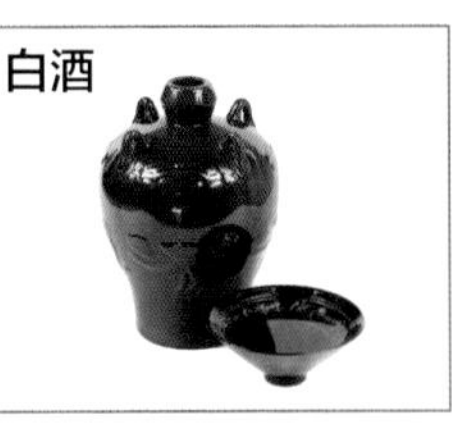

泡酒方法

1. 选取粗大、连须的老条党参。
2. 将老条党参切成薄片，放入容器中。
3. 将白酒倒入容器中，与老条党参混合。
4. 密封浸泡 7~14 日后开封，取药液服用。

服用方法

空腹。每日 2 次，每次 10 毫升。

养生有道

此款药酒具有补中益气、健脾止泻的功效。

适应症状

主治脾虚泄泻、食欲不佳、体虚气喘、四肢乏力、津液耗伤、慢性贫血等症。

注意事项

感冒发热、中满邪实者忌服；老年体弱者可常服。

白药酒

药酒配方

天花粉、薏苡仁、芡实、牛膝、白茯苓、白术、山药各 30 克，豆蔻 18 克，白酒 10 升。

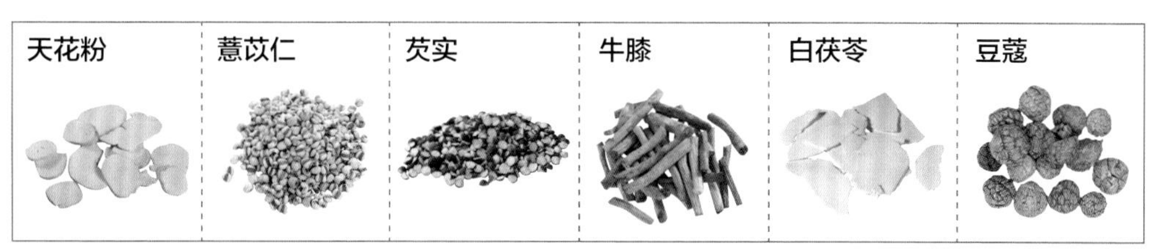

泡酒方法

1. 将诸药材切碎，放入纱布袋，再放入容器中。
2. 加入白酒密封，每 2 日摇晃 1 次。
3. 浸泡约 15 日后过滤去渣，取药液服用。

服用方法

口服。每日 2~3 次，每次 15~20 毫升。

养生有道

此款药酒具有补脾和胃、活血化淤、祛湿利水的功效。

适应症状

主治脾虚纳少、积食不化、小便不畅、大便溏泄等症。

注意事项

可加入适量白糖调味。儿童慎服。

蒜糖止泻酒

药酒配方

大蒜 2 个，红糖 20 克，烧酒 0.1 升。

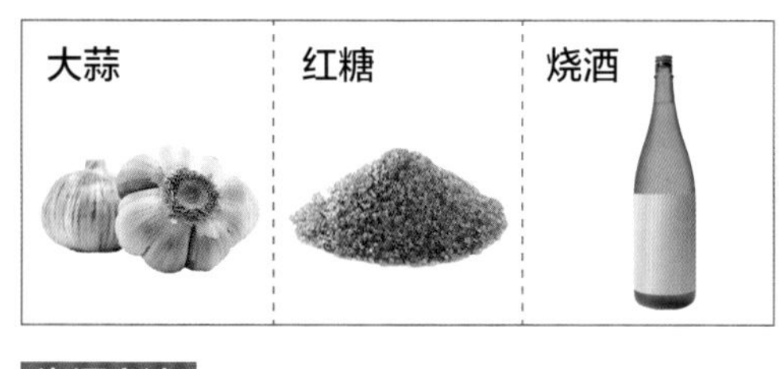

泡酒方法

1. 将大蒜剥去外皮后捣烂，放入容器中。
2. 红糖、烧酒倒入容器中，与大蒜充分混匀。
3. 将药材熬煮至沸腾。
4. 过滤去渣后，取药液服用。

服用方法

口服。每日 1~2 剂，每次顿服。

养生有道

大蒜具有解毒消肿、温胃祛寒的功效。此款药酒具有散风驱寒、解毒、温中止泻的功效。

适应症状

主治外感风寒、泄泻呕吐、自然汗出、头痛发热等症。

注意事项

有胃溃疡、糖尿病者忌服。

小贴士

选购大蒜时，以蒜头大、包衣紧、蒜瓣大且均匀、味道浓厚、汁液黏稠者为佳。常温保存时，将蒜头放入网袋里，悬挂于通风处即可，也可以放冰箱冷藏保存。存放时，不要让大蒜发芽、受冻。

五味子酒

药酒配方

五味子 45 克，白酒 0.75 升。

五味子	白酒
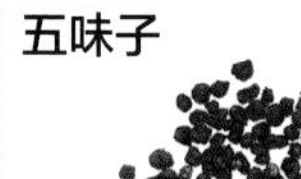	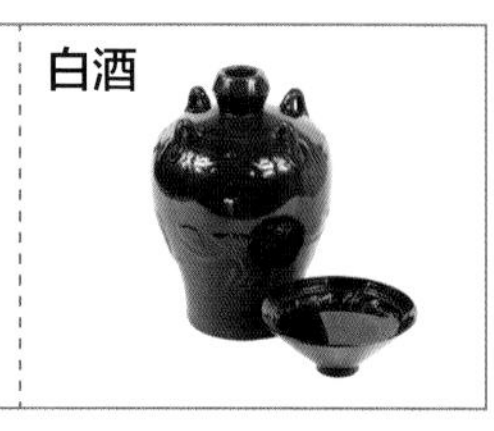

泡酒方法

1. 将五味子洗净，放入容器中。
2. 将白酒倒入容器中，与五味子充分混匀。
3. 密封浸泡 14 日，每日摇晃数次。
4. 取药液服用。

服用方法

口服。每日 2 次，每次 10 毫升。空腹饮用效果更佳。

养生有道

五味子具有滋肾养阴、收汗涩精的功效。此款药酒具有养心益气、补肾收汗的功效。

适应症状

主治慢性腹泻、肺虚喘嗽、心悸失眠、津亏自汗、体虚乏力等症。

注意事项

感冒发热、内有湿热者忌服。

参术酒

药酒配方

白茯苓、白术各 60 克，炙甘草、红枣各 45 克，人参、生姜各 30 克，黄酒 1.5 升。

白茯苓	白术	炙甘草 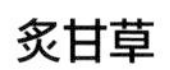	红枣	人参	生姜
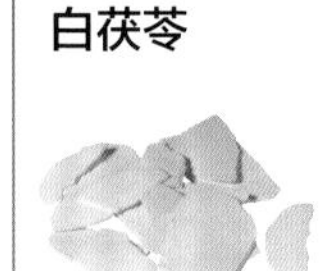	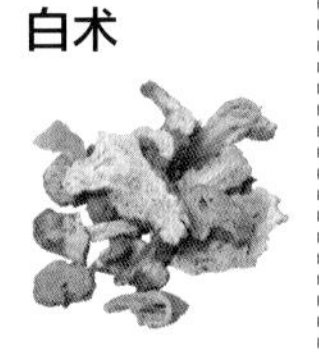	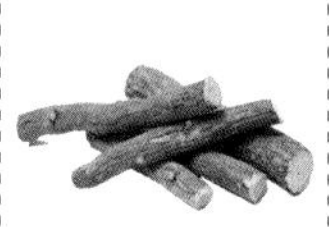	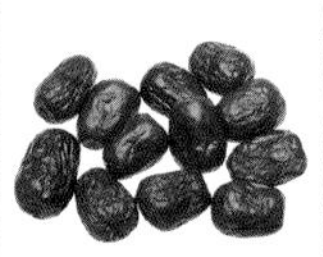	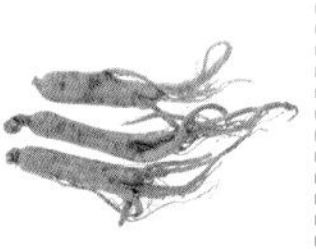	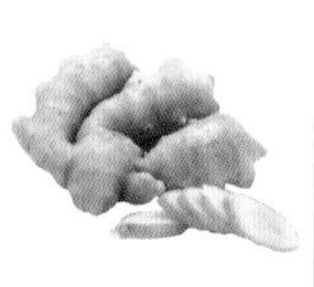

泡酒方法

1. 将诸药材分别切碎，然后一起放入容器中。
2. 加入黄酒。
3. 密封浸泡约 7 日。
4. 过滤去渣后，取药液服用。

服用方法

口服。每日 2 次，每次 10~15 毫升。

养生有道

此款药酒具有理气和胃、健脾止泻的功效。

适应症状

主治脾胃气虚、面黄肌瘦、四肢乏力、食少便溏等症。

注意事项

感冒发热者忌服。

小贴士

白术以质坚硬不易折断、呈黄白色至淡棕色、气清香、嚼之略带黏性者为佳。放置干燥通风处保存。

丁香山楂煮酒

药酒配方

丁香 6 粒，山楂 12 克，黄酒 0.1 升。

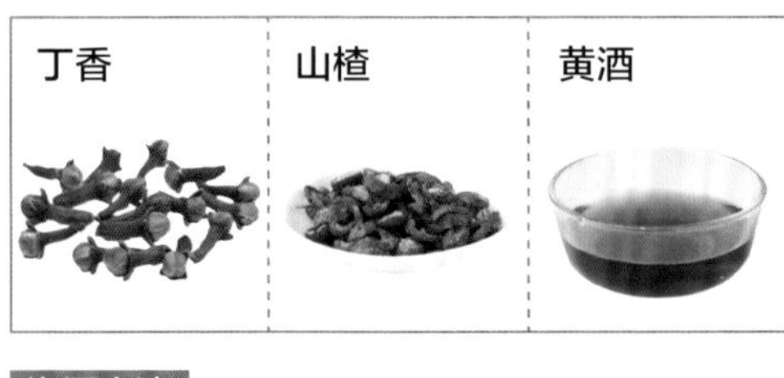

泡酒方法

1. 将丁香、山楂放入瓷杯中。
2. 加入黄酒。
3. 将瓷杯放在加水的蒸锅里。
4. 将蒸锅加热炖煮 10 分钟，取药液服用。

服用方法

口服。分 3 次顿服。

养生有道

此款药酒具有温中止痛、和胃止泻的功效。

适应症状

主治外感风寒、腹胀腹痛、上吐下泻等症。

注意事项

热病、阴虚内热者忌服。

莲子山药酒

药酒配方

莲子、山药各 50 克，白酒 1 升。

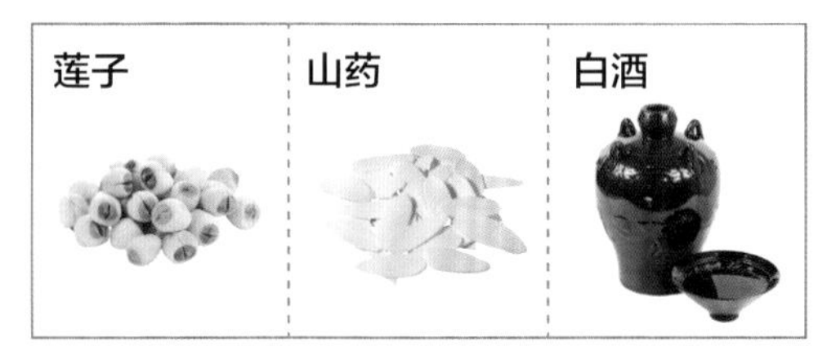

泡酒方法

1. 备一只洁净的容器。
2. 将莲子去皮、去芯，山药洗净，一同放入容器。
3. 加入白酒浸泡，密封，每隔两天搅拌一次。半个月后即成。

服用方法

口服。每日早、晚各服 1 次，每次 20 毫升。

养生有道

此款药酒具有固精止带、补脾养胃、生津止泻、益肾养心的功效。

适应症状

主治脾虚食少、久泻不止、肺虚喘咳、肾虚遗精、带下、尿频、虚热消渴等症。

小贴士

生地黄呈不规则的圆形或长圆形块状，表面呈灰棕色或灰黑色，全体皱缩不平，具不规则的横曲纹。选购时以质柔软，干后则坚实，体重，不易折断，断面平坦，紫黑色或乌黑色而光亮，显油润，具黏性，气微香，味微甜，肥大，断面乌黑油润者为佳。置干燥处保存。

便秘：生津通便三黄酒

便秘是临床常见的复杂症状，而不是一种疾病，主要是指排便次数减少、粪便量减少、粪便干结、排便费力等。上述症状同时存在 2 种以上时，可诊断为症状性便秘。一般每 2~3 天或更长时间排便 1 次（或每周少于 3 次），即为便秘。

养生要点

饮食养生

- 宜多吃水果、蔬菜及杂豆类，如苹果、西瓜、白菜、土豆、扁豆等，增加膳食纤维的摄入。
- 多喝水，有助于肠道蠕动，每天至少喝水 6~8 杯。
- 忌吃尖椒、红肠、炸物等辛辣、煎炒的食物。

起居养生

- 起居有节，多运动，避免久坐不动。特别是冬季天气寒冷干燥，久坐不动不仅会影响血液循环，还会引起胃肠功能减弱，加重便秘。
- 注意休息，避免受累受凉，预防感冒和中暑。合理营养，锻炼身体，提高机体免疫力。

中医术养

- 拔罐：取神阙穴（即肚脐）、天枢穴（肚脐向左右三指宽处）、大肠俞穴（当第 4 腰椎棘突下，左右旁开 1.5 寸）诸穴，热结大肠较重者加曲池穴（屈肘，肘横纹外侧端，尺泽穴与肱骨外上髁的中点）、合谷（手背，第 1、2 掌骨间，当第 2 掌骨桡侧的中点处）二穴。患者取俯卧位，充分暴露背部，在背部涂上适量凡士林，再用梅花针从上至下叩刺（重点叩刺腰骶部两侧），再用走罐法来回推拉 2~3 次。再取侧卧位，将火罐吸拔在神阙、天枢、大肠俞等穴位，留罐 10~20 分钟。每日 1 次，10 次为 1 个疗程。

便秘酒方推荐

秘传三意酒

药酒配方

大麻仁 240 克，枸杞子、生地黄各 400 克，白酒 3.2 升。

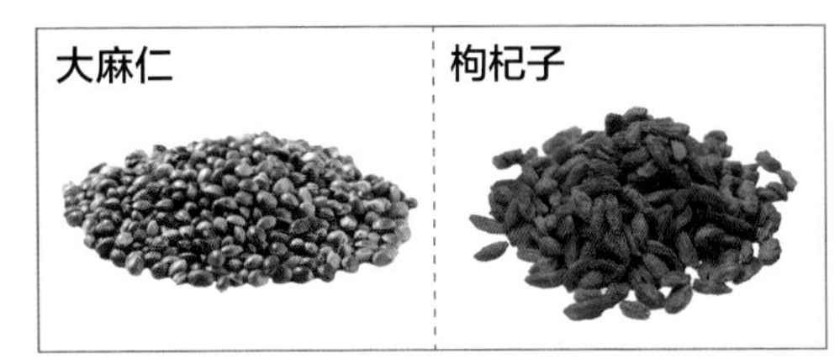

泡酒方法

1. 将枸杞子、大麻仁、生地黄分别研磨成粗粉，放入纱布袋中；然后将此纱布袋放入容器中。
2. 白酒倒入容器中，与以上诸药材充分混匀。
3. 密封浸泡约 7 日，过滤去渣后，取药液服用。

服用方法

口服。适量饮用，患病者勿服。

养生有道

此款药酒具有滋阴生津、清热解暑、润肠祛燥的功效。

适应症状

主治阴虚血少、头晕目眩、面色萎黄、口干舌燥、体弱乏力、大便干黄等症状。

注意事项

脾虚泄泻者忌服。

芝麻枸杞子酒

药酒配方

黑芝麻、生地黄各 600 克，枸杞子 1000 克，大麻仁 300 克，糯米 3000 克，酒曲 240 克。

黑芝麻	生地黄	枸杞子	大麻仁	糯米	酒曲
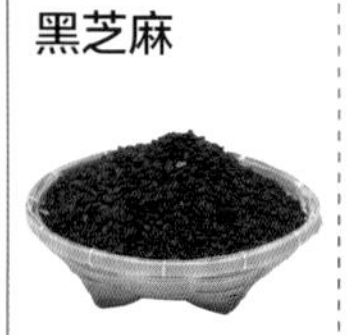	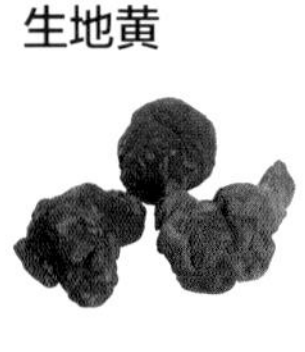	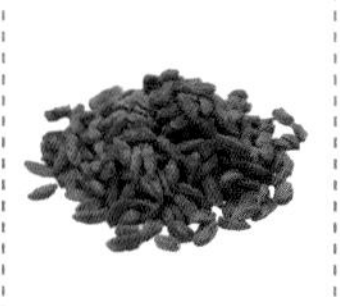	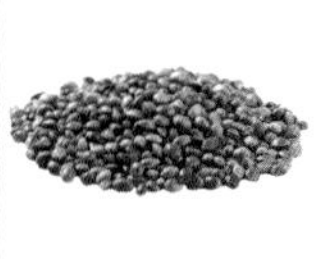	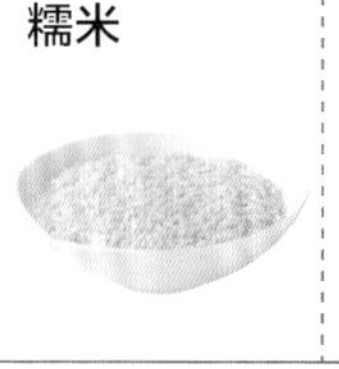	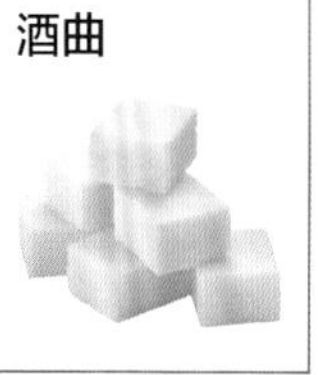

泡酒方法

1. 将黑芝麻翻炒后切碎，再将枸杞子、大麻仁、生地黄分别切碎，一起放入容器中。
2. 加入 6 升水，熬煮至剩 4 升后晾凉。
3. 将糯米煮熟晾凉，酒曲研磨成细粉。
4. 糯米中加入药材、酒曲拌匀，置保温处密封约 15 日，过滤去渣后取药液服用。

服用方法

口服。每日 2~3 次，每次 30~50 毫升。用温水服，适量，勿醉。

养生有道

此款药酒具有理气活血、调理五脏、滋补精髓的功效。

适应症状

主治大便秘结、食欲不佳、腰膝酸软、遗精等症。

注意事项

放在干燥、阴凉、避光处保存。

地黄羊脂酒

药酒配方

生地黄 0.14 克，羊脂 300 克，白蜜 150 毫升，生姜汁 45 毫升，糯米酒 2 升。

生地黄	羊脂	白蜜	生姜	糯米酒
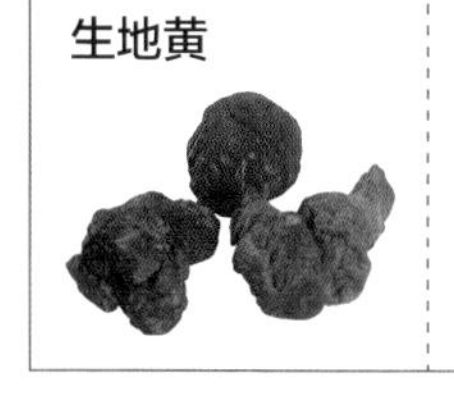	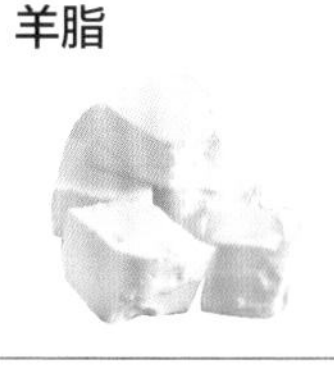	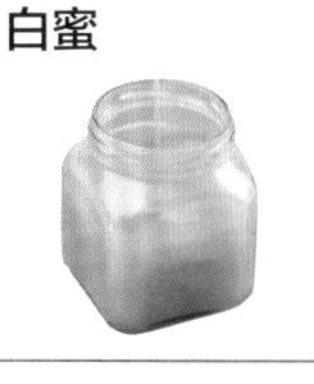	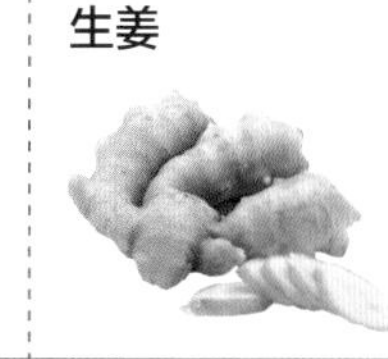	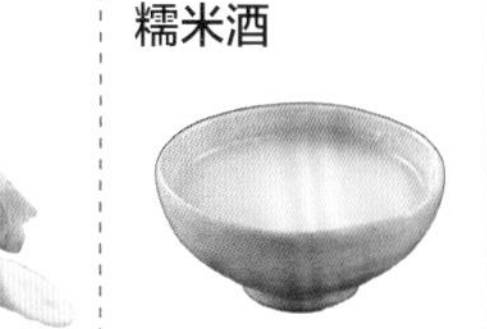

泡酒方法

1. 将糯米酒倒入容器中，用小火熬煮至沸腾，边煮边倒羊脂，待其溶化，备用。
2. 将生地黄捣烂，再与生姜汁搅拌均匀，煮沸数十次后离火晾凉。
3. 将白蜜炼熟，与药汁和羊脂糯米酒一起倒入容器中拌匀。
4. 密封浸泡 3 日后，取药液服用。

服用方法

口服。每日 3 次，每次 20 毫升。

养生有道

此款药酒具有理气和胃、健脾温中、滋阴润燥、生津通便的功效。

适应症状

主治内脏虚损、脾胃虚弱、阴虚干咳、口渴烦热、食欲不佳、肠燥便秘等症。

大黄附子酒

药酒配方

大黄、制附子各 60 克，75% 白酒 0.6 升。

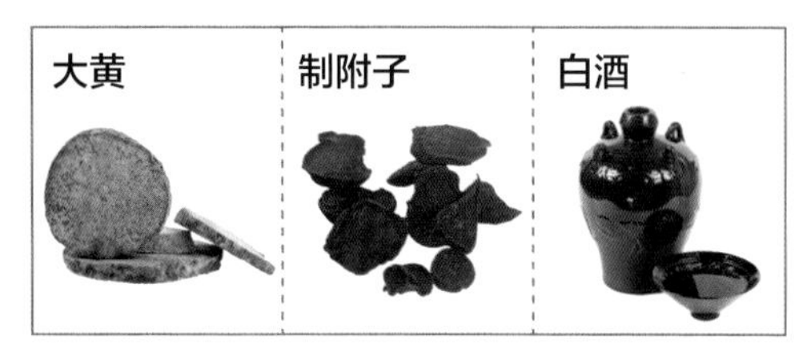

泡酒方法

1.将大黄、制附子切成薄片，放入容器中。

2.将白酒倒入容器中，与大黄、制附子充分混合。

3.密封浸泡约 7 日。

4.过滤去渣后，取药液服用。

服用方法

口服。每日 2 次，每次 20~30 毫升。用温水送服。

养生有道

大黄具有下火解毒的功效。此款药酒具有通便、温中、解毒的功效。

适应症状

主治因阴寒阳虚、阴寒凝滞所致的便秘。

注意事项

大便溏泄者忌服。

松子酒

药酒配方

松子仁 140 克，黄酒 1 升。

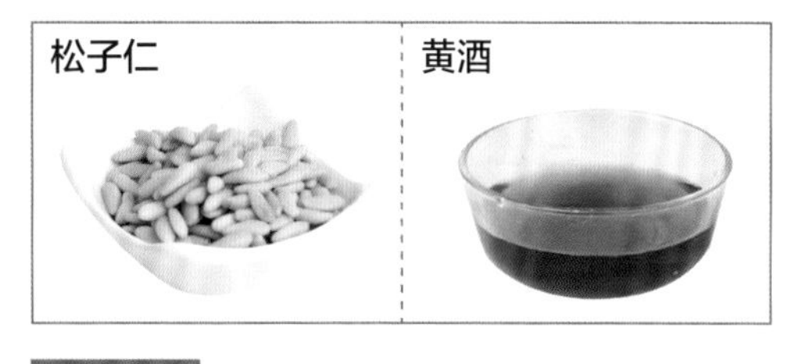

泡酒方法

1.将松子仁炒香，捣烂成泥，放入容器中。

2.加入黄酒，用小火煮至药液沸腾，晾凉。

3.密封浸泡 3 日。

4.过滤去渣后，取药液服用。

服用方法

口服。每日 3 次，每次 20 毫升。

养生有道

松子仁具有滋阴润燥、扶正补虚的功效。此款药酒具有理气活血、滋润五脏、润肠通便的功效。

适应症状

主治病后体虚、便秘、盗汗、咳嗽痰少等症。

注意事项

大便溏泄、滑精、痰湿内盛者忌服。

小贴士

选购松子仁时，一看壳色：以壳色浅褐、光亮者质好；壳色深灰或黑褐色、萎暗者质差。二看仁色：仁肉色洁白质好；淡黄色质次；深黄带红、泛油的已变质。三看牙芯：松仁芽芯色白质好；发青时已开始变质；发黑的已变质。四看干潮：松子壳易碎、声脆，仁肉易脱出，仁衣略有皱纹且较易脱落者身干为佳，而壳质软韧、仁衣无皱纹且不易脱落，仁肉较嫩者身潮。应密封保存。

三黄酒

药酒配方

大黄、黄柏、黄芩各 48 克，甘草 16 克，厚朴 24 克，白糖 240 克，白酒 800 毫升。

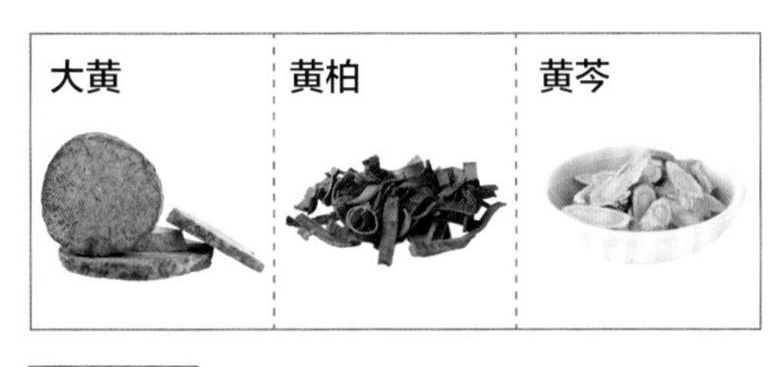

泡酒方法

1.诸药材切薄片，入容器中。

2.加入白酒。

3.密封浸泡约 7 日后，过滤去渣。

4.加入白糖，待其溶化后取药液服用。

服用方法

空腹口服。每日 2~3 次，每次 20~30 毫升。

养生有道

黄芩具有清热祛湿、下火解毒、止血、安胎、降血压的功效。此款药酒具有理气宽中、清热解毒、泻火通便的功效。

适应症状

主治热结便秘等症。

注意事项

阴寒阳虚所致的便秘者忌服。

大麻仁酒

药酒配方

大麻仁 250 克，米酒 500 毫升。

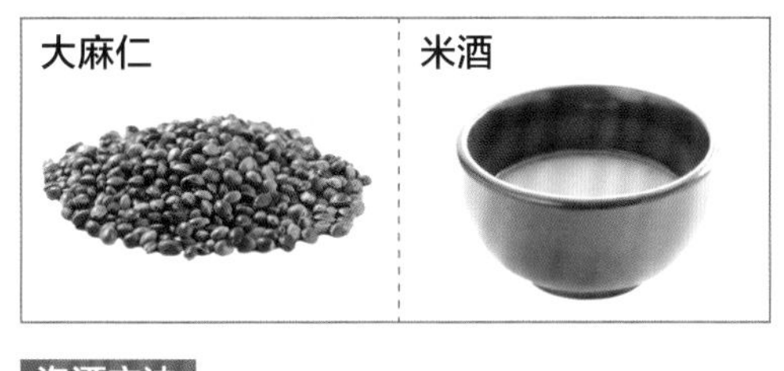

泡酒方法

1.大麻仁研末，放入容器中。

2.将米酒倒入容器中，与大麻仁充分混匀。

3.密封浸泡约 7 日。

4.过滤去渣后，取药液服用。

服用方法

口服。每日 2 次，每次 30 毫升。

养生有道

大麻仁具有润肠通便、除燥杀虫的功效。此款药酒具有润肠通便、下火去燥的功效。

适应症状

主治老年或产后津伤血虚、大便干结等症。

注意事项

脾胃虚弱、孕妇、肾虚阳痿、遗精者忌服。

小贴士

大麻仁里含有丰富的油脂及蛋白质，而油脂中含有大量的不饱和脂肪酸，这类物质易受氧气的作用而氧化，致使大麻仁变味、变质，还会使维生素 A 损失、大麻仁颜色变暗等。因此，为了防止营养流失和氧化变质，保持大麻仁那种特有的清香，大麻仁都是通过真空处理保存的，可长时间保留其中的营养。

胃痛：健脾益胃金橘酒

胃痛是指由脾胃受损、气血不调所引起的胃脘部疼痛的病症，又称胃脘痛。原因有两种：一种是由于忧思恼怒、肝气失调引起的，故治法以疏肝、理气为主；另一种是由脾不健运、胃失和降而导致的，应用温通、补中等法，以恢复脾胃的功能。

养生要点

饮食养生

- 饮食有节，避免暴饮暴食，宜多进食白菜、山药、蘑菇、土豆等容易消化的食物。
- 忌生冷、酸辣、油腻、刺激性的食物，如辣椒、咸肉、猪蹄、大蒜等。
- 要吃早餐，长期不吃早餐，易患胃肠疾病。

起居养生

- 保持乐观情绪，尽量避免消极的情绪。
- 胃痛的时候，尽量把皮带松开，这样可以让腹部舒服一点。平常尽量穿舒适宽松的衣服。对于经常在晚上出现胃酸返流的人来说，最好采用右侧在上、左侧在下的睡姿。

中医术养

- 小腿肚内侧系足太阴脾经、足厥阴肝经和足少阴肾经循行之处，足太阴脾经与脾胃相联，故而捏按此处可以治疗胃部病症。每天捏一捏小腿肚部位：小腿肚内侧 1/3 处的肌肉部位（腓肠肌内侧缘）。用手捏住上述肌肉，大拇指与其余四指相对，稍用力按捏，以感觉到有较强的酸痛为度。先是自上而下按捏，再自下而上按捏。一般以左右各 15~30 次为宜。根据疼痛情况，酌情加减。每日可进行 1~3 次。

胃痛酒方推荐

玫瑰露酒

药酒配方

玫瑰花 420 克，冰糖 240 克，白酒 1.8 升。

玫瑰花	冰糖
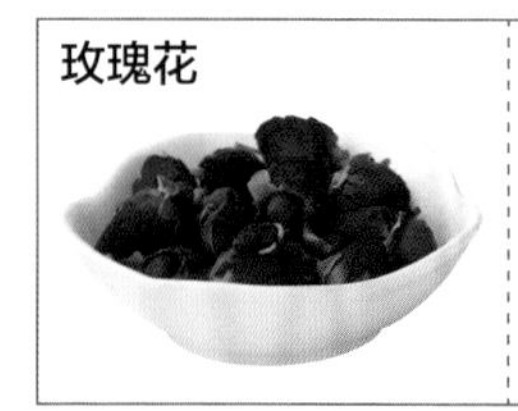	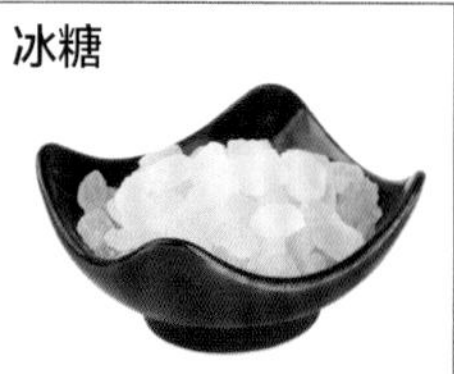

泡酒方法

1. 将玫瑰花放入容器中。
2. 白酒、冰糖倒入容器中，与药材充分混合。
3. 密封浸泡 30 日以上，过滤去渣。
4. 用瓷罐或玻璃器皿密封贮藏，取药液饮用。

服用方法

口服。每日 2 次，每次 15 毫升。

养生有道

玫瑰花具有理气解郁、活血止痛的功效。此款药酒具有理气止痛、疏肝和胃的功效。

适应症状

主治胃气痛、食欲不佳等症。

注意事项

寒凝气滞、脾胃虚寒者尤其有效。

玫瑰花

药材别名：徘徊花、湖花、刺玫花。
性味归经：性温，味甘、微苦；归肝、胃经。
功效主治：具有疏肝健脾、和胃、补肾、活血调经的功能。

温脾酒

药酒配方

人参、制附子各 60 克，干姜、大黄、甘草各 90 克，黄酒 1.5 升。

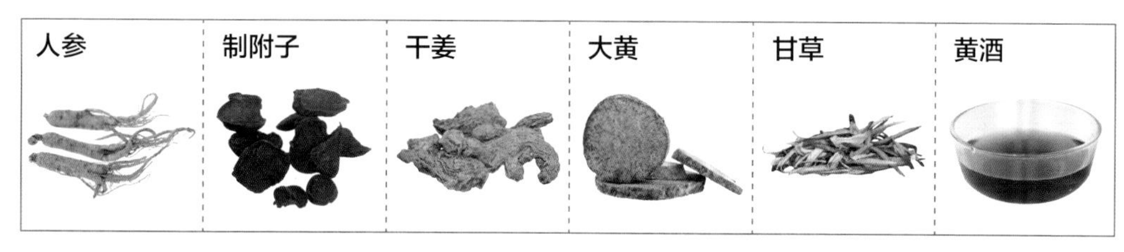

泡酒方法

1. 将人参、甘草、制附子、大黄、干姜分别切碎，或切成薄片，放入容器中。
2. 加入黄酒，密封浸泡约 7 日。
3. 过滤去渣后，取药液服用。
4. 或者直接将容器隔水煮沸，浸泡 2 日后，取药液服用。

服用方法

口服。早晚各 1 次，每次 15~25 毫升。用温水送服。

养生有道

此款药酒具有温中通便、驱寒止痛的功效。

适应症状

主治脘腹冷痛、便秘、久痢等症。

注意事项

老年虚寒性便秘可常饮。阴血亏虚所致肠燥便秘者忌服。

姜糖酒

药酒配方

生姜、红糖各 200 克，黄酒 1 升。

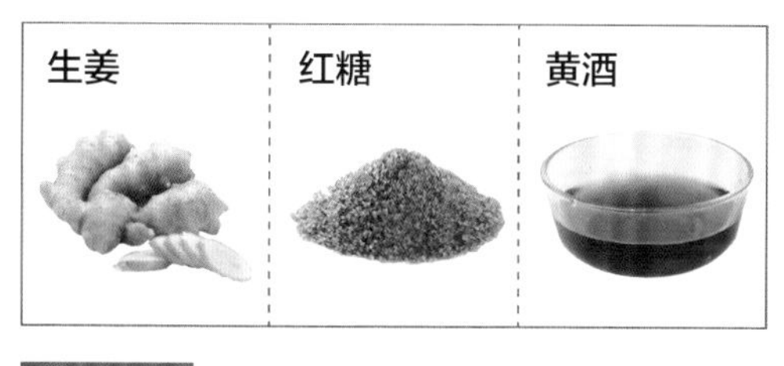

泡酒方法

1. 将生姜捣碎，放入容器中。
2. 红糖、黄酒倒入容器中，与生姜充分混合。
3. 密封浸泡约 7 日。
4. 过滤去渣后，药液服用。

服用方法

口服。每日 2~3 次，每次 20 毫升。

养生有道

此款药酒具有温经驱寒、健脾暖胃的功效。

适应症状

主治食欲不佳、受寒感冒、胃寒干呕、女性痛经等症。

注意事项

淋雨或在水中长留后，饮用此药酒可预防感冒；阴虚发热者忌服。

小贴士

优质红糖呈晶粒状或粉末状，干燥而松散，不结块、不成团、无杂质，水溶液清晰、无沉淀、无悬浮物，而且具有甘蔗汁的清香，口味浓甜带鲜，微有糖蜜味。密封保存。

佛手酒

药酒配方

佛手 15 克，白酒 0.2 升。

佛手	白酒
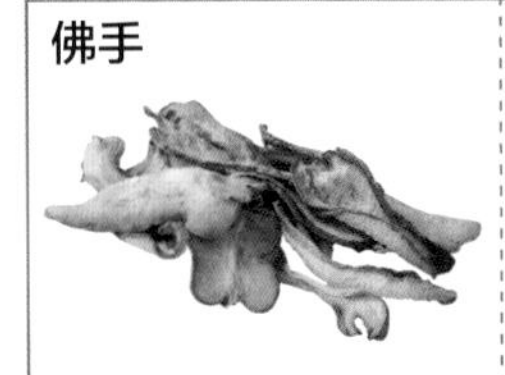	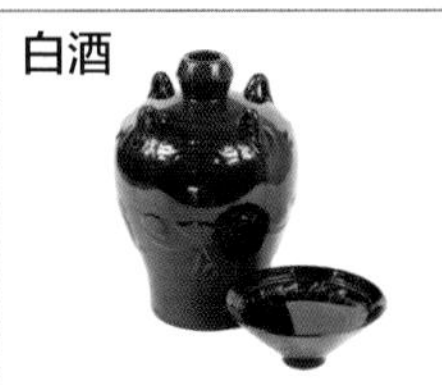

泡酒方法

1. 将佛手洗净，用清水泡软。
2. 将佛手切成规则的正方形小块，晾干后放入容器中。
3. 加白酒，密封浸泡，每隔 5 日，适当摇动。
4. 约 15 日后过滤去渣，取药液服用。

服用方法

口服。每日 2 次，每次 15 毫升，不善饮者每次 5 毫升。

养生有道

此款药酒具有理气疏肝、和脾温胃、消食祛痰的功效。

适应症状

主治脾胃虚寒、胃脘冷痛、嗳气、痰多常嗽、恶心干呕、食欲不佳、大便不畅、情志不舒、苔多薄白等症。

注意事项

阴虚有火者、无气滞症状者慎服。

灵脾肉桂酒

药酒配方

仙灵脾 200 克，生姜 6 片，连皮大腹槟榔 6 枚，陈皮、黑豆皮、肉桂、豆豉各 60 克，葱白 6 根，黄酒 2 升。

仙灵脾	生姜	陈皮	肉桂	豆豉	葱白
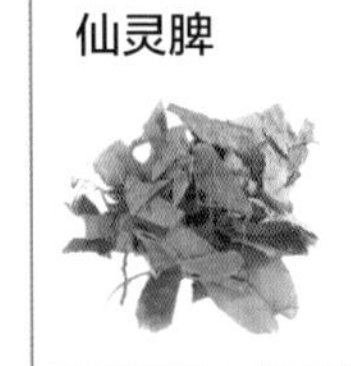	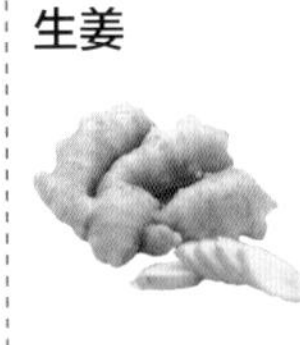	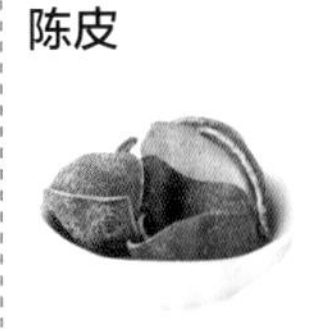	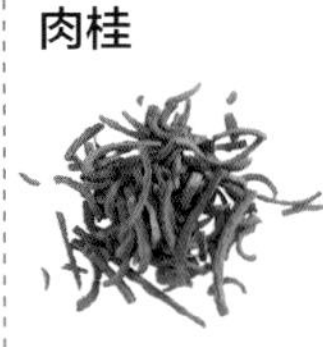	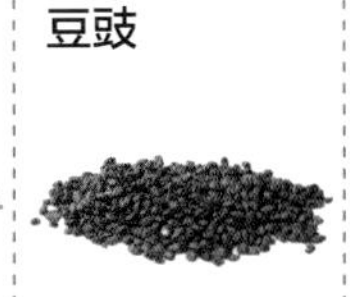	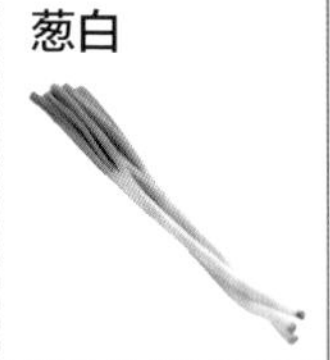

泡酒方法

1. 将诸药材切碎，放入纱布袋；再将纱布袋放进容器中。
2. 加黄酒密封，用灰火外煨 1 日，取出晾凉。
3. 过滤去渣后，取药液服用。

服用方法

口服。每日 2 次，每次 10~20 毫升。用温水送服。

养生有道

此款药酒具有温阳补肾、健脾祛湿的功效。

适应症状

主治脘腹冷痛、脾肾两虚、腰腿酸痛、食欲不佳等症。

注意事项

阴虚发热者忌服。

金橘酒

药酒配方

金橘 400 克，蜂蜜 80 毫升，白酒 1 升。

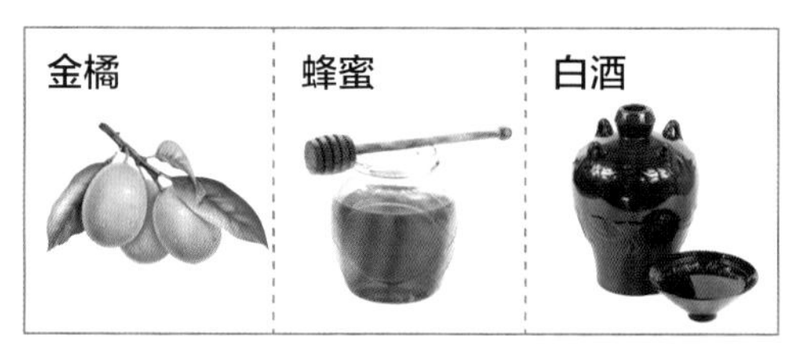

泡酒方法

1. 将金橘洗净晾干，再捣碎或切成薄片，放入容器中。
2. 将蜂蜜倒入容器中。
3. 将白酒倒入容器中。
4. 密封浸泡 60 天后，取药液服用。

服用方法

口服。每天 2 次，每次 15 毫升。

养生有道

此款药酒具有清肺止咳、健胃消食、理气解郁的功效。

适应症状

主治胸闷郁结、腹胀、痰饮、食滞胃呆、咳嗽哮喘、肝胃不和等症。

注意事项

经常加法半夏、砂仁各 20 克一起浸泡，效果甚佳。内热亢盛者慎服。

青核桃酒

药酒配方

青核桃 1.5 千克，白酒 2.5 升。

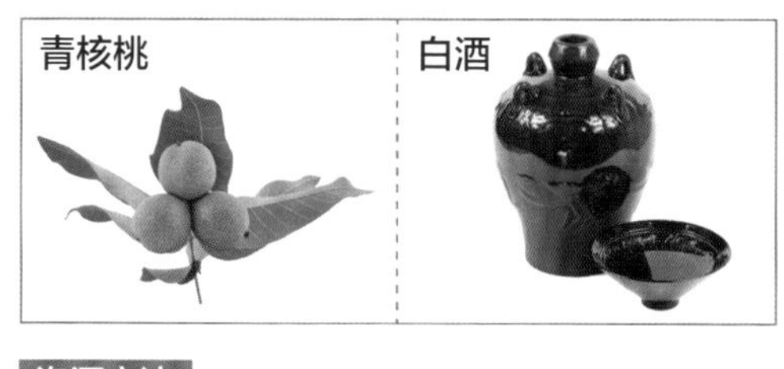

泡酒方法

1. 将青核桃捣碎，放入容器中。
2. 将白酒倒入容器中，与青核桃混匀。
3. 密封浸泡 20~30 日。
4. 取药液服用。

服用方法

口服。每日 3 次，每次 10 毫升。

养生有道

青核桃具有很好的保健功效，能起到补肾强腰、润肠通便的功效。此款药酒具有理气和胃、温肺止痛的功效。

适应症状

主治寒性胃痛。

小贴士

挑选青核桃时，以无虫害、表皮完好者为佳。放置阴凉处自然阴干，过几天，核桃的表皮会出现褶皱干瘪，青皮会与核桃自然分离。青核桃皮也可入药，具有疏肝破气、消积化滞的功效。

黄疸：利胆清热茵陈栀子酒

黄疸又称黄胆，俗称黄病，是一种由于血清中胆红素升高致使皮肤、黏膜和巩膜发黄的症状和体征，以目黄、身黄、小便黄赤为主要特征，在新生儿和孕妇中比较常见。引发黄疸的病因有多种，多为湿热蕴结、嗜酒过度等，以致肝胆、脾胃功能失调。

养生要点

饮食养生

- 宜多吃营养价值高的牛奶、蛋类、果汁等食品。
- 忌食辣椒、大蒜、肉桂、芥茉、茴香、葱姜等辛辣、刺激性的食物。
- 忌食糯米、红枣、荔枝等黏糯滋腻之物。
- 忌食动物油、肥肉、狗肉、海鱼、虾子，以及熟地黄、黄精等补益之品。
- 饮食有节，多吃清淡食物，还应注意食品的卫生；严禁酗酒。

起居养生

- 患者应注意休息，保持心情舒畅。
- 经治疗，黄疸消退后，不宜马上停药，应根据病情继续治疗，以免复发。

中医术养

- 中医认为，可通过按摩肝俞穴（背部，当第 9 胸椎棘突下，旁开 1.5 寸）缓解黄疸症状。让患者取卧位，用两手手指的指腹按揉肝俞穴。每次 2 分钟左右。按揉肝俞穴，主治胃肠病、胸痛腹痛、肝病、失眠等。
- 黄疸患者也可以采用针灸疗法，取章门穴（在腋中线，第 11 肋游离端下方，屈肘合腋时正当肘尖处）、肝俞穴等穴。若患者有嗜卧、四肢倦怠的症状，可针灸手三里穴（在前臂背面桡侧，当阳溪穴与曲池穴连线上，肘横纹下 2 寸）。

黄疸酒方推荐

灯草根酒

药酒配方

灯草根 240 克，黄酒 0.6 升。

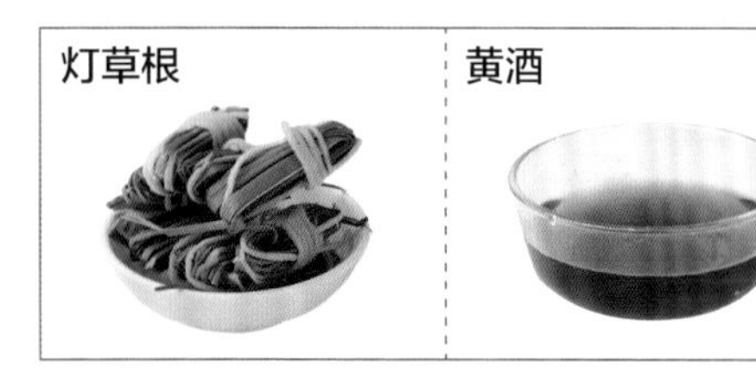

泡酒方法

1. 将灯草根切碎，放入容器中。
2. 将黄酒倒入容器中，与灯草根混匀。
3. 隔水熬煮 1~2 小时。
4. 静置一夜，过滤去渣后，取药液服用。

服用方法

空腹口服。每日 2~3 次，每次 15~30 毫升，用温水送服。

养生有道

灯草根具有利尿通淋、清心降火的功效。此款药酒具有清热解暑、利水祛湿的功效。

适应症状

主治湿热黄疸等症。

注意事项

中寒、小便不禁者忌服。

茵陈栀子酒

药酒配方

茵陈 90 克，栀子 45 克，黄酒 1.5 升。

茵陈	栀子	黄酒

泡酒方法

1. 茵陈、栀子放入容器中。
2. 将黄酒倒入容器中，与茵陈、栀子混匀。
3. 用火煎熬 1~2 小时。
4. 取药液服用。

服用方法

口服。每剂分 3 次，每天 20 毫升。

养生有道

茵陈具有利胆清热、降血压、降血脂的功效；栀子具有下火除烦、清热祛湿、凉血解毒的功效。此款药酒具有清热、解毒、利湿的功效。

适应症状

主治湿热黄疸（热重于湿）等症。

注意事项

忌与油腻食物、生冷食物一起食用。

秦艽酒

药酒配方

秦艽 30 克，黄酒 0.24 升。

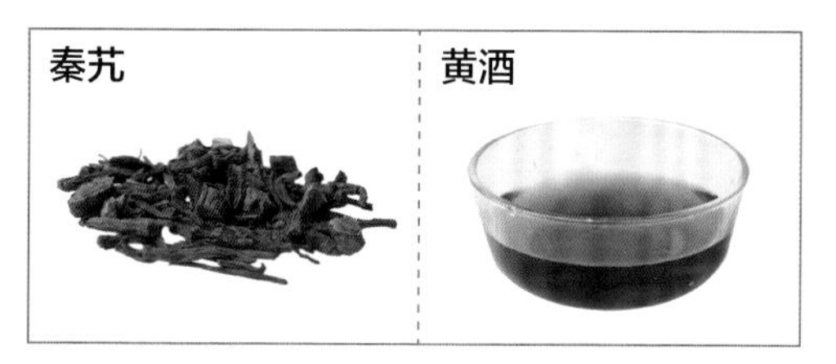

泡酒方法

1. 将秦艽切碎，放入容器中。
2. 将黄酒倒入容器中，与秦艽充分混匀。
3. 密封浸泡约 7 日。
4. 过滤去渣后，取药液服用。

服用方法

空腹口服。每日 2~3 次，每次 10 毫升。

养生有道

秦艽具有散风祛湿、舒筋活络、清热补虚的功效。此款药酒具有祛湿活络、清退黄疸的功效。

适应症状

主治湿热黄疸等症。

注意事项

伤酒发黄、因劳有黄、面赤恶心等患者饮用，效果更佳。

小贴士

秦艽表面呈棕黄色或灰黄色，根头部由一个单生或数个合生而成，顶端残存茎基部并附有黄色纤维状残叶，中部多具螺旋状扭曲的皱纹及须根痕，下部或有分枝。选购秦艽时以质松脆，易折断，断面不平坦，显油性，外层呈黄白色或棕黄色，中心木质部呈黄色，气特殊，味苦而涩，粗大、肉厚者为佳。放置通风干燥处保存。

胃及十二指肠溃疡：理气和胃酒

消化性溃疡指胃肠黏膜被胃消化液自身消化而造成的超过黏膜肌层的组织损伤，可发生于消化道的任何部位，其中以胃溃疡和十二指肠溃疡最常见。胃及十二指肠溃疡的主要症状为长期周期性发作的节律性上腹部疼痛，痛时还可伴有泛酸、恶心等。

养生要点

饮食养生

- 宜多食用含有维生素 C 的蔬菜和水果，例如黄瓜、西红柿、苹果、猕猴桃等。
- 饮食宜清淡，多食含锌的食物，以促进疮面愈合，如动物肝脏、花生、核桃等。
- 忌食辛辣刺激、烧烤油腻及口味较重的食物，如咖喱、生葱、花椒等。
- 忌饮咖啡、浓茶和烈酒。
- 忌食酸梨、李子和酸辣酱等酸性食物。
- 定时进餐，注意补充营养；饮食不过饱，进餐时应细嚼慢咽，避免急食；餐间避免摄入零食，睡前不适宜进食。

起居养生

- 在急性发作期，以少吃多餐为宜，每天进餐4~5次即可。还应戒烟酒，并避免咖啡、浓肉汤和辣椒、酸醋等刺激性饮品或辛辣调料。

中医术养

- 脾胃虚寒型消化性溃疡患者，多表现出胃痛绵绵、呕吐清水、精神倦怠、四肢无力、食欲减退，手脚冰冷、容易腹泻等症状。可针灸足三里穴（当犊鼻穴下 3 寸，距胫骨前缘 1 横指）、中脘穴（胸骨下端和肚脐连接线中点处）、胃俞穴（背部当第 12 胸椎棘突下，旁开 1.5 寸）、脾俞穴（背部当第 11 胸椎棘突下，旁开 1.5 寸）、关元穴（下腹部前正中线上，当脐中下 3 寸）等穴位。

胃及十二指肠溃疡酒方推荐

山核桃酒

药酒配方

山核桃 1.5 千克，白酒 2.5 升。

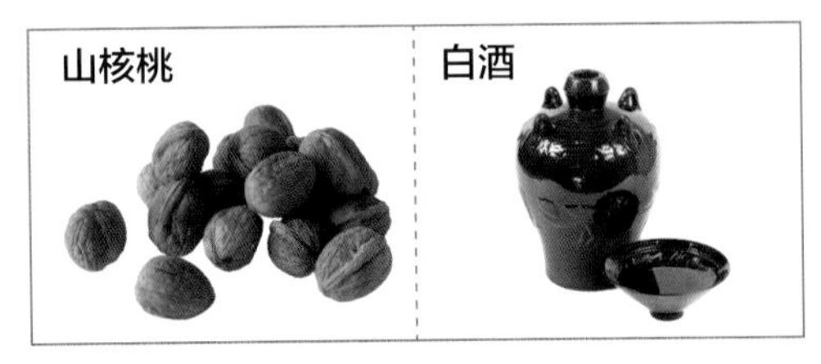

泡酒方法

1. 将山核桃捣碎放入容器中。
2. 将白酒倒入容器中，与山核桃混合。
3. 密封浸泡 20 日。
4. 待药酒变为褐色，过滤去渣，取药液服用。

服用方法

口服。每日 3 次，每次 10 毫升。

养生有道

山核桃具有活血化淤、润燥滑肠的功效。此款药酒具有温肾润肠、消炎止痛之效。

适应症状

主治慢性胃病等症。

止痛酊

药酒配方

白屈菜 30 克，橙皮 15 克，50 度白酒适量。

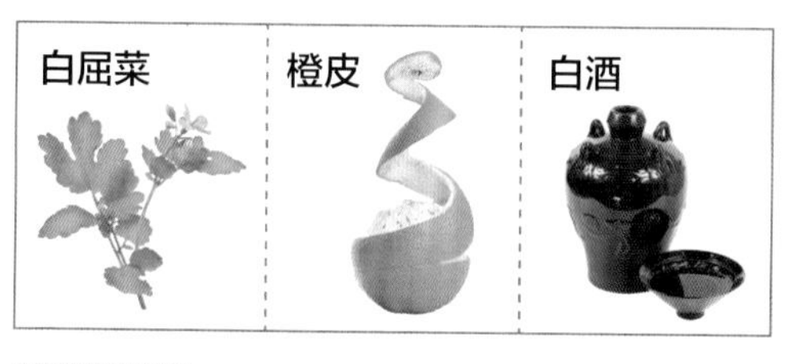

泡酒方法

1. 将白屈菜、橙皮切成薄片，放入容器中。
2. 加入白酒，密封浸泡 2~3 日。
3. 用纱布将药渣过滤后，取汁。
4. 加入白酒 0.15 升，澄清后取药液服用。

服用方法

口服。每日 3 次，每次 5~10 毫升。

养生有道

白屈菜具有止咳平喘、镇痛消肿的功效；橙皮具有理气化痰、健脾消滞的功效。此款药酒具有理气和胃、消炎止痛的良好功效。

适应症状

主治慢性肠胃炎、肠胃痉挛疼痛等症。

平胃酒

药酒配方

陈皮 160 克，鸡内金、肉豆蔻、小茴香、干姜各 60 克，山楂、麦芽各 200 克，枸杞子、红枣、山药各 400 克，40 度白酒 6 升，蜂蜜适量。

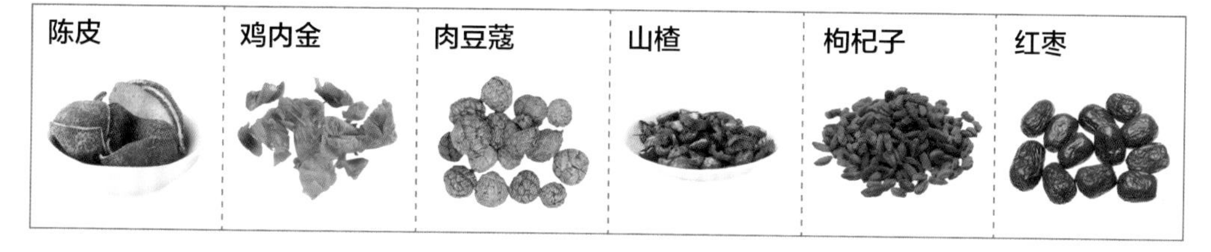

泡酒方法

1. 陈皮翻炒，红枣去核，诸药材研细，入容器中，加白酒以 70℃热浸半小时。
2. 取药渣加白酒浸 20 分钟，滤液合并后加蜂蜜溶匀，去渣服用。

服用方法

口服。每日 2 次，每次 25 毫升，60 日为 1 个疗程。

养生有道

此款药酒具有补中益气、健脾和胃、消食化积、温中散寒、养肝补肾的良好功效。

适应症状

主治胃及十二指肠溃疡等症。

注意事项

外邪实热者忌服。

小贴士

选购枸杞子时，一看色泽：品质好的枸杞子，表面呈鲜红色至暗红色，有不规则皱纹，略具光泽。二闻气味：没有异味和刺激的味道。三尝味道：口感甜润，无苦味、涩味，则为优质品。用碱水处理过的枸杞子有苦涩感。枸杞子应置于阴凉干燥处保存，防闷热、防潮、防蛀。

复方白屈菜酊

药酒配方

白屈菜、延胡索各 300 克，70% 乙醇适量。

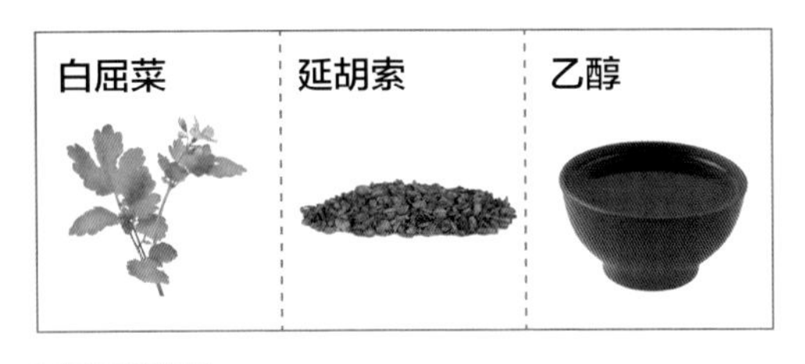

泡酒方法

1. 将白屈菜、延胡索分别研磨成粗粉，放入容器中。
2. 加入适量乙醇，密封浸渍1日后过滤，反复2次。
3. 用残渣取汁，混入药液中。
4. 添加乙醇至 3 升后，取药液服用。

服用方法

口服。每日 3 次，每次 5~10 毫升。

养生有道

白屈菜有止咳平喘、镇痛消肿的功效；延胡索有活血理气、化淤止痛的功效。此款药酒有理气和胃、消炎止痛的功效。

适应症状

主治慢性肠胃炎、肠胃痉挛疼痛等症。

延胡索酊

药酒配方

延胡索 400 克，米醋、50 度白酒各适量。

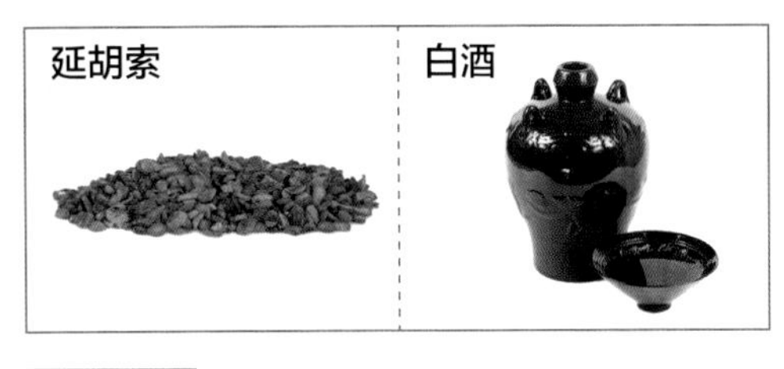

泡酒方法

1. 将延胡索研磨成粗粉，放入容器中。
2. 将米醋、白酒倒入容器中。
3. 密封浸泡 2~3 日。
4. 过滤去渣后，取药液服用。

服用方法

口服。每日 2~3 次，每次 10 毫升。

养生有道

延胡索具有活血理气、化淤止痛的功效；米醋具有消脂降压、降低胆固醇、解毒解酒的功效。此款药酒具有理气止痛的功效。

适应症状

主治胃溃疡及各类平滑肌痉挛。

小贴士

延胡索块茎呈不规则的扁球形，表面灰黄色至黄棕色，有不规则网状细皱纹，上端多数凹陷，有茎痕，底部中央稍凹陷呈脐状。选购延胡索时，以质坚脆、断面金黄色至黄棕色、角质样、有光泽、个大、饱满、皮细者为佳。密封保存。

延胡索止痛酊

药酒配方

延胡索、白芷各 100 克，70% 乙醇适量，鸡骨香根 200 克。

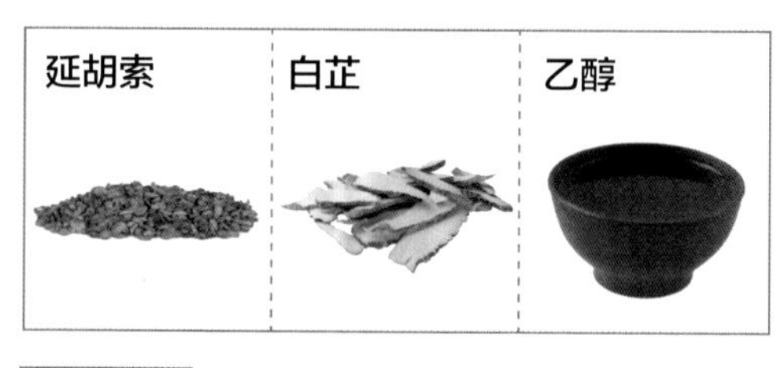

泡酒方法

1. 延胡索、鸡骨香根、白芷分别研磨成粗粉。
2. 将粗粉放入容器中。
3. 用渗漉法，以乙醇为溶剂。
4. 制成酊剂，取药液服用。

服用方法

口服。每日 3 次或痛时服用，每次 5 毫升。用温水送服。

养生有道

延胡索具有活血散淤、理气止痛的功效。此款药酒具有理气止痛的功效。

适应症状

主治胃及十二指肠溃疡、女性痛经、腰腿酸痛、跌打损伤等症。

注意事项

孕妇及脾胃虚寒泄泻者忌服。

缩砂酒

药酒配方

缩砂仁 120 克，黄酒 1 升。

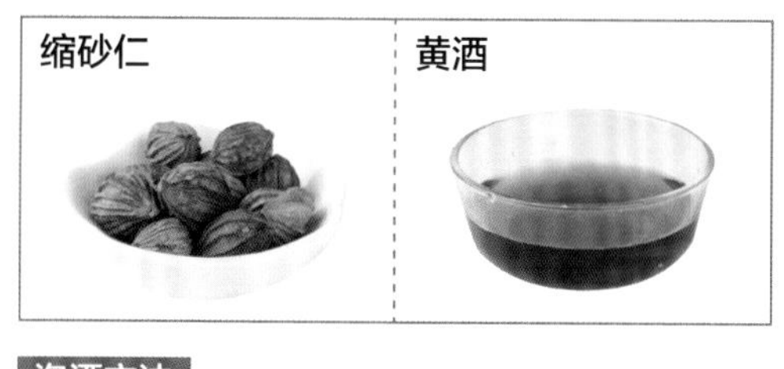

泡酒方法

1. 将缩砂仁翻炒，研磨成粗粉，放入纱布袋中；然后将此纱布袋放入容器中。
2. 将黄酒倒入容器中。
3. 密封浸泡 3~5 日。
4. 取药液服用。

服用方法

口服。每日 3 次，每次 15~20 毫升。用温水送服。

养生有道

缩砂仁具有理气止痛的功效。此款药酒具有理气和中、健胃消食的功效。

适应症状

主治心腹胀痛、食欲不佳、恶呕胃痛、胃溃疡、泄泻、痢疾等症。

注意事项

阴虚实热者忌服。

小贴士

缩砂仁呈椭圆形或卵圆形，有不明显三棱，表面呈棕褐色，密生刺状突起，顶端有花被残基，基部常有果梗。选购缩砂仁时，以表面有细皱纹、质硬、胚乳灰白色、气芳香而浓烈者为佳，置通风干燥处保存。

再生障碍性贫血：益气补血酒

再生障碍性贫血是一种骨髓造血功能障碍症，主要表现为骨髓造血功能低下、全血细胞减少和贫血、感染综合征。发病机制主要有3种学说，即干细胞损伤、造血微环境缺陷和免疫功能失调。

养生要点

饮食养生

宜多食含铁质和维生素丰富的食品，如枸杞子、黑芝麻、猪肝、黄鳝等，以及新鲜蔬菜，如西红柿、芹菜、菠菜等，不仅可以改善贫血，还可以预防出血。

忌食生葱、生姜、生蒜、辣椒等辛辣刺激性食物及羊肉、狗肉等热性食物。

忌烟、酒及生冷、油腻的食物。

起居养生

注意生活规律，保持心情舒畅，树立战胜疾病的勇气和信心。养成良好的卫生习惯，少到或不到公共场所，以免被传染疾病。

保持室内清洁，每天进行空气消毒；注意口腔清洁，坚持饭后、睡前漱口，防止口咽部溃疡。

皮肤、黏膜广泛出血者要注意保持皮肤、黏膜的完整性，以防止感染。高热大汗者及时更衣，避免受凉感冒。

对造血系统有损害的药物应避免服用，还应定期观察血象变化。

中医术养

用针灸治疗，取穴印堂（人体的面部，两眉头连线中点）、血海穴（在大腿内侧，髌底内侧端上2寸，当股四头肌内侧头的隆起处）、鱼际穴（第1掌骨中点桡侧，赤白肉际处）、大椎穴（颈部下端，第7颈椎棘突下凹陷处）；以及部分具有通经活络、舒筋活血、补气驱风等作用的穴位，每日行针1次，3个月为1个疗程。

再生障碍性贫血酒方推荐

鹿茸山药酒

药酒配方

鹿茸75克，山药30克，白酒0.5升。

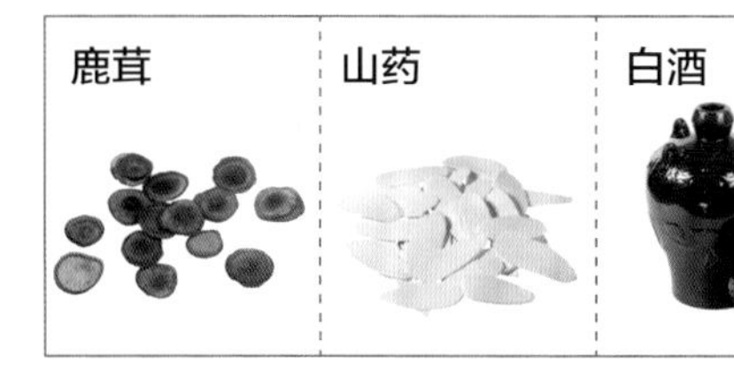

泡酒方法

1.将鹿茸、山药放入容器中。
2.将白酒倒入容器中。
3.密封浸泡7日后取出。
4.过滤去渣，取药液服用。

服用方法

每日3次，每次10~15毫升。

养生有道

鹿茸具有提高机体抗氧化能力、降血压、调整心律的功效。此款药酒具有补肾壮阳的功效。

适应症状

主治阳痿早泄、再生障碍性贫血及其他贫血症。

注意事项

大便燥结者慎服。

山药

药材别名：三角、怀山药、淮山药、土薯。
性味归经：性平，味甘；归肺、脾、肾经。
功效主治：补脾养胃、生津益肺、补肾涩精。用于脾虚食少、久泻不止、肺虚喘咳等症。

金芍玉液酒

药酒配方

白术、丹参、白茯苓、黄芪各36克，红花、陈皮、甘草、川芎各24克，白糖360克，玉竹、熟地黄、麦冬、白芍、枸杞子、桑葚各48克，人参16克，玫瑰花8克，党参40克，白酒10升。

白术	黄芪	红花	陈皮	白糖	玉竹
熟地黄	麦冬	桑葚	人参	玫瑰花	党参

泡酒方法

1. 把所有材料分别切碎，装入洁净纱布袋中。
2. 把装有药材的纱布袋放入合适的容器中，倒入白酒后密封。
3. 把白糖加水适量，煮至溶解后放凉。
4. 把放凉后的白糖水倒入容器中与白酒混合均匀。
5. 浸泡约7日后拿掉纱布袋，即可饮用。

服用方法

口服。每日3次，每次15毫升。

养生有道

白术具有健脾益气、燥温利水、止汗、安胎的功效；玉竹具有清热润肺、养阴熄风、补益五脏、滋养气血的功效；党参具有补中益气、和胃生津、祛痰止咳的功效。此款药酒具有补气益血、柔肝通络的功效。

适应症状

主治因气血不足所致的贫血、心悸气短、自汗盗汗、失眠健忘、头晕眼花、眩晕耳鸣、肌肉酸痛、爪甲不荣、神倦体乏、食欲不佳、懒言声低、四肢麻木、遗精早泄、舌质偏红、脉虚无力等症。

注意事项

阴虚火旺者忌服；孕妇、感冒患者不宜服用。

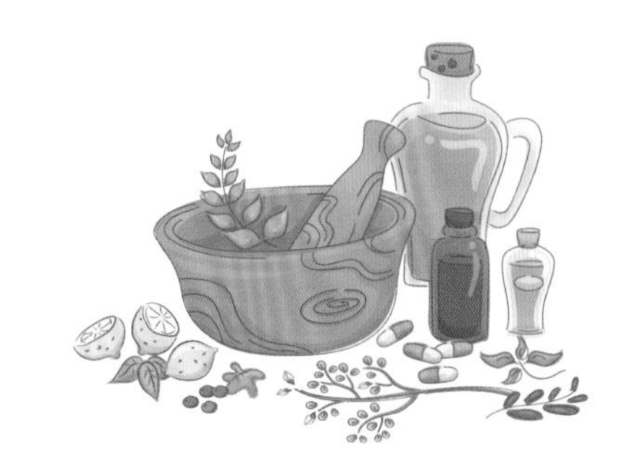

小贴士

黄芪一般煎煮内服。久服黄芪，嫌内热太盛时，可酌加知母、玄参清解之。黄芪以根条粗长、皱纹少、质坚、粉性足、味甜者为佳；根条细小、质较松、粉性小及顶端空心大者次之。黄芪应放在通风干燥处保存，以防潮湿、防虫蛀。

枸杞子熟地酒

药酒配方

黄精、熟地黄各 20 克，枸杞子 100 克，白糖 200 克，远志、百合各 10 克，白酒 2 升。

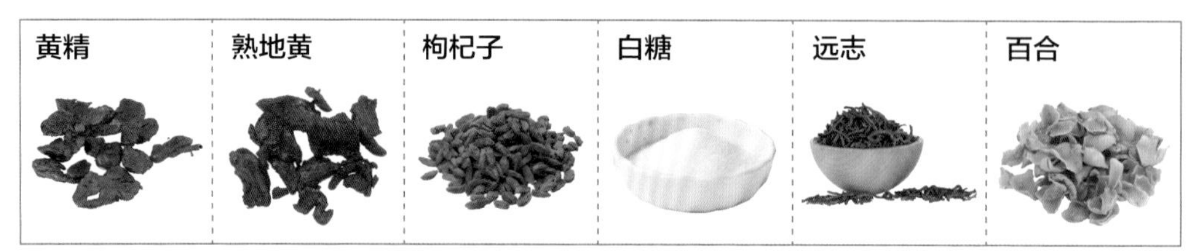

泡酒方法

1. 把诸药材切碎，放入纱布袋中。
2. 纱布袋放入容器，倒入白糖和白酒后密封。
3. 浸泡约 15 日后去布袋，即可饮用。

服用方法

口服。每日 2 次，每次 10~15 毫升。空腹饮用，效果更佳。

养生有道

此款药酒具有养肝补肾、安神宁志、补血益精的功效。

适应症状

主治失眠多梦、肝肾阴虚、心悸健忘、口干舌燥、面色不华、舌质偏红、脉虚无力、眩晕、贫血等症。

注意事项

痰湿内盛者忌服。

枸杞子人参酒

药酒配方

枸杞子 180 克，人参 12 克，熟地黄 60 克，冰糖 200 克，白酒 3 升。

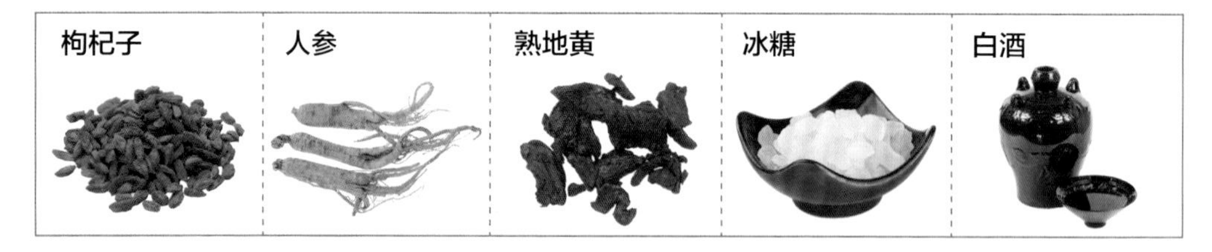

泡酒方法

1. 人参切片，与枸杞子、熟地黄同入纱布袋，再入容器；加白酒密封浸泡 15 日，去布袋。
2. 冰糖加水炼至色黄时，自然冷却，然后加入药酒中搅拌均匀，静置后即可饮用。

服用方法

口服。每日 2 次，每次 15 毫升。

养生有道

此款药酒具有益气补血、养心补肾、活血通络的功效。

适应症状

主治再生障碍性贫血等症。

注意事项

孕妇及儿童不宜饮用。

壮血药酒

药酒配方

甘草 40 克，五指毛桃 700 克，白术 70 克，鸡血藤、当归各 500 克，何首乌、钻地风各 240 克，骨碎补 340 克，白酒 9 升。

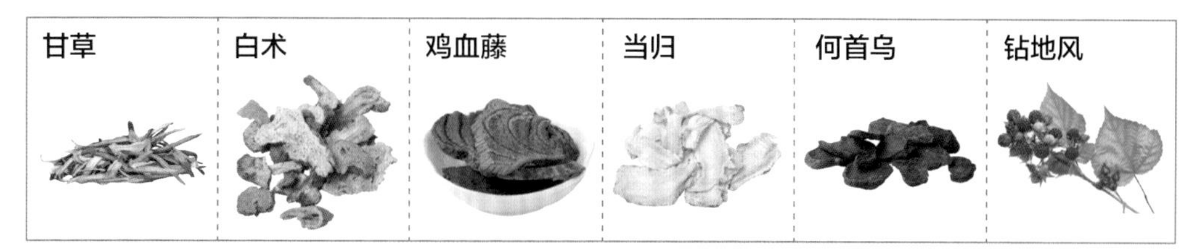

泡酒方法

1. 把以上除白酒外的材料蒸 2 小时，入干净纱布袋中。
2. 把纱布袋放入容器中，加白酒密封浸泡 40 日，去布袋，即可饮用。

服用方法

口服。每日 2 次，每次 15 毫升。

养生有道

此款药酒具有补气养血、疏经通络的功效。

适应症状

主治贫血、病后体虚、腰膝酸痛、妇女带下、月经不调等症。

注意事项

忌油腻辛辣食物；孕妇、儿童、感冒患者不宜服用。

健身药酒

药酒配方

女贞子、菟丝子、金樱子、肉苁蓉、黄精各 50 克，熟地黄 150 克，当归、炙甘草各 30 克，锁阳、淫羊藿、远志各 120 克，制附子 90 克，黄芪 180 克，白酒 9 升。

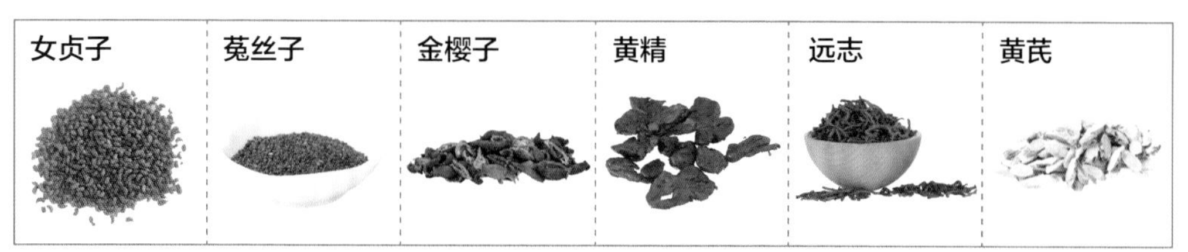

泡酒方法

1. 把诸药材捣碎装入纱布袋中；把纱布袋放入容器；将白酒倒入容器中。
2. 密封浸泡约 45 日后，拿掉纱布袋，即可饮用。

服用方法

口服。每日 2 次，每次 30 毫升。

养生有道

此款药酒具有滋阴养血、壮腰固肾的功效。

适应症状

主治身体虚弱、头晕目眩、健忘疲倦、精血亏虚等症。

注意事项

孕妇慎服。

心悸：养血安神宁心酒

心悸指患者自觉心中悸动，甚至不能自主的一类症状。心悸发生时，患者自觉心跳快而强，并伴有心前区不适感。本病症可作为多种疾病的表现之一，多与失眠、眩晕、耳鸣等并存。凡各种原因引起心脏搏动频率、节律发生异常，均可导致心悸。

养生要点

饮食养生

- 宜多食营养丰富的食物，如鸡肉、鱼肉、鸭肉、山药等。
- 宜食易消化的食物，如土豆、白菜、豆腐、油菜等。
- 忌食狗肉、尖椒等辛辣香燥类食物。
- 忌食生冷酸涩类的食物，如冷饮、螺蛳、柿子等。
- 不吸烟，不喝酒，不服用感冒药（未经医嘱）和刺激性药物等。

起居养生

- 患者应保持愉快的情绪，避免惊恐刺激和恼怒忧思，坚定治疗的信心。生活作息和饮食要有节律。
- 应增强自身体质，适当从事体力活动，以不觉劳累、不加重症状为宜，避免剧烈的活动。重症心悸患者应卧床休息，做好急救准备。

中医术养

- 艾灸治疗心悸：取膻中穴（人体胸部两乳头之间连线的中点）、内关穴（手腕横纹上 2 寸处）、至阳穴（背部，当后正中线上，第 7 胸椎棘突下凹陷中）诸穴。患者取卧位，将行灸部位暴露出来，用适量艾绒做成底部直径为 20 毫米的艾炷，置于穴位上点燃，直接无疤痕灸；等患者感觉灼热而不能忍受时，更换新的艾炷，每个穴位灸 5 壮，约 30 分钟。每隔 1 日 1 次，10 次为 1 个疗程，可以连续灸治 2 个疗程。

心悸酒方推荐

十二红药酒

药酒配方

熟地黄、续断各 90 克，红花、甘草各 15 克，制何首乌、党参、白茯苓、杜仲、红枣各 60 克，黄芪、牛膝各 75 克，当归、山药、桂圆肉各 45 克，红糖 1.2 千克，白酒 12 升。

党参

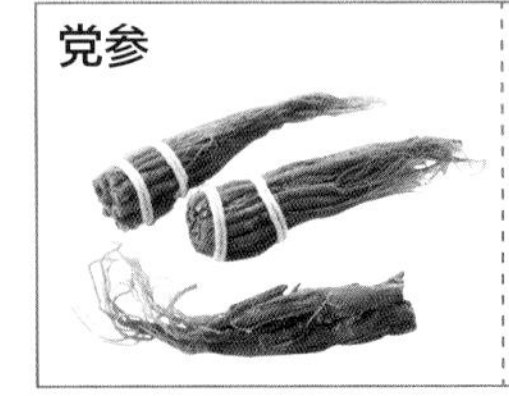

红枣

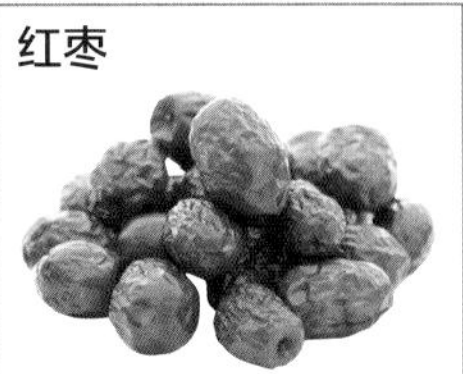

泡酒方法

1. 把诸药材切碎，装入纱布袋中。
2. 把纱布袋放入容器，加 7 升白酒。
3. 密封浸泡 15 日，纱布袋放入另一容器，加 5 升白酒再浸泡 15 日。
4. 合并 2 次白酒，加红糖饮用。

服用方法

口服。每日 2 次，每次 20 毫升。

养生有道

此款药酒具有补气养血、健肾壮腰、养心安神、舒筋通络的功效。

适应症状

主治脾肾两亏、气血不足、神不守舍所致的神经衰弱、惊悸健忘、失眠多梦、头晕目眩等症。

注意事项

感冒者不宜服用；忌油腻食物。

人参五味子酒

药酒配方

生晒参 45 克，鲜人参 180 克，黄芪 100 克，五味子 200 克，白酒 4 升。

生晒参	鲜人参	黄芪	五味子	白酒
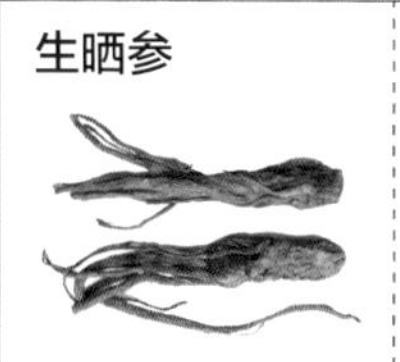	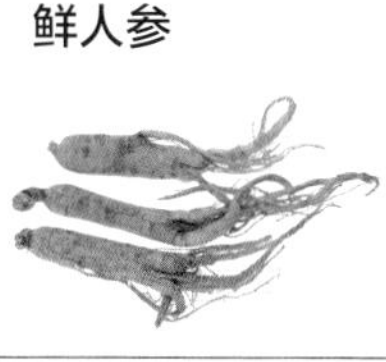	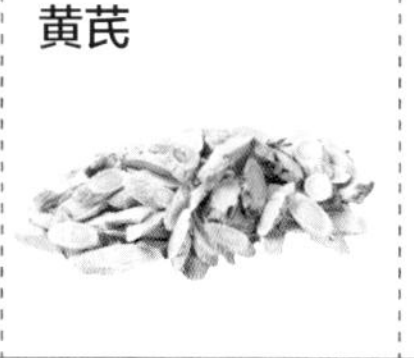	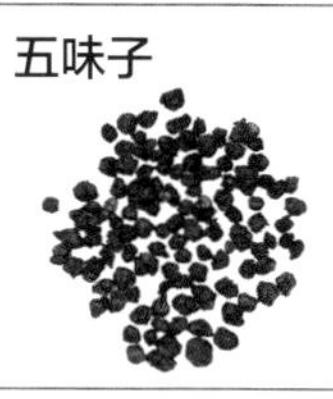	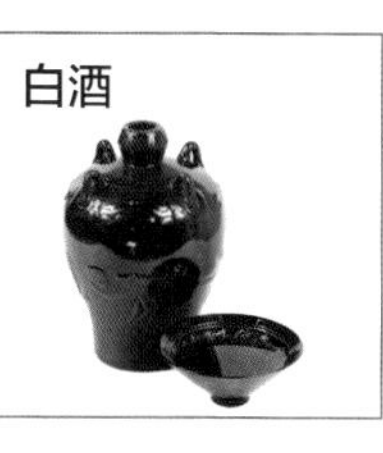

泡酒方法

1. 把生晒参切片、五味子捣碎，放入纱布袋；再将纱布袋放入容器中，加 0.5 升白酒；密封浸泡约 15 日后拿掉纱布袋备用；每次加水 0.5 升，煎黄芪 2 次，合并滤液再过滤，浓缩至 0.5 升。
2. 把泡过生晒参和五味子的白酒、黄芪浓缩液混匀，静置 1 周；加入鲜人参和 3.5 升酒后密封，浸泡约 15 日后即可饮用。

服用方法

口服。每日 2 次，每次 20 毫升。

养生有道

此款药酒具有滋阴敛汗、益气强身、补肾宁心的功效。

适应症状

主治体虚气弱、过劳、心悸等症。

注意事项

感冒患者、儿童不宜服用。

宁心酒

药酒配方

桂圆 500 克，桂花 120 克，白糖 240 克，白酒 5 升。

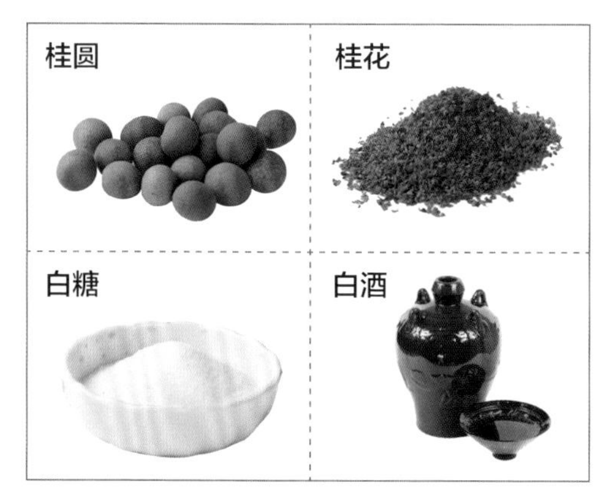

泡酒方法

1. 将桂圆去核取肉，洗净后沥干备用。
2. 将桂圆肉、桂花、白糖放入容器中。
3. 将白酒倒入容器中。
4. 密封浸泡，愈久愈佳，取药液服用。

服用方法

口服。每日 2 次，每次 15 毫升。

养生有道

桂圆具有补益心脾、养血宁神的功效；桂花具有化痰止咳、醒脾的功效。此款药酒具有安神宁心、补血养颜的功效。

适应症状

主治心悸、神经衰弱、失眠健忘等症。

注意事项

糖尿病患者忌服。

黄芪

药材别名：棉芪、蜀脂、百本、百药棉、黄参、血参。

性味归经：味甘，微温；归肺、脾经。

功效主治：补气升阳、固表止汗、利水消肿、行滞通痹，托毒排脓，敛疮生肌。适用于气虚乏力、食少便溏、久泻脱肛、便血崩漏、表虚自汗、血虚萎黄、半身不遂、痹痛麻木等症。

眩晕：养肝明目菊花酒

眩晕是包括视觉、本体觉、前庭功能障碍所致的一组证候。眩晕通常可分为两类：旋转性眩晕和一般性眩晕。前者由前庭神经系统及小脑的功能障碍所致，常感到自身晃动或景物旋转。后者多由某些全身性疾病引起，以头晕的感觉为主，常感到头重脚轻。

养生要点

饮食养生

- 宜多吃清淡利湿的食物，如冬瓜、玉米须、小米、豆类及豆制品、西红柿等，尤其可以多食金橘、橘饼。
- 忌食生冷瓜果、甜食和油腻味重的食物，以免生痰助湿。体虚眩晕者还应忌食生葱、生姜、胡椒、肉桂、萝卜、白酒等辛辣香燥、破气耗气之物；痰湿型眩晕者还应忌食桂圆、肥肉、熟地黄、鹅肉等滋腻、助湿生痰之品。
- 忌烟、酒，饮食应少盐。

起居养生

- 注意休息，适当参加体育锻炼，劳逸结合。医生及患者家人应多做解释工作，以消除患者紧张的情绪和顾虑，保持轻松愉悦的心情。
- 发病时患者应卧床休息，室内保持安静，空气要保持疏通。发作间歇期患者不宜单独外出。

中医术养

- 艾灸治疗：取百会穴（人体头顶正中心）、足三里穴（当犊鼻下3寸，距胫骨前缘1横指）、风池穴（后枕骨下，两条大筋外缘陷窝中）、神阙穴（即肚脐）。将百会和风池两穴外各1厘米范围的头发剪掉，将艾绒做成蚕豆大小的柱状分别放于穴位上，用线香由其顶端点燃，当患者有温热感时，将艾炷火压灭，再另取一相同艾炷如法施治，至患者感觉百会穴处有温热感向脑内渗透为度。

眩晕酒方推荐

白菊花茯苓酒

药酒配方

白菊花、白茯苓各500克，白酒3升。

白菊花

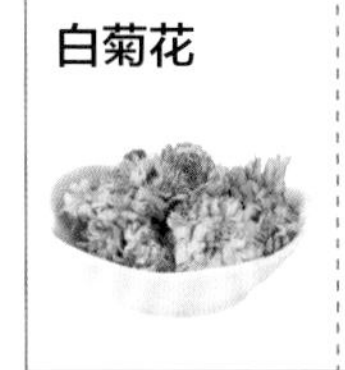

白茯苓

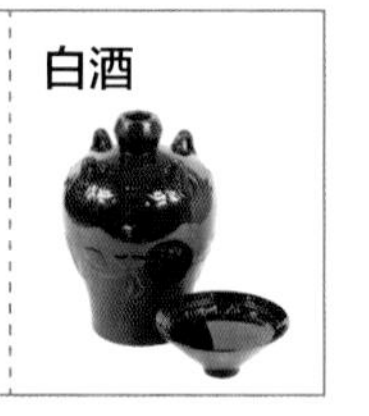

白酒

泡酒方法

1. 白菊花和白茯苓切碎，装入洁净纱布袋中。
2. 把装有药材的纱布袋放入合适的容器中。
3. 把白酒倒入容器中。
4. 浸泡约15日后拿掉纱布袋，即可饮用。

服用方法

口服。每日3次，每次15毫升。

养生有道

此款药酒具有疏风清热、养肝明目、健脾化湿、补气益脾的良好功效。

适应症状

主要适用于眼目昏花、视物不清，头痛眩晕、目赤肿痛等症。

注意事项

高血压患者慎服。

菊花酒

药酒配方

菊花 500 克，糯米 1 千克，生地黄、枸杞子、当归各 200 克，酒曲适量。

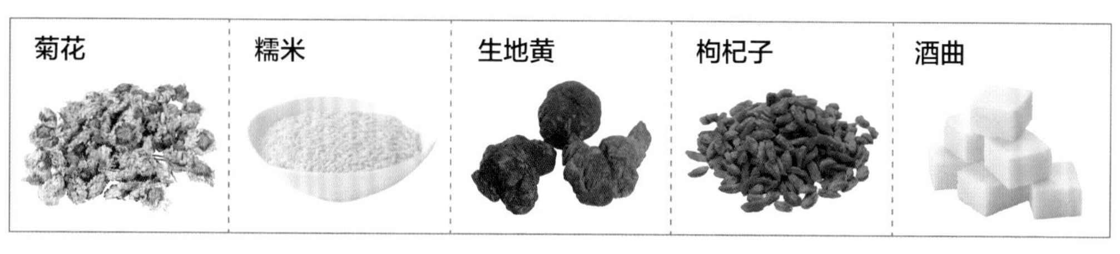

泡酒方法

1. 上述药材放锅中，加水煎汁，过滤待用。
2. 把糯米用水浸泡后沥干，放入锅中，熬煮至半熟后晾凉。
3. 把药汁倒入冷却后的糯米中，加入酒曲，搅拌均匀后密封。
4. 用稻草或棉花围在四周保温使其发酵，约 7 日后尝出味甜，即可饮用。

服用方法

口服。每日 2 次，每次 20 毫升。

养生有道

此款药酒具有疏风清热、养肝明目的功效。

适应症状

主治头晕目眩、耳鸣耳聋等症。

注意事项

高血压患者忌服。

山药白术酒

药酒配方

生姜 180 克，丹参、五味子、白术、山药各 240 克，防风 300 克，山茱萸 200 克，人参 60 克，白酒 7 升。

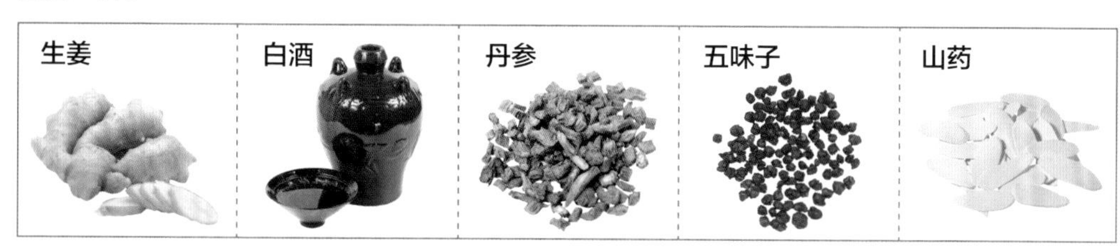

泡酒方法

1. 把诸药材切碎，装入纱布袋中。
2. 把纱布袋放入容器，加入白酒。
3. 密封浸泡约 15 日后拿掉纱布袋，即可饮用。

服用方法

口服。每日 2 次，每次 20~30 毫升。

养生有道

此款药酒具有补益精髓、健脾益胃、养肝补肾、活血祛风的功效。

适应症状

主治头风眩晕等症。

注意事项

饮用期间忌食桃、李、雀肉等。

心绞痛：理气止痛丹参酒

心绞痛是指由于冠状动脉粥样硬化狭窄导致冠状动脉供血不足，心肌暂时性缺血与缺氧所引起的以心前区疼痛为主要临床表现的一组综合征。临床上常将心绞痛分为稳定型心绞痛和不稳定型心绞痛。

养生要点

饮食养生

- 多吃富含维生素和膳食纤维的食物，如新鲜蔬菜、水果、粗粮等。
- 宜多吃有助于保护血管的食物，如大蒜、洋葱、山楂、黑木耳等。
- 控制盐和脂肪的过量摄入，避免食用动物内脏。
- 戒烟、戒酒。烟酒对人体有害，容易诱发心绞痛、急性心肌梗死。
- 忌吃刺激性食物和易胀气食物，如浓茶、咖啡、辣椒、咖喱等。
- 饮食上应少食多餐，切忌暴饮暴食，以免诱发疾病。

起居养生

- 减轻精神上的负担，保证睡眠质量。
- 控制危险因素，积极控制高血压，降血脂，积极治疗肥胖、糖尿病，改善生活方式，有计划地逐渐增加体力劳动和体育活动。

中医术养

- 按摩治疗：患者俯卧，施术者用手掌按揉后背部 15~20 次，点按心俞穴（第 5 胸椎棘突下，左右旁开 2 指宽处）、神堂穴（背部，当第 5 胸椎棘突下，旁开 3 寸）、风门穴（第 2 胸椎棘突下，旁开 1.5 寸）；患者仰卧，施术者站于身旁，用手掌自胸部向上，经肩前至上肢内侧做推法 5~7 次，然后在心前区快速揉搓 5~10 分钟，点膻中穴（人体胸部两乳头之间连线的中点）、内关穴（手腕横纹上 2 寸处）。

心绞痛酒方推荐

桂姜酒

药酒配方

干姜 100 克，肉桂 50 克，白酒 1 升。

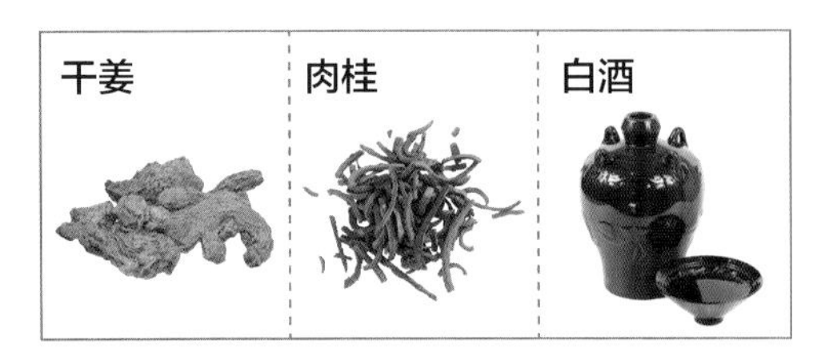

泡酒方法

1. 肉桂和干姜分别切成薄片，装入洁净纱布袋中。
2. 把装有药材的纱布袋放入合适的容器中。
3. 将白酒倒入容器后密封。
4. 浸泡约 10 日后拿掉纱布袋，即可饮用。

服用方法

口服。每日 2 次，每次 15~20 毫升。

养生有道

干姜具有温中散寒、回阳通脉、温肺化饮的功效；肉桂具有温中健胃的功效。此款药酒具有温中散寒、行气止痛的功效。

适应症状

适用于寒凝心脉引起的心绞痛。

注意事项

孕妇慎服。

吴茱萸肉桂酒

药酒配方

吴茱萸 150 克，肉桂 30 克，白酒 1.2 升。

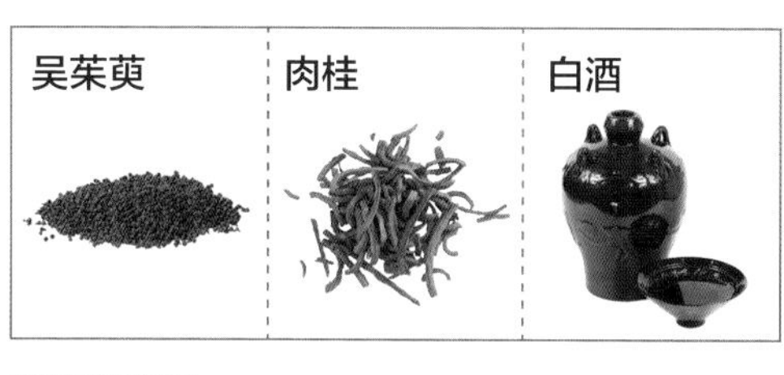

泡酒方法

1. 将吴茱萸和肉桂放入容器中。
2. 将白酒倒入容器中。
3. 用小火慢煮至 0.6 升。
4. 过滤药渣后，取药液饮用。

服用方法

口服。每日 2 次，每次 25 毫升。

养生有道

吴茱萸有止痛、止泻的功效；肉桂具有温胃的功效。此款药酒有温中散寒的功效。

适应症状

适用于呕吐身冷、突发性心绞痛等疾病，对寒凝、阳虚所引起的心绞痛有更佳的效果。

注意事项

儿童忌服。

复方丹参酒

药酒配方

丹参 50 克，延胡索 25 克，韭菜汁 15 毫升，白酒 0.5 升。

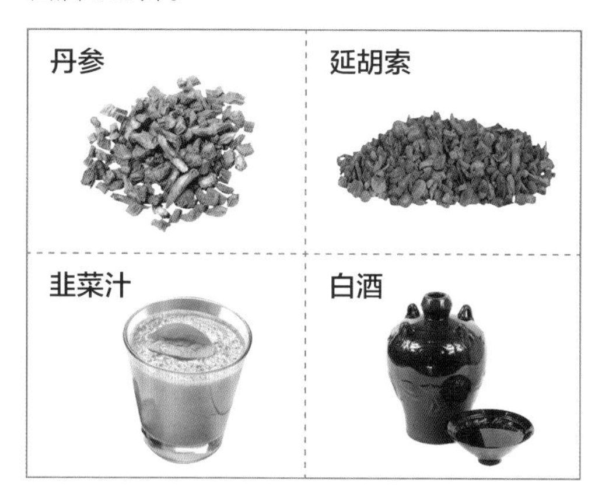

泡酒方法

1. 把丹参和延胡索分别切碎，装入洁净纱布袋中。
2. 把装有药材的纱布袋放入容器中。
3. 将韭菜汁和白酒倒入容器后密封起来。
4. 浸泡约 10 日后拿掉纱布袋，即可饮用。

服用方法

口服。每日 2 次，每次 20 毫升。

养生有道

此款药酒具有活血化淤、通络行滞、理气止痛、降压的功效。

适应症状

主治心绞痛，能改善心血管系统疾病和肝功能，提高心肌的耐缺氧能力。

注意事项

宜饭前空腹饮用。饮用期间应节制房事。

小贴士

挑选韭菜时，要选根部粗壮、截口较平整、叶直、颜色鲜嫩翠绿的。宽叶韭菜叶色淡绿，纤维比较少，口感较好；细叶韭菜叶片修长，叶色呈深绿色，纤维较多，口感虽不及宽叶韭菜，但香味浓郁。一般即买即食，不宜长期保存。

高血压：利窍降压喝竹酒

高血压是指收缩压和舒张压升高的临床综合征，一般不同目测 2 次血压，收缩压≥ 140 毫米汞柱和（或）舒张压≥ 90 毫米汞柱，可诊断为高血压。高血压常见的症状有头晕、烦躁、心悸、失眠、记忆力减退等。高血压患者不仅要对症服药，更要注意适度锻炼和饮食调理。

养生要点

饮食养生

- 宜多吃防治高血压的食物，如香菇、芹菜、胡萝卜、绿豆、玉米、苹果、西瓜等。
- 宜多吃含优质蛋白和维生素的食物，如鱼、牛奶、瘦肉、鸡蛋、豆类及豆制品。
- 少吃甜食和动物脂肪。食盐摄取每天应该限制在 3 克以下。
- 忌烟、酒，避免食用辛辣刺激性食物，避免饮用浓茶、咖啡。
- 高血压患者饮食需要适时定量，不饥不饱，不暴饮暴食。

起居养生

- 夏季应注意空调温度不可过低，饮食不可过度贪凉，慎洗冷水澡。
- 如条件允许，可自备血压计，学会自测血压，定期测量血压。
- 可适量进行运动锻炼。

中医术养

- 刮痧疗法：选取风池穴（后枕骨下，两条大筋外缘陷窝中）、肩井穴（肩上，当大椎穴与肩峰端连线的中点）、曲池穴（屈肘，肘横纹外侧端）、足三里穴（当犊鼻穴下 3 寸，距胫骨前缘 1 横指）、三阴交穴（小腿内侧，当足内踝尖上 3 寸）诸穴。先刮风池穴、头后部、肩井穴及肩部，然后刮手臂曲池穴，最后刮下肢三阴交穴、足三里穴。先在刮痧部位涂上油，用刮痧板的凸面与皮肤表面呈 45 度，压紧皮肤，自上而下、由轻至重地刮拭。

高血压酒方推荐

竹酒

药酒配方

嫩竹 120 克，白酒 1 升。

嫩竹

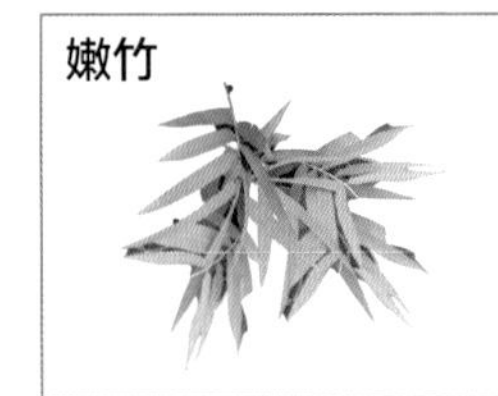

白酒

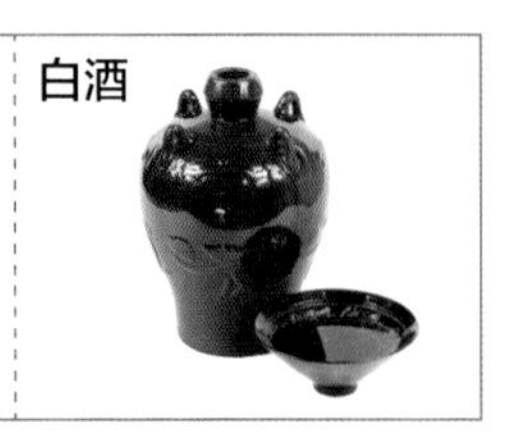

泡酒方法

1. 将嫩竹捣碎装入洁净纱布袋中。
2. 将洁净纱布袋放入合适的容器中，倒入白酒密封。
3. 密封 12 日后即可服用。

服用方法

口服。每日 2 次，每次 20 毫升。

养生有道

嫩竹性寒，味甘、淡，可清热除烦、生津利尿。此款药酒具有降低血压、清热利窍的功效。

适应症状

适用于原发性高血压等症。

注意事项

低血压患者忌服。

复方杜仲酊

药酒配方

杜仲、桑寄生、黄芩、金银花各 200 克，红花 2 克，当归 100 克，通草 10 克，白酒 2 升。

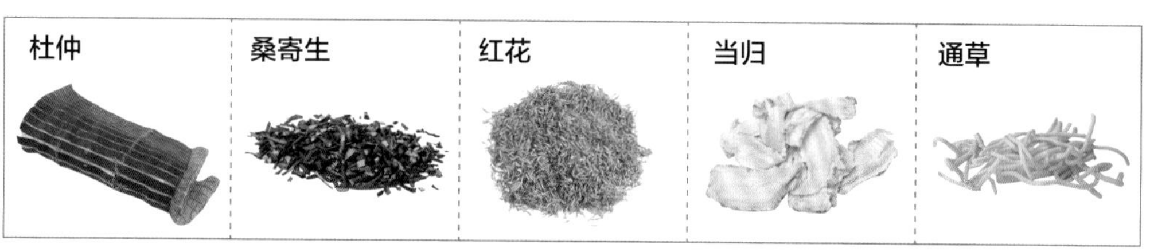

泡酒方法

1. 把诸药材切碎，装入纱布袋中。
2. 把纱布袋放入容器，加入白酒。
3. 密封浸泡约 15 日后，拿掉纱布袋，即可饮用。

服用方法

口服。每日 2 次，每次 2~5 毫升。

养生有道

杜仲具有补肝肾、强筋骨、安胎气、降血压的功效。此款药酒具有镇静、降压的功效。

适应症状

主治高血压、肾虚腰痛等症。

注意事项

低血压患者忌服。

桑葚降压酒

药酒配方

桑葚 200 克，糯米 1 千克，酒曲 40 克。

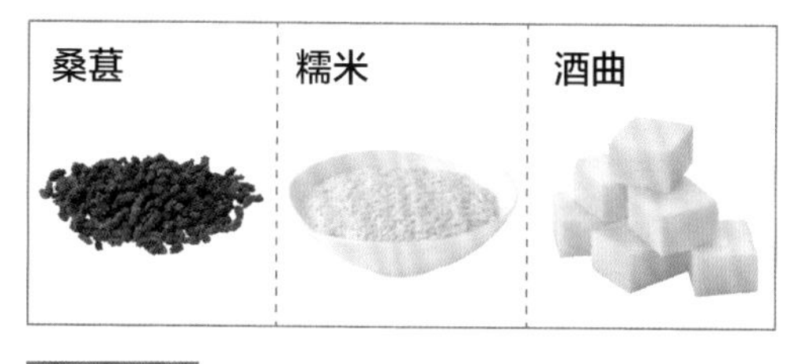

泡酒方法

1. 桑葚捣碎入锅，加入 0.8 升水煎汁，浓缩至 0.1 升左右待用。
2. 糯米用水浸后沥干，放入锅中蒸到半熟。
3. 把桑葚汁倒入蒸好的糯米中，加入研成细末的酒曲，搅拌均匀后密封使其发酵。如周围温度过低，可放稻草或棉花围在四周进行保温，约 10 日后尝出味甜即可饮用。

服用方法

口服。每日 2 次，每次 15 毫升。

养生有道

此款药酒具有养肝明目、润燥止渴、生津润肺的功效。

适应症状

主治高血压、眩晕耳鸣、心悸失眠、内热消渴、血虚便秘、肝肾阴亏等症。

注意事项

脾胃虚寒致便溏者忌服。

当归

药材别名：秦归、云归、西当归、岷当归、干归、山蕲、白蕲。

性味归经：性温，味苦；归心、肝、脾经。

功效主治：补血活血、调经止痛、润燥滑肠。主治血虚诸证、月经不调、经闭、痛经、症瘕结聚、崩漏、虚寒腹痛、痿痹、肌肤麻木、肠燥便难、赤痢后重、痈疽疮疡以及跌打损伤等症。

高脂血症：活血祛脂香菇柠檬酒

血脂是人体代谢活动的物质载体之一。当机体脂质代谢发生异常，血清中低密度脂蛋白胆固醇增高及高密度脂蛋白胆固醇降低，血清中总胆固醇增高及脂蛋白比例失调时，称为高脂血症。高脂血症的临床表现为头晕、胸闷、心悸、失眠健忘、肢体麻木等。

养生要点

饮食养生

- 宜食用具有抑制脂肪吸收作用的药材和食材，如玉米须、山楂。
- 宜食用富含维生素、矿物质和膳食纤维的新鲜水果和蔬菜，如苹果、西红柿。
- 忌食香辛调料、酒类饮料和动物油脂等。

起居养生

- 患者应坚持体育锻炼，适当运动减肥，如慢跑、打网球等。时间以每次30~40分钟为宜。

中医术养

- 按摩降血脂：取攒竹穴（凹陷中，眶上切迹处）、太阳穴（眉梢和外眼角中间向后一横指凹陷处）、翳风穴（当耳后乳突与下颌角之间的凹陷处）、风池穴（后枕骨下，两条大筋外缘陷窝中）、风府穴（项部，当后发际正中直上1寸）诸穴。
- 双手大拇指指腹自攒竹穴向两侧分推太阳穴，逐渐向上至前发际，2~4分钟。
- 以食指、中指、无名指、小指指端扫散头侧部20~30次，以耳上和耳后部胆经穴位为主，以达到局部有微痛感为度。
- 食指指腹从前额正中抹向两侧太阳穴，并按揉太阳穴5~10次，再沿耳后下推至颈部，点揉翳风穴、风池穴、风府穴各1~2分钟，以局部有酸胀感为宜。
- 五指拿捏头顶，至后头部时改为三指拿捏法，然后拿捏项部，做5~10次。

高脂血症酒方推荐

香菇柠檬酒

药酒配方

香菇100克，柠檬4个，蜂蜜160毫升，白酒2升。

香菇

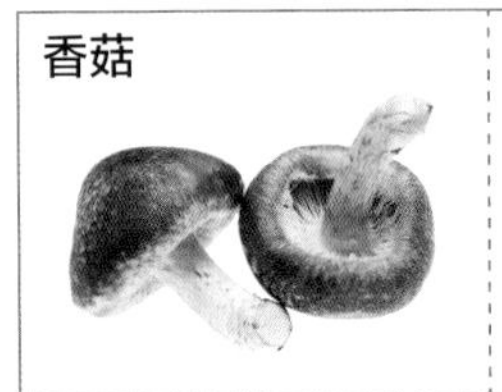

柠檬

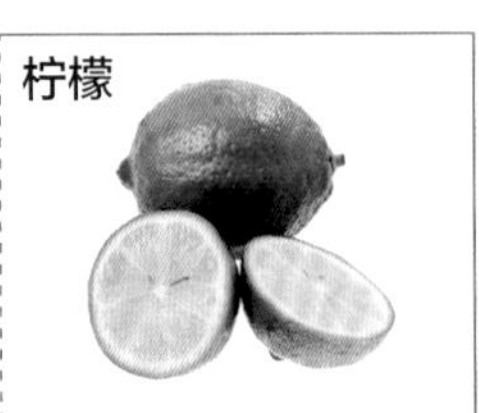

泡酒方法

1. 把香菇和柠檬洗净，晾干切片后分别装入2个洁净纱布袋中。
2. 把这2个纱布袋放入合适的容器中，倒入白酒后密封。
3. 浸泡约7日后，拿掉装有柠檬的纱布袋。
4. 继续浸泡约10日，加蜂蜜混匀即可。

服用方法

口服。每日2~3次，每次15毫升。

养生有道

香菇有化痰理气、透疹解毒的功效。此款药酒具有补脾健胃、润肠通便的功效。

适应症状

适用于高脂血症、高血压等症。

注意事项

低血压患者不宜服用。

消脂酒

药酒配方

山楂片、泽泻、丹参、香菇各 60 克，蜂蜜 300 毫升，白酒 1 升。

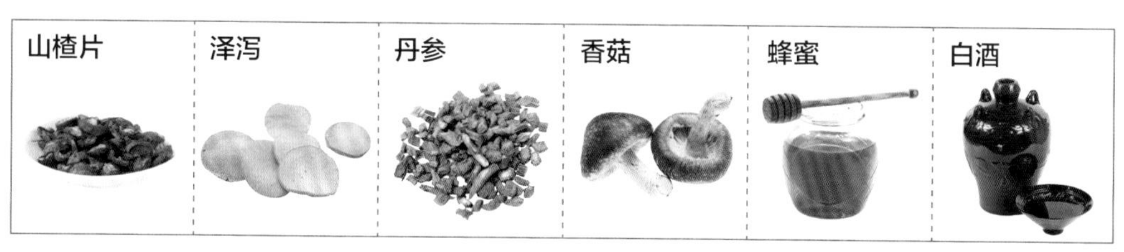

泡酒方法

1. 把上述药材切成薄片，装入洁净纱布袋中。
2. 把装有药材的纱布袋放入合适的容器中，倒入白酒后密封。
3. 浸泡约 15 日后拿掉纱布袋。
4. 加入蜂蜜混匀后即可饮用。

服用方法

口服。每日 2 次，每次 20 毫升。

养生有道

泽泻具有显著的利尿、降压、降血糖、抗脂肪肝的功效；丹参具有凉血消痈、清心除烦、养血安神的功效。此款药酒具有补脾健胃、活血祛脂的功效。

适应症状

主治高脂血症等症。

注意事项

孕妇不宜服用。

二至益元酒

药酒配方

女贞子、旱莲草各 15 克，熟地黄、桑葚各 10 克，白酒 0.25 升，黄酒 0.5 升。

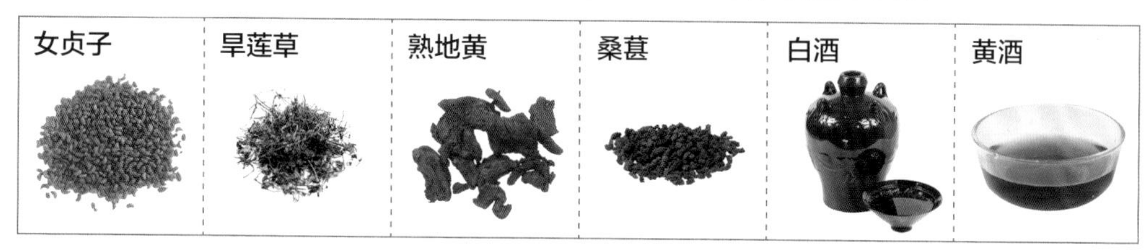

泡酒方法

1. 将女贞子、旱莲草、熟地黄、桑葚分别研细，装入纱布袋中；然后将此纱布袋放入容器中。
2. 加入白酒、黄酒的混合液。
3. 密封浸泡 7 日，过滤留渣，取药液。
4. 压榨液渣取滤液，将滤液和药液混合，过滤后方可服用。

服用方法

口服。每日 2 次，每次 20 毫升。

养生有道

女贞子具有增加冠状动脉血流量、降低血糖、降低血液黏稠度的功效。

适应症状

主治高脂血症、神经衰弱等症。

注意事项

脾胃虚寒、大便溏薄者慎服。

脑卒中：活血通脉黑豆三七酒

脑卒中也称为中风，是中医学对急性脑血管疾病的统称。它是以猝然昏倒，不省人事，伴有口眼歪斜、语言不利而出现半身不遂为主要症状的一类疾病。脑卒中可分为两种类型：缺血性脑卒中和出血性脑卒中。本病常留有后遗症，发病年龄也渐趋年轻化。

养生要点

饮食养生

- 宜多吃苹果、雪梨、西蓝花等富含维生素和膳食纤维的水果蔬菜。
- 要多吃水果、蔬菜，增加饮食中的膳食纤维，以保持大便通畅。
- 宜多食低糖、低脂、高蛋白的食物，如鱼肉、鸡肉、豆腐、豆浆等。
- 忌食肥甘甜腻、过咸的食物，如咸肉等。
- 忌食冰激凌、白酒、松花蛋等生冷、辛辣带刺激性的食物。
- 烟、酒、茶中含有烟碱，可使血管收缩、血压升高，因此应戒烟戒酒，避免喝浓茶等。

起居养生

- 保持情绪稳定和有规律的生活，坚持每天测量血压并控制血压的平稳；定期检查血脂和血糖；坚持功能性锻炼。避免各种不良刺激，对预防脑卒中意义重大。

中医术养

- 以26~328号毫针按穴位治疗，每次可取数个穴位，每日1次。初病时，仅刺患侧，病程日久后，可先刺健侧，再刺患侧。取穴：曲池穴（屈肘，肘横纹外侧端）、外关穴（俯掌，腕背横纹上2寸）、合谷穴（当第2掌骨桡侧的中点处）、肩井穴（肩上，当大椎穴与肩峰端连线中点）、足三里穴（当犊鼻穴下3寸，距胫骨前缘1横指）、风市穴（直立垂手时，中指尖指对应处）、腰阳关穴（腰部，当后正中线上，第4腰椎棘突下凹陷中）。

脑卒中酒方推荐

黑豆白酒

药酒配方

黑豆500克，白酒2升。

黑豆

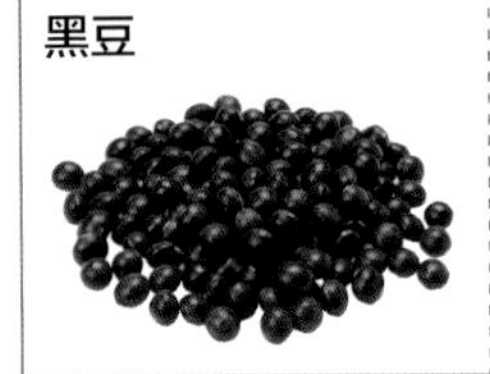

白酒

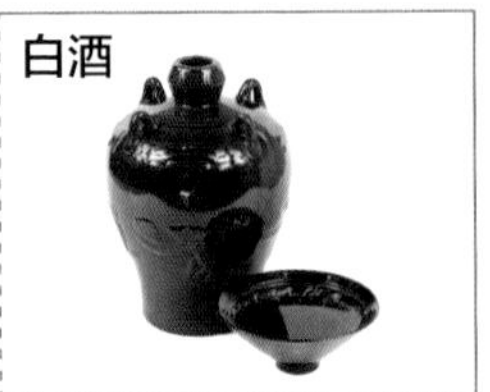

泡酒方法

1. 把黑豆放入锅中，炒至烟出。
2. 把炒好的黑豆装入洁净纱布袋中。
3. 将装好药材的纱布袋趁热投入准备好的白酒中。
4. 密封浸泡约2日后，拿掉纱布袋即可饮用。

服用方法

口服。徐徐饮服，视个人身体情况适量饮用。

养生有道

黑豆具有活血解毒、利尿明目、滋补肾阴的功效。此款药酒具有活血化淤、通窍止痛的功效。

适应症状

主治中风口噤、筋脉挛急等症。

注意事项

孕妇、儿童慎服。

仙酒方

药酒配方

牛蒡根 200 克，秦艽、晚蚕沙、牛膝、桔梗、防风、羌活、苍术、枳壳各 24 克，枸杞子 800 克，当归 36 克，牛蒡子、天麻各 100 克，天麻子 400 克，白酒 6 升。

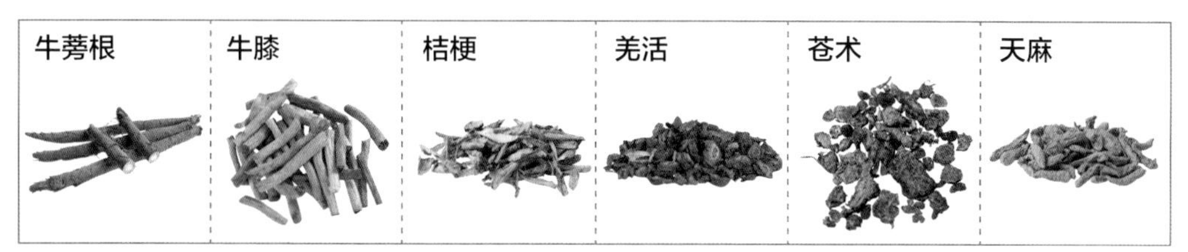

泡酒方法

1. 苍术去皮蒸烂，其余诸药切碎后装入纱布袋。
2. 把纱布袋放入容器。
3. 将白酒倒入容器中。
4. 密封浸泡约 7 日去纱布袋，即可饮用。

服用方法

口服。每日 3 次，每次 30 毫升。

养生有道

此款药酒具有疏经通络、活血止痛、柔肝息风、健脾燥湿的功效。

适应症状

主治半身不遂、大风虚冷等症。

注意事项

饮用期间忌食海鲜、狗肉。

全蝎酒

药酒配方

全蝎、白附子、僵蚕各 24 克，白酒 1 升。

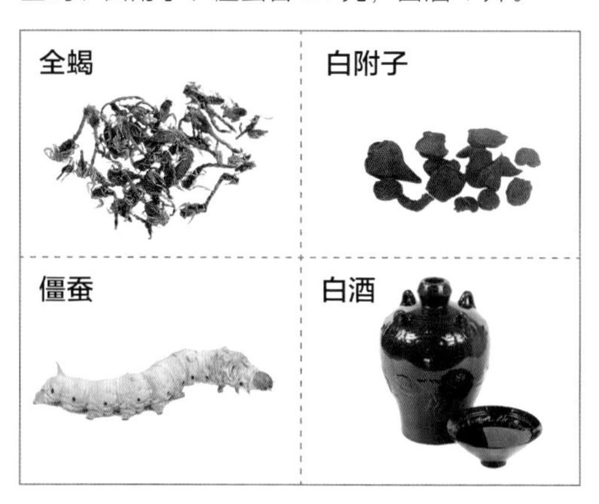

泡酒方法

1. 把全蝎、白附子、僵蚕分别捣碎，再装入洁净纱布袋中。
2. 把装有药材的纱布袋放入合适的容器中。
3. 将白酒倒入容器中密封。
4. 浸泡约 7 日后拿掉纱布袋，即可饮用。

服用方法

口服。每日 2~3 次，每次 10 毫升。

养生有道

白附子具有燥湿化痰、解毒散结的功效。此款药酒具有祛风除湿、活血化淤、通窍化痰、通络止痉的功效。

适应症状

主治中风瘫痪、半身不遂、口眼歪斜等症。

注意事项

开封时，脸不要靠近酒，以免酒气伤眼。孕妇、血虚生风者忌服。

牛膝

药材别名：百倍、牛茎、铁牛膝、杜牛膝。
性味归经：性平，味甘、苦、酸；归肝、肾经。
功效主治：散淤血、利尿、补肝肾、强筋骨。主治淋病、尿血、闭经、产后血淤腹痛、腰膝骨痛等症。

三七酒

药酒配方

三七、牛膝、川芎、五加皮、羌活、地骨皮、薏苡仁、生地黄各 50 克，海桐皮 40 克，白酒 5 升。

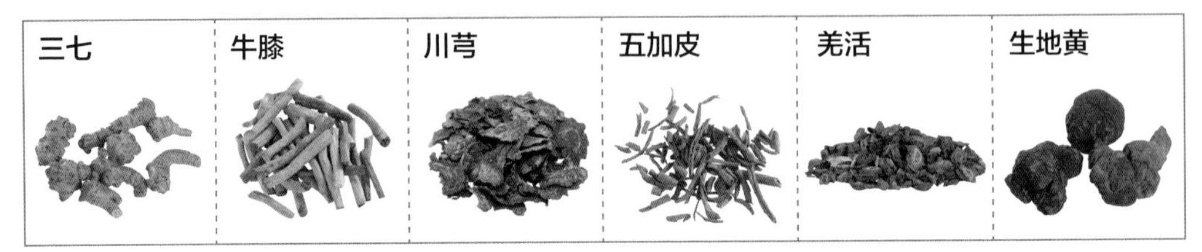

泡酒方法

1. 将诸药材分别切碎，放入纱布袋；然后将此纱布袋放入容器中。
2. 加入白酒，密封浸泡 14 日。
3. 过滤去渣后，取药液服用。

服用方法

口服。每日 2 次，每次 10 毫升。

养生有道

此款药酒具有祛风胜湿、消肿止痛、活血化淤、强筋壮骨的功效。

适应症状

主治中风偏瘫、骨性关节炎等症。

注意事项

孕妇及口舌生疮、胃肠湿热、者忌服；忌食生冷、辛辣、油腻的食物。

牛膝酒

药酒配方

牛膝、酸枣仁、丹参、薏苡仁、五加皮、桂心、杜仲、独活、淫羊藿、制附子、秦艽各 30 克，细辛 15 克，晚蚕沙 60 克，天冬 45 克，白酒 5 升。

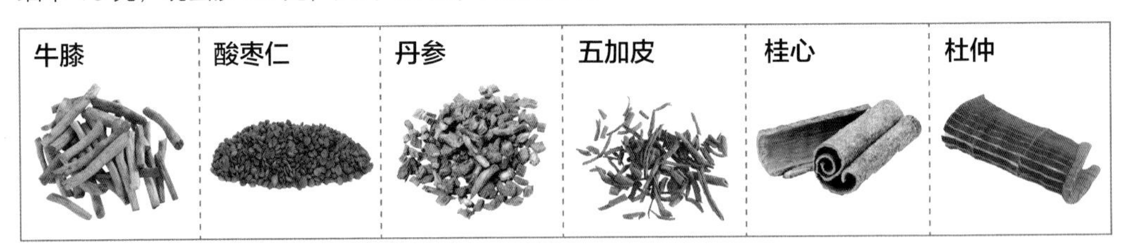

泡酒方法

1. 晚蚕沙微炒，其余诸药切碎，装入纱布袋中。
2. 把纱布袋放入容器，倒入白酒。
3. 密封浸泡 15 日去纱布袋，即可饮用。

服用方法

口服。不拘时温饮，每次 10 毫升。

养生有道

此款药酒具有祛风除湿、舒筋通络的功效。

适应症状

主治偏瘫麻木等中风后遗症。

注意事项

每日不宜多饮，2~3 次为宜。

茵芋防风酒

药酒配方

独活 80 克，肉桂、制川乌、茵芋各 36 克，防风 60 克，牛膝 24 克，制附子 40 克，白酒 3 升。

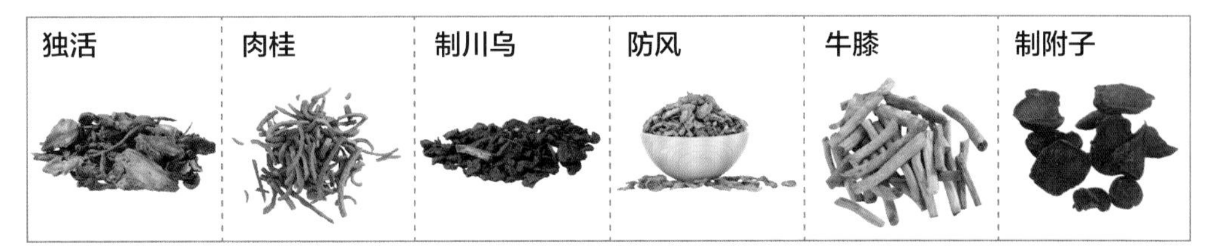

泡酒方法

1. 把诸药材切碎，放入纱布袋中。
2. 把纱布袋放入合适的容器中，倒入白酒后密封。
3. 浸泡约 7 日后去纱布袋，即可饮用。

服用方法

口服。每日 2 次，每次 10 毫升。

养生有道

此款药酒具有祛风除湿、温中止痛、活血通脉、强壮筋骨的功效。

适应症状

主治半身不遂、筋脉拘挛、骨节疼痛、关节屈伸不利、肚腹冷痛等症。

注意事项

孕妇及阴虚火旺、血虚发痉者慎服。

桂枝酒

药酒配方

茵芋 60 克，云茯苓、桂枝各 120 克，独活、川芎、炮姜、制附子、杜仲、山药、甘草、踯躅花各 90 克，牛膝 1000 克，防风、白术各 105 克，白酒 7.5 升。

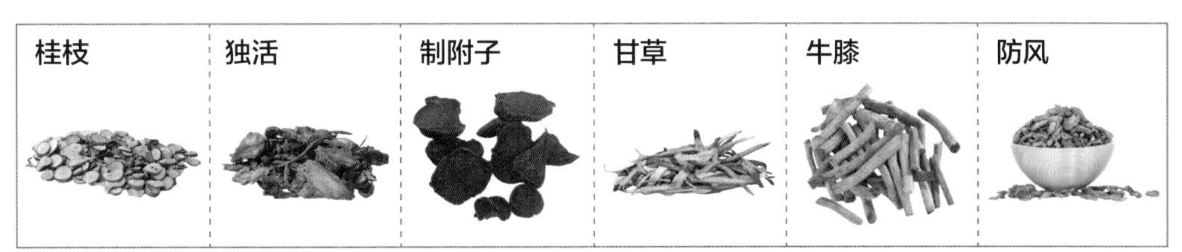

泡酒方法

1. 将药材分别切碎，用纱布袋包裹好，放入容器中。
2. 加入白酒，密封浸泡 14 日，过滤去渣，取药液服用。

服用方法

口服。每日临睡前适量空腹饮用。

养生有道

此款药酒具有祛风除湿、补肾健脾、温经通络的功效。

适应症状

主治中风口噤、口眼歪斜等症。

注意事项

孕妇及血虚发痉者慎服。

冻疮：活血通络桂苏酒

冻疮多发生在秋冬季，是由于暴露在零度以下的寒冷环境所引起的局限性、红斑性炎症损害。此病症在没有中央供暖的地区最常见。妇女、儿童和老人多受累，刻意减肥而运动过度的人也易得冻疮。

养生要点

饮食养生

- 宜多食含有充足脂肪、蛋白质和维生素的食物，如鱼肉、猪肉、牛肉、鸡蛋等，保证身体有足够的热量。
- 忌食辛辣、刺激及较冰凉的食物。

起居养生

- 加强锻炼，促进血液循环，提高机体对寒冷的适应能力。常进行局部按摩及温水浴，以改善血液循环。
- 注意保暖防冻、防止潮湿。严冬季节，皮肤暴露处应当做好保护，如出门时使用口罩、手套、防风耳罩。不穿过紧鞋袜。
- 要避免肢体长期静止不动，坐久了、立久了要适当活动，以促进血液循环，减少冻疮发生。

中医术养

- 按摩防治冻疮：两手合掌，反复搓摩，使其发热，这样反复相互摩擦共 15~20 次。
- 脚心按摩：坐在床上，屈膝，脚心相对，左手按右脚心，右手按左脚心，两手同时用力，反复按摩 15~20 次。
- 腿按摩：坐于床上，腿伸直，两手紧抱左大腿根，用力向下擦到足踝，然后擦右大腿根，共擦 15~20 次。
- 臂按摩：右手掌紧按左手臂内侧，然后用力沿内侧向上。更方便地预防冻疮的方法：擦到肩膀，再翻过肩膀，由臂外侧向下擦至左手手背，这样为 1 次，共做 15~20 次。

冻疮酒方推荐

防治冻伤药酒

药酒配方

红花、干姜各 12 克，制附子 8 克，肉桂 6 克，徐长卿 10 克，60 度白酒 0.6 升。

红花

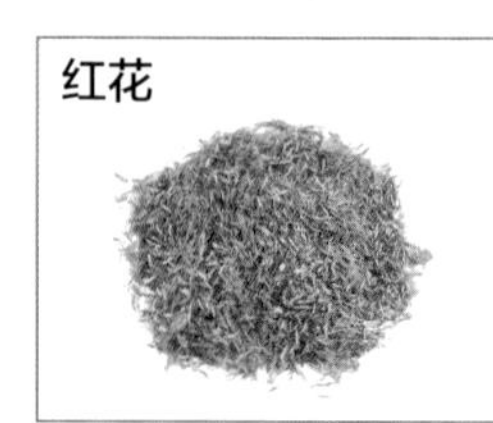

干姜

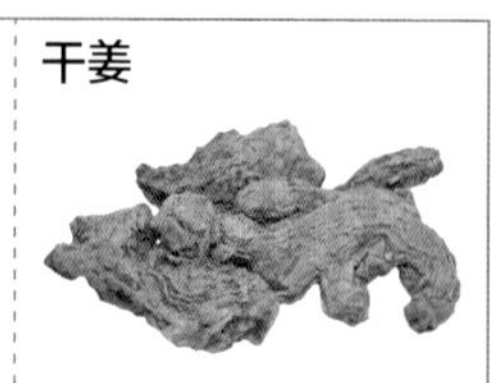

泡酒方法

1. 将红花、制附子、肉桂、徐长卿、干姜分别切碎，装入纱布袋中，放入容器中。
2. 白酒倒入容器中，与药材充分混合。
3. 密封浸泡 7 日后，取药液饮用。

服用方法

口服。每日 2~4 次，每次 8~15 毫升。

养生有道

此药酒具有活血通络、温经祛寒的功效。

适应症状

预防冻疮。

注意事项

在严寒季节服用时，每日 1 次即可。孕妇忌服。

红花

药材别名：草红、杜红花、金红花。

性味归经：性温，味辛；归心、肝经。

功效主治：活血通经、化淤止痛。主要治疗闭经、死胎、产后恶露不尽、淤血作痛、痈肿、跌打损伤、目赤红肿等。

桂苏酒

药酒配方

细辛 28 克，生姜、艾叶、当归、花椒各 30 克，苏木 48 克，桂枝 50 克，辣椒 3 克，樟脑 10 克，白酒 0.5~1 升。

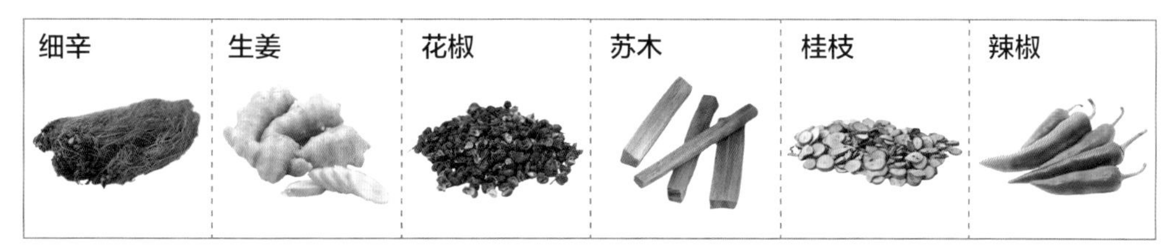

泡酒方法

1. 除樟脑外，其余药材切碎后放入容器，加白酒密封浸泡 7 日后，过滤去渣。
2. 将樟脑捣碎放入容器中，搅拌均匀后，取药液敷用。

服用方法

外敷。每日 3 次。患病部位用温水洗净拭干，用棉球蘸药酒涂擦，一般 3~5 日可痊愈。

养生有道

此款药酒具有温经止痛、活血通络、消肿化淤的功效。

适应症状

主治冻疮。

注意事项

放在干燥、阴凉、避光处保存。孕妇慎用。

桂枝二乌酊

药酒配方

樟脑 30 克，芒硝 80 克，生川乌、生草乌、桂枝各 100 克，红花 38 克，细辛 40 克，60 度白酒 2 升。

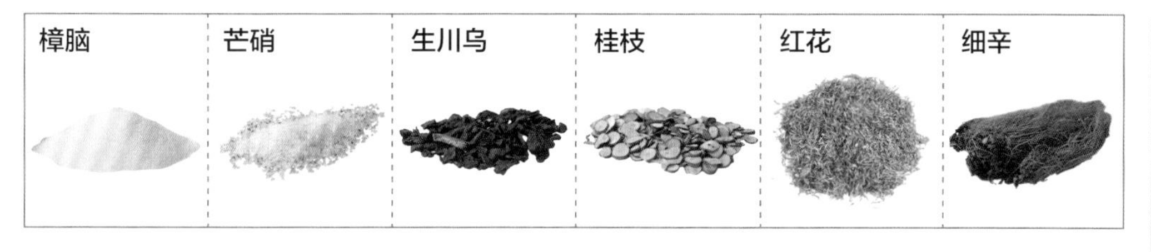

泡酒方法

1. 将桂枝、生草乌、生川乌、细辛、红花研细，入容器；加白酒密封浸泡 7 日，过滤去渣。
2. 芒硝、樟脑捣碎后放入容器拌匀，取药液敷用。

服用方法

外敷。早晚各 1 次，每次 5 分钟，用温水蘸药酒擦。未溃时蘸药酒擦患处；溃后用药酒涂患处周围。

养生有道

此款药酒可温经止痛、活血通络。

适应症状

主治冻疮。

注意事项

放在干燥、阴凉、避光处保存。孕妇慎用。

手癣：抗菌消炎大黄甘草酒

手癣，又称鹅掌风，是指发生在手掌和指间的皮肤癣菌感染。手癣的临床表现为，夏天起水疱脱皮病情加重，冬天则枯裂疼痛明显。手癣病反复发作，更具有传染倾向，常由患者自身足癣传染而来，若侵及指甲，可引起灰指甲。

养生要点

饮食养生

- 宜多食新鲜蔬菜、水果及可以清热利湿的食物，如芦笋、白扁豆、绿豆、芹菜、冬瓜、黄瓜、苦瓜、西瓜等。
- 忌食辛辣刺激性的食物和兴奋性的饮料，如辣椒、大蒜、姜、酒、浓茶等。它们能影响交感神经的相对平衡，加速汗液排泄，造成手足多汗。这种潮湿的环境有利于浅表霉菌的生长繁殖，加重病情。
- 忌过食肥甘的食物。本病多由湿热毒邪蕴结皮肤所致，而肥肉、油炸食品、白糖等肥甘食品容易蕴湿化热，加重病情。

起居养生

- 经常清洗双足和鞋袜，经常扑撒足粉，保持足部干燥与清洁卫生。
- 得了足癣不要搔抓，以免鳞屑飞扬，传染他人或自己手部。

中医术养

- 取手阳明、手太阴、手厥阴经各穴，毫针刺，用泻法。针灸合谷穴（当第 2 掌骨桡侧的中点处）、后溪穴（小指尺侧，第 5 掌骨小头后方，当小指展肌起点外缘）、劳宫穴（当第 2、3 掌骨之间，偏于第 3 掌骨，握拳屈指时中指指尖对应处）、少府穴（手掌面，第 4、5 掌骨之间）、曲池穴（屈肘，肘横纹外侧端）诸穴。

手癣酒方推荐

生姜浸酒

药酒配方

生姜 500~1000 克，60 度白酒 1 升。

生姜

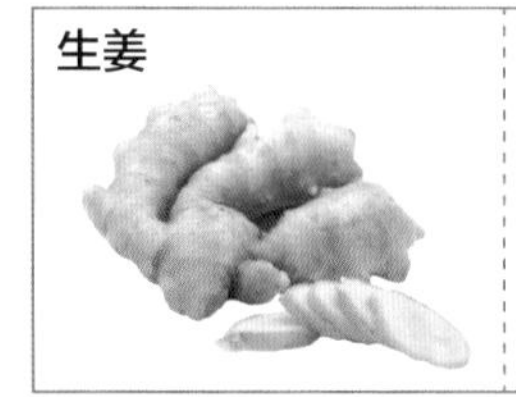

白酒

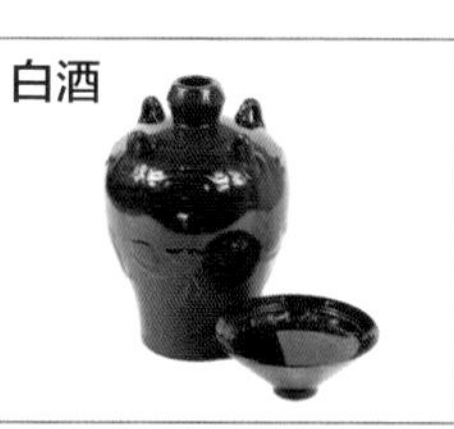

泡酒方法

1. 将生姜捣碎，连汁放入容器中。
2. 将白酒倒入容器中，与生姜汁充分混合。
3. 将容器中的药酒密封浸泡 2 日。
4. 过滤去渣后，取药液敷用。

服用方法

外敷。早晚各 1 次。蘸药液后擦患处，再泡入药酒中 8 分钟。

养生有道

生姜具有发汗解表、温肺止咳的功效。此款药酒具有消毒除菌的良好功效。

适应症状

主治手癣、甲癣等症。

注意事项

若加红糖 1 千克，敷于脚部，每次敷用 15 毫升，可治寒性腹痛。

当归百部酒

药酒配方

当归、生百部、白鲜皮、黄柏各 45 克，川椒 30 克，白酒 3 升。

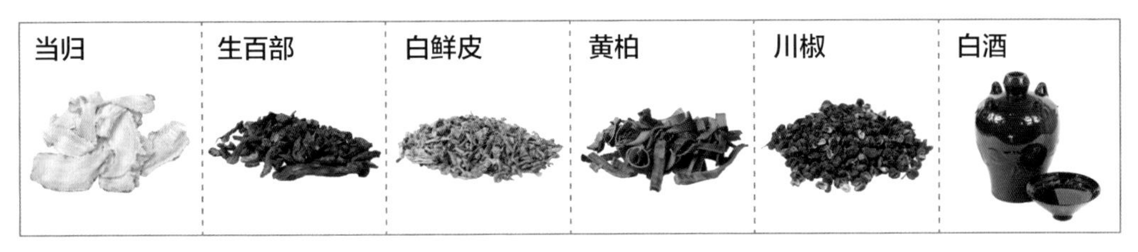

泡酒方法

1. 将诸药材研细，放入容器中。
2. 加入白酒，密封浸泡 2 小时。
3. 隔水熬煮至沸腾后晾凉，取药液敷用。

服用方法

蘸后涂擦数次。甲癣者需将患处泡入药酒中 5 分钟，每日 3 次。

养生有道

当归具有补血活血、舒筋止痛、润燥滑肠的功效。此款药酒具有杀虫止痒、清热解毒的功效。

适应症状

主治手癣、甲癣等症。

注意事项

患者用药期间，忌入冷水；也可用熏洗法。

大黄甘草酒

药酒配方

大黄 30 克，甘草 60 克，白酒 0.2 升。

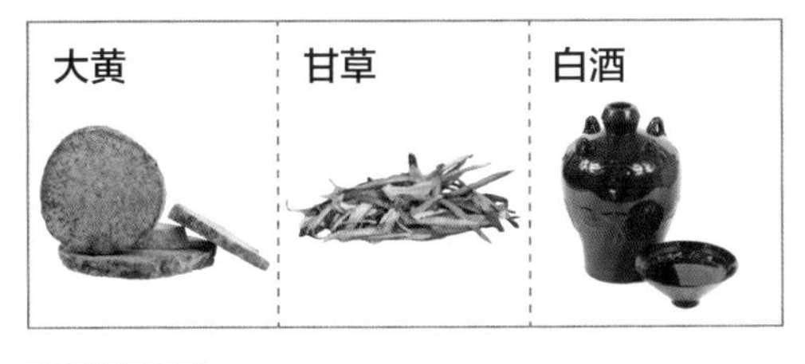

泡酒方法

1. 大黄、甘草捣碎后，放入合适的容器中。
2. 将白酒倒入容器中，与药材充分混合。
3. 将容器上火，用小火熬煮至药熟后离火。
4. 过滤去渣后，取药液敷用。

服用方法

外敷。每日 1 次，每次 10 分钟，蘸后湿敷患处。

养生有道

大黄具有攻积止滞、清热泻火、凉血化淤的功效；甘草具有抗菌消炎、抗过敏的功效。此款药酒具有杀虫止痒、清热解毒的良好功效。

适应症状

主治手足癣等症。

注意事项

切勿内服。

小贴士

品质好的甘草表面红棕色或灰棕色，外皮松紧不一，有明显纵皱纹、沟纹、皮孔及稀疏的细根痕；质坚实，断面略显纤维性，有裂隙，黄白色，粉性，形成层环纹明显，有放射状纹理；根茎呈圆柱形，表面有芽痕，断面中部有髓；气微，味甜而特殊。甘草应放置在通风干燥处保存。

足癣：利水杀虫黑豆酒

足癣，俗称脚气，也称“香港脚”，是一种极常见的真菌感染性皮肤病，常在夏季加重、冬季减轻，也有人终年不愈。足癣表现为足跖部、趾间的皮肤癣菌感染，可延及足跟及足背，但发生于足背者属体癣。红色毛癣菌为足癣的主要致病菌。

养生要点

饮食养生

- 宜多食用大量的生鲜蔬果、鱼及鸡肉等。
- 宜多吃含有维生素 A 和维生素 E 的食物，如动物肝脏、鱼类、芹菜、西红柿和鸡蛋等。
- 忌食油炸、油腻及容易引发出汗的食品，如辣椒、生葱、生蒜等。
- 避免碳酸饮料、谷类、加工食品等食物。

起居养生

- 注意局部卫生，袜子可常用肥皂水洗。不适宜穿着胶鞋或塑料底鞋、靴，不使用公用的拖鞋或脚布。
- 及早治疗手足多汗和汗疱。鞋子应长时间暴晒或换新的鞋子。继发细菌感染者除局部治疗，可以酌情使用抗菌药。

中医术养

- 艾灸治疗：先用热水泡脚，可于洗脚水中加盐、醋或是花椒三味中的一味。有水疱的脚气患者，也可在水疱的位置施灸；若是烂脚，不宜用醋泡脚。擦干脚后进行艾灸，取足三里（当犊鼻穴下 3 寸，距胫骨前缘 1 横指）、三阴交穴（小腿内侧，当足内踝尖上 3 寸）、涌泉穴（位于足底前部凹陷处，第 2、3 趾趾缝纹头端与足跟连线的前 1/3 处，）、阳陵泉穴（小腿外侧，当腓骨头前下方凹陷处）。艾灸 1 次，15~25 分钟即可。

足癣酒方推荐

二味独活酒

药酒配方

独活、制附子各 300 克，白酒 4 升。

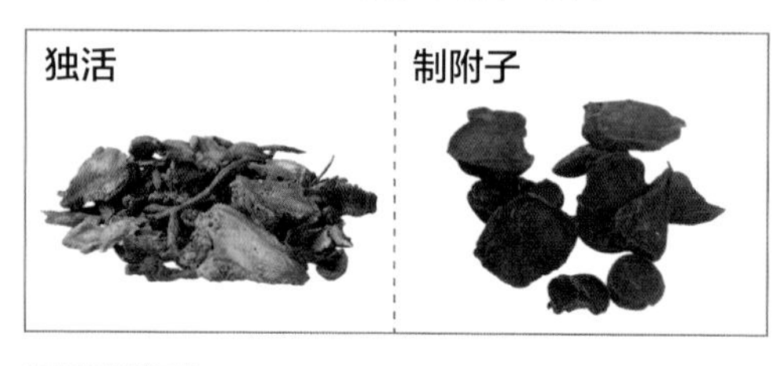

泡酒方法

1. 将制附子、独活分别研细，放入纱布袋中，然后将此纱布袋放入容器中。
2. 将白酒倒入容器中，浸没布袋。
3. 密封浸泡约 7 日，过滤去渣，取药液服用。

服用方法

口服。酌量服用，量由小增多，常令酒气相伴。

养生有道

制附子具有回阳救逆、散风祛湿的功效。此款药酒具有活血通络、温经祛湿的功效。

适应症状

主治足癣等症。

注意事项

孕妇忌服；忌半夏、天花粉、贝母、白芨共用。

酸枣仁酒

药酒配方

干葡萄、牛膝各 75 克，天冬、防风、独活、桂心各 30 克，酸枣仁、赤茯苓、羚羊角、五加皮、黄芪各 45 克，大麻仁 125 克，白酒 2.25 升。

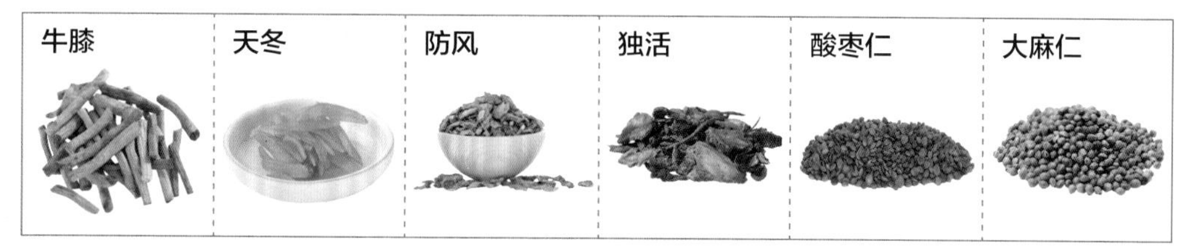

泡酒方法

1. 将 12 味药材分别捣碎，放入纱布袋中。
2. 将此纱布袋放入容器中，加入白酒。
3. 密封浸泡约 7 日，过滤去渣后，取药液服用。

服用方法

口服。酌量，用温水服。

养生有道

此款药酒具有理气、养神、散风祛湿、清肝、活血的功效。

适应症状

主治脚气疼痛等症。

注意事项

有实邪郁火者慎服。

黑豆酒

药酒配方

黑豆 750 克，白芷 90 克，薏苡仁 180 克，黄酒 4.5 升。

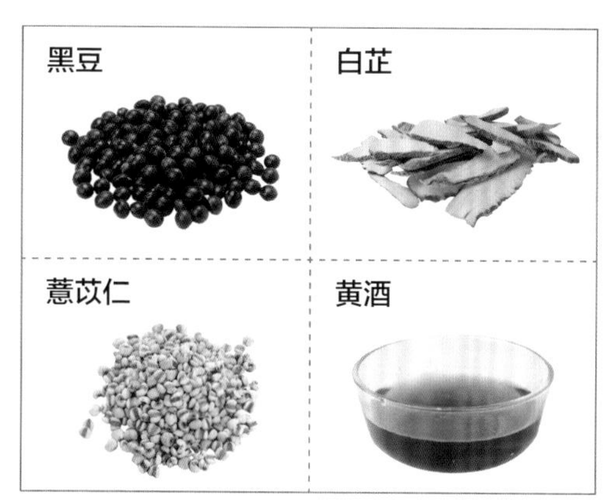

泡酒方法

1. 将黑豆翻炒，与白芷、薏苡仁分别切碎，放入容器中。
2. 将黄酒倒入容器中，与药材充分混合。
3. 密封浸泡约 7 日，过滤去渣后，取药液服用。
4. 或隔水加热，浸渍 12 小时后取药液服用。

服用方法

口服。酌量服用，常令酒气相伴。

养生有道

黑豆具有降低胆固醇、补肾益脾的功效。此款药酒具有利水、温经、散风、活血通络的功效。

适应症状

主治足癣、头晕目眩、四肢痉挛疼痛、小便不畅等症。

注意事项

孕妇、儿童勿食。

白芷

药材别名：芳香、苻蓠、兴安白芷。

性味归经：性温，味辛；归肺、胃经。

功效主治：祛风燥湿、消肿止痛。对头痛、眉棱骨痛、齿痛、疥癣有显著疗效。

薏苡仁酒

药酒配方

桂心、牛蒡子、升麻、羌活、黄芩、独活各 120 克，秦艽、五加皮、防风各 180 克，大麻仁 100 克，牛膝、生地黄、薏苡仁各 300 克，枳壳、骨皮各 60 克，白酒 9 升。

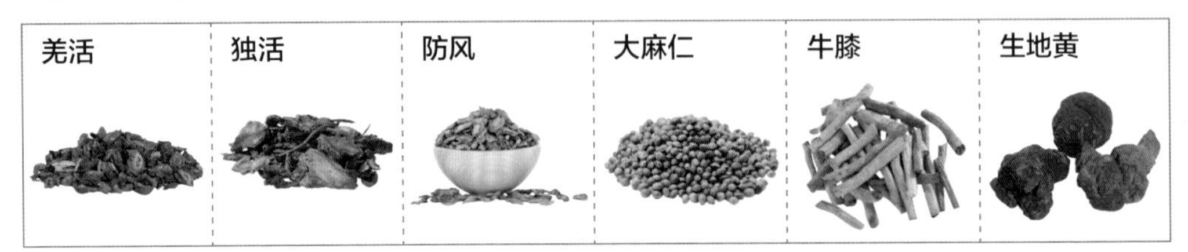

泡酒方法

1. 将诸药材分别切碎，放入纱布袋中；然后将此纱布袋放入容器中。
2. 加入白酒，密封浸泡约 7 日，过滤去渣后取药液服用。

服用方法

口服。每日 2~3 次，每次 15~30 毫升，饭前用温水送服。

养生有道

此款药酒具有散风祛湿、行气止痛的功效。

适应症状

主治脚气疼痛、背痛强直等症。

注意事项

脾虚无湿者、大便燥结者、孕妇慎服。

地附酒

药酒配方

石斛、牛膝各 180 克，地肤子、生地黄、制附子、茵芋、细辛、防风、炮姜、升麻、人参各 120 克，独活 360 克，白酒 9 升。

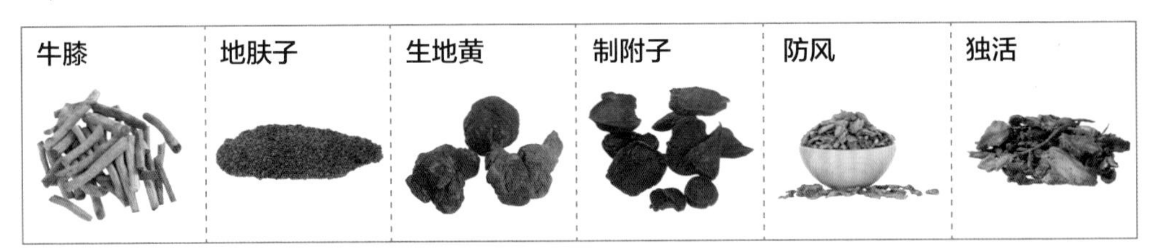

泡酒方法

1. 将(除地肤子)药材分别切碎，与地肤子一起，用纱布袋包裹放入容器中。
2. 加白酒密封浸泡约 7 天，过滤去渣后，取药液服用。

服用方法

口服。酌量服用，常令酒气相伴。

养生有道

此款药酒具有清热解毒、散风祛湿、活血止痛的功效。

适应症状

主治因感受风毒引起的足癣等症。

注意事项

孕妇忌服。

五加皮酒

药酒配方

五加皮、独活、防风各 180 克，生地黄、牛蒡根、黑豆各 500 克，牛膝、薏苡仁各 300 克，大麻仁 30 克，桂心 60 克，海桐皮 120 克，白酒 10 升。

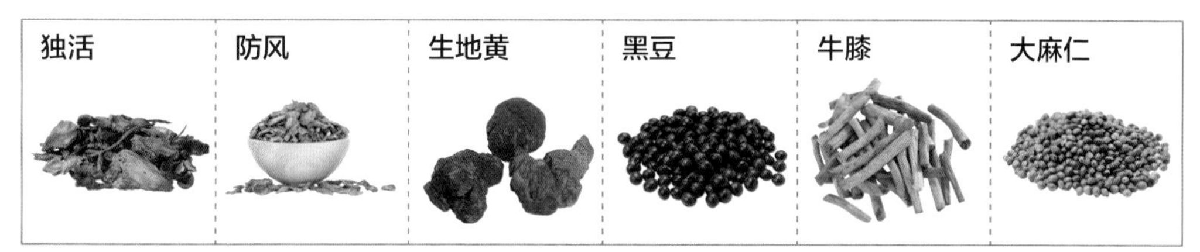

泡酒方法

1. 将诸药材分别切碎，装入纱布袋中；然后将此纱布袋放入容器中。
2. 加入白酒密封浸泡约 7 日，过滤去渣后，取药液服用。

服用方法

口服。每日 2~3 次，每次 20 毫升。饭前温服。

养生有道

此款药酒具有清热祛湿、温经散寒、活血通络的功效。

适应症状

主治脚气疼痛、筋脉拘急等症。

注意事项

孕妇及脾虚无湿者、大便燥结者慎服。

茵陈酒

药酒配方

茵陈母子酒 2 升，法半夏 34 克，白术 34.4 克，冰糖 100 克，65 度白酒 3.5 升。

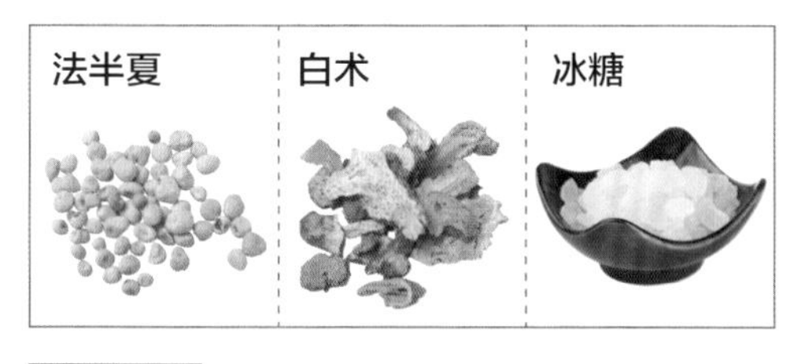

泡酒方法

1. 将茵陈母子酒、法半夏、白术、冰糖、白酒放入容器中。
2. 待冰糖溶化后取出药材。
3. 将药液倒入缸内。
4. 密封浸泡约半年，滤去渣后，取药液服用。

服用方法

口服。每日 2 次，每次 15 毫升。

养生有道

此款药酒具有清热解毒、活血通络、舒筋祛湿的功效。

适应症状

主治足癣、脘腹痞满、皮肤瘙痒、小便不畅，以及因湿热引起的关节痛等症。

注意事项

非因湿热引起的皮肤发黄者忌服。

白术

药材别名：山蓟、杨枹蓟、山姜、山连。
性味归经：性温，味苦、甘；归脾、胃经。
功效主治：健脾益气、燥湿利水、止汗、安胎。

痱子：去痱止痒二黄冰片酒

痱子是夏季常见的皮肤病，其发生与气候变化密切相关，通常发生在气温增高、天气潮湿、出汗不畅的时候，好发于额、颈、胸、背部，多见于婴幼儿，尤其是小汗腺及汗管尚未发育完善的新生儿。生活或工作在炎热、潮湿环境中的成人也可出现。

养生要点

饮食养生

宜多吃高蛋白且容易消化的食物，如鱼肉、豆类及豆制品等。

宜多吃胡萝卜、西蓝花、菠菜、白菜等维生素和矿物质含量丰富的食物。

忌食鸡蛋、鱼、虾、蟹等发物。

忌食辣椒、生姜、生蒜等辛辣食物。

起居养生

暑伏季节应加强室内通风散热，穿宽大的衣物，勤换内衣，勤洗澡，不能用热水洗烫。保持皮肤清洁、干燥、此外，应避免搔抓，以防继发感染。

孩子在夏天容易出痱子，家长应该使用略高于人体皮肤温度的水给孩子洗澡。洗完澡，不能马上给孩子搽痱子粉等爽身用品，因为痱子粉会与汗液混合，堵塞毛孔，同样也会引起或加重痱子。

中医术养

夏季天气炎热，容易出痱子。除了可以用痱子粉涂抹外，也可用一些偏方来治疗。例如，可以用苦瓜治疗痱子。方法是将苦瓜洗净捣烂，直接涂抹患处，一日2~3次。另外，洗澡的时候，在澡盆中放些花露水，可以很好地预防出痱子。

痱子酒方推荐

二黄冰片酒

药酒配方

黄连 10 克，生大黄 12 克，冰片 8 克，60 度白酒 0.3 升。

黄连

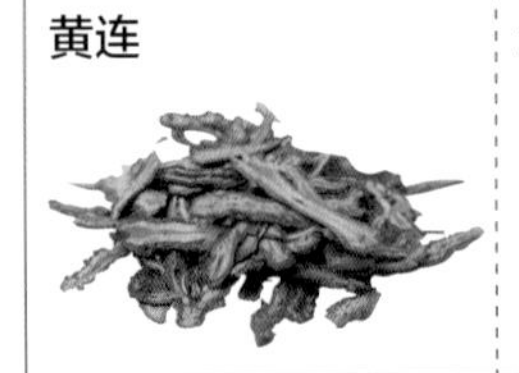

生大黄

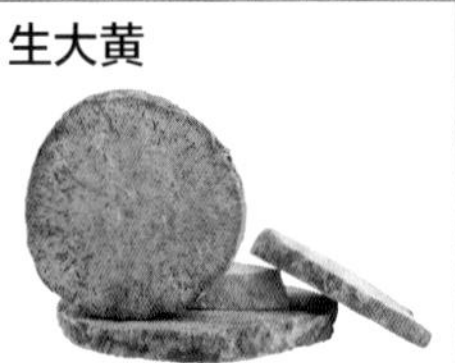

泡酒方法

1. 将黄连、生大黄分别捣碎，放入容器中。
2. 将冰片倒入容器中，与药粉充分混合。
3. 将白酒倒入容器中，与药粉充分混合。
4. 密封浸泡约 7 日，取药液敷用。

服用方法

外敷。每日 3~5 次。用棉球蘸药酒擦于患病处。

养生有道

黄连具有清热祛湿、泻火解毒的功效；生大黄具有清热祛湿、泻火解毒、活血化淤的功效。此款药酒具有清热除湿、消炎止痛的功效。

适应症状

主治痱子、疮疖等症。

注意事项

不可内服。

黄连

药材别名：王连、支连。

性味归经：性寒，味苦；归心、肝、胃、大肠经。

功效主治：泻火燥湿。主治时行热盛心烦等。

参冰三黄酊

药酒配方

黄连、雄黄、冰片各 20 克，生大黄 40 克，苦参 60 克，75% 乙醇 0.9 升。

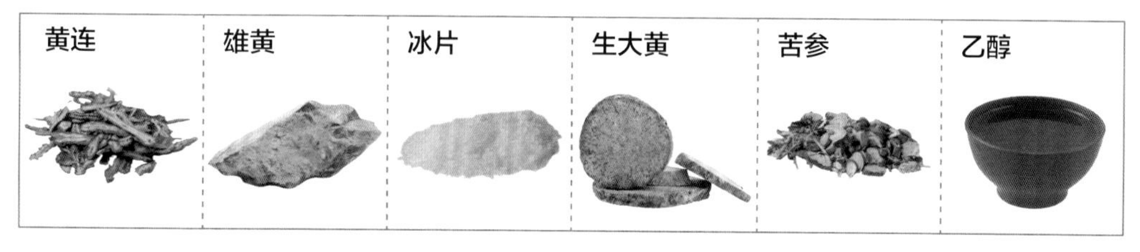

泡酒方法

1. 将黄连、生大黄、雄黄、苦参分别切碎，放入容器中。
2. 将乙醇倒入容器中，与药粉充分混合。
3. 密封浸泡 2~3 日。
4. 加入冰片，待其溶化后取药液敷用。

服用方法

外敷。每日 3~4 次。用棉球蘸药酒擦于患病处。

养生有道

黄连有清热祛湿、泻火解毒的功效；生大黄有清热祛湿、泻火解毒的功效。此款药酒有消炎解毒、去痱止痒的功效。

适应症状

主治痱子等症。

注意事项

切忌入眼。

豆薯子酒

药酒配方

豆薯子 50 克，75% 乙醇 0.25 升。

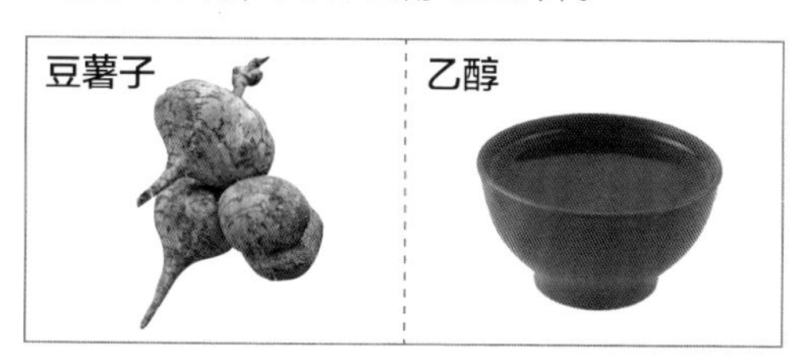

泡酒方法

1. 豆薯子下锅炒黄后捣成粗粉，放容器中。
2. 将乙醇倒入容器中，与药材充分混合。
3. 将容器中的药酒密封浸泡 2 日后取出。
4. 过滤去渣后，取药液敷用。

服用方法

外敷。每日 2 次，每次 20 分钟，连续 3 周。蘸后湿敷患处。

养生有道

豆薯子具有生津止渴、解酒消毒、降低血压的功效。此款药酒具有清热解毒、去痱止痒的功效。

适应症状

主治痱子等症。

注意事项

切勿内服。

小贴士

酒可以行药势，古人谓“酒为诸药之长”，酒可以使药力外达于表而上至于颠，使理气行血药物的作用得到较好的发挥，也能使滋补药物补而不滞，并有助于药物有效成分的析出。中药的多种成分都易于溶于酒精之中。

疥疮：清湿止痒白鲜酊

疥疮是疥虫感染皮肤引起的皮肤病，多发于冬季，病程长短不一，有的可迁延数月。疥疮最显著的特征是疥虫隧道，此隧道是疥虫钻入皮肤角层深部向前啮吃而成的，疮内可找到浅黄色虫点。疥虫有人型和动物型之别，后者也能感染人，但临床较少见。

养生要点

饮食养生

- 饮食宜清淡，多吃蔬菜和水果，如白菜、菠菜、苹果等。
- 宜多吃可热利湿的食物，如丝瓜、冬瓜、苦瓜、芹菜、西瓜、绿豆、赤小豆等。
- 戒酒，忌吃辛辣的刺激物，如辣椒、火锅等，以免加重瘙痒症状。
- 不吃或少吃猪头肉、羊肉、鹅肉、虾、蟹、芥菜等发物，以免刺激皮损而增加痒感。

起居养生

- 平时应注意个人卫生，衣被应勤换、勤洗、勤晒。
- 发现患者后，应进行隔离，并积极治疗，以消灭传染源，防止扩大传染。

中医术养

- 艾灸熏灸法可以用来治疗疥疮、外伤性感染等病症。方法是取艾条一支，点燃一端，用艾烟熏患处，同时患处只感到温热而无灼痛。每次灸 30~60 秒，使局部皮肤潮红，疮面形成一层薄黄色油膜。

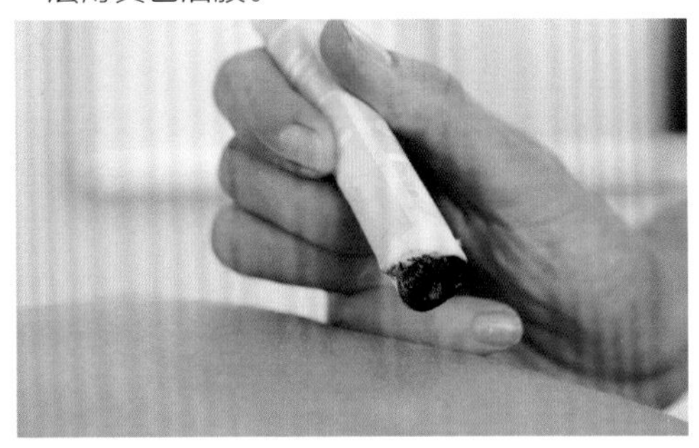

疥疮酒方推荐

白鲜酊

药酒配方

百部、白鲜皮各 100 克，75% 乙醇 0.5 升。

百部	白鲜皮	乙醇

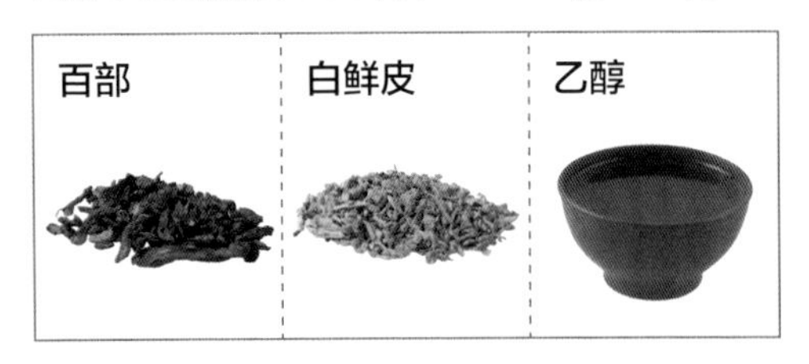

泡酒方法

1.将百部、白鲜皮研细，放入瓶中。

2.将乙醇倒入容器中，与药粉充分混合。

3.将药液摇晃均匀。

4.取药液外用。

服用方法

外敷。用周林频谱治疗仪调至离皮肤 30 厘米处，依皮肤能耐受热度照射 40 分钟；同时反复涂擦药酒，1 周为 1 个疗程。

养生有道

百部具有润肺止咳、杀虫灭虱的功效；白鲜皮有清热燥湿、散风解毒的功效。此款药酒具有清热解毒、祛湿止痒的功效。

适应症状

主治疥疮等症。

注意事项

放在干燥、阴凉、避光处保存。切勿内服。

蛇床苦参酒

药酒配方

蛇床子、苦参各 62 克，明矾、防风、白鲜皮各 31 克，白酒 1 升。

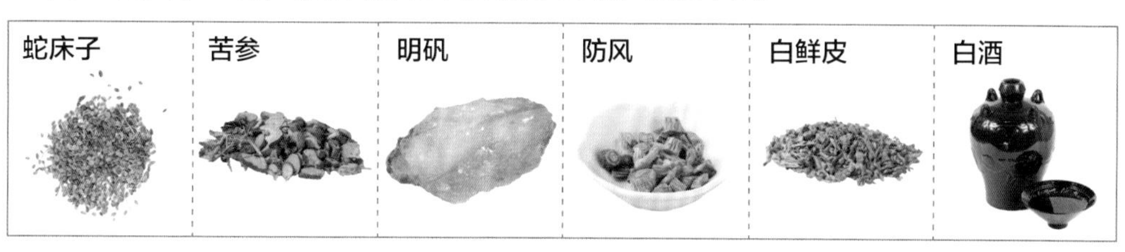

泡酒方法

1. 将前 5 味研为粗末或切成薄片，放入一干净容器中。
2. 加入白酒，密封，每日搅拌 1 次，7 日后每周搅拌 1 次，浸泡 30 日以上。
3. 取上清液，再压榨残渣，静置澄清，混合过滤，贮瓶备用。

服用方法

外用：取药酒涂擦患处，每日涂擦 2~3 次。

养生有道

蛇床子具有祛湿、止痒、杀虫的功效；苦参具有清热利湿、抗菌消炎、健胃驱虫的功效。此款药酒具有清热解毒、祛湿止痒的功效。

适应症状

主治疥疮、慢性湿疹、神经性皮炎、皮肤瘙痒、扁平疣、汗疱疹等症。

十味百部酊

药酒配方

皂角刺 100 克，苦参、百部、金铃子、石榴皮、白鲜皮、蛇床子、藜芦、萹蓄各 50 克，烧酒 3 升。

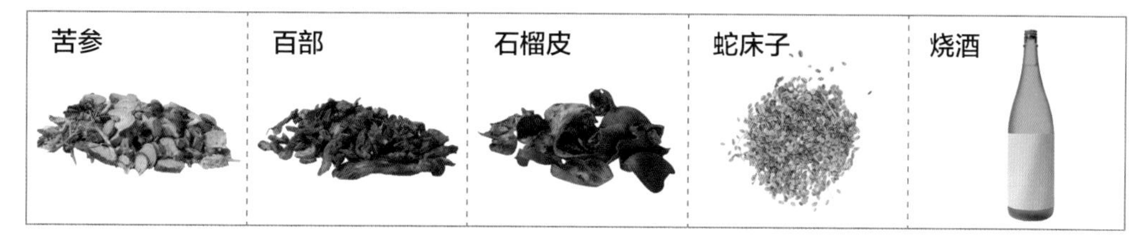

泡酒方法

1. 将诸药材（除蛇床子）研细，与蛇床子放入容器中。
2. 加烧酒密封浸泡约 7 天，过滤去渣后，取药液敷用。

服用方法

外敷。连敷 7~10 日，睡前用棉球蘸后擦于患病处。

养生有道

百部有润肺止咳、杀虫灭虱的功效。此药酒有清热解毒、祛湿止痒的功效。

适应症状

主治疥疮等症。

白癜风：润肤祛斑补骨脂酒

白癜风是一种常见多发的色素性皮肤病。该病以局部或泛发性色素脱失形成白斑为特征，是一种获得性的、皮肤色素脱失形成的白色斑片。其形成原因是这些区域出现了黑色素细胞的缺失或被破坏，导致白斑生成。

养生要点

饮食养生

- 宜多食动物肝肾、蛋类、豆类、瘦肉、新鲜蔬菜等。
- 宜多吃一些含有酪氨酸及矿物质的食物，如牛肉、鸡蛋、鸭蛋、牛奶、萝卜、大豆、豌豆、绿豆、花生等食物。
- 戒烟戒酒，少食生葱、辣椒等。
- 忌食用维生素 C 药物或富含维生素 C 的食物，如柑橘、草莓、山楂、菠萝、弥猴桃、西红柿等。因为维生素 C 对皮肤色素有脱失作用。

起居养生

- 患者应注意劳逸结合，保持心情舒畅，积极配合治疗。发作期慎用刺激性药物，衣服宜宽大适身，不能损伤皮肤。
- 注意室外锻炼身体，适度接受日光浴。坚持治疗，愈后可巩固治疗一段时期。

中医术养

- 艾灸疗法：治疗白癜风取侠白穴（肱二头肌外侧缘中 1/3 与下 1/3 交界稍上方陷中）、癜风穴（中指末节入鱼腹下缘正中，指间关节横纹稍上方凹陷中）。方法是先用三棱针点刺出血，然后单侧癜风穴灸 3 壮，每日 1 次。
- 七星针疗法：用七星针在一定部位的皮肤上进行叩打，达到治疗疾病的目的。治疗白癜风时，取皮疹区消毒后，采用从外向内，以同心圆方式，轻巧叩刺，以不出血或少许出血为度，每日 1 次。

白癜风酒方推荐

补骨丝子酊

药酒配方

补骨脂 500 克，菟丝子 150 克，75% 乙醇 2 升。

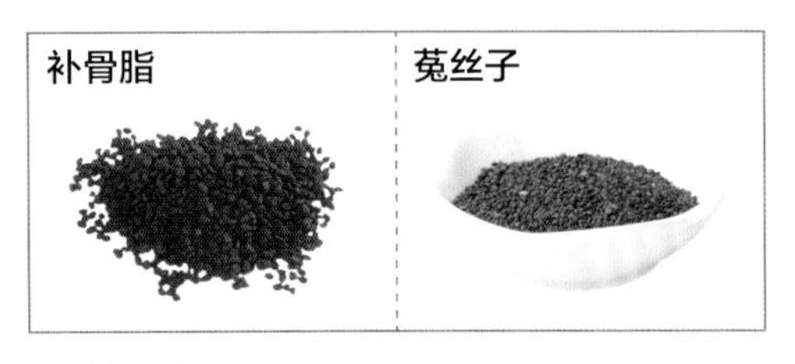

泡酒方法

1. 将补骨脂、菟丝子分别研细，放入容器中。
2. 将乙醇倒入容器中，与细粉充分混合。
3. 密封浸泡约 7 日。过滤去渣后，取药液敷用。

服用方法

外敷。每日数次。用棉球蘸后，擦于患处。

养生有道

补骨脂具有温肾、壮阳、止泻的功效；菟丝子具有壮阳、调节内分泌的功效。此款药酒具有调和气血、润肤止痒、理气祛风、活血通络的功效。

适应症状

主治白癜风等症。

注意事项

阴虚火旺者忌用。

复方补骨脂酒

药酒配方

补骨脂 60 克，白附子 30 克，雄黄 12 克，前胡 40 克，防风 20 克，白酒 0.4 升。

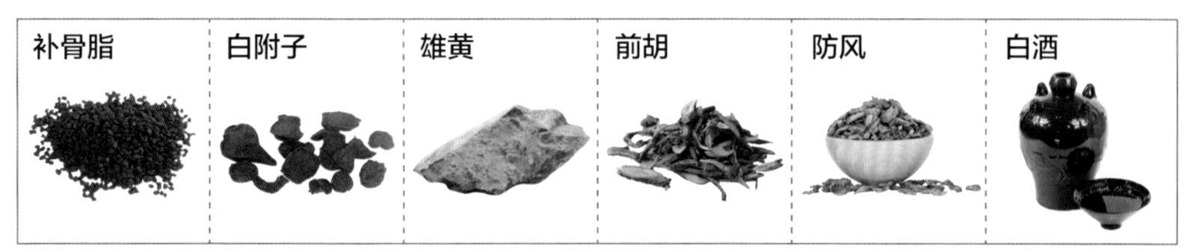

泡酒方法

1. 将诸药材研细，放入容器中。
2. 将白酒倒入容器中，与药粉充分混合。
3. 密封浸泡约 7 日后，取药液外用。

服用方法

外敷。每日 2~3 次。擦患处至皮肤嫩红即可。

养生有道

补骨脂具有温肾壮阳、理气止泻的功效。此款药酒具有活血通络、解毒止痒、润肤祛斑的功效。

适应症状

主治白癜风等症。

注意事项

阴虚火旺者忌用。

白癜风酊

药酒配方

蛇床子、苦参各 80 克，薄荷脑适量，75% 乙醇 2 升。

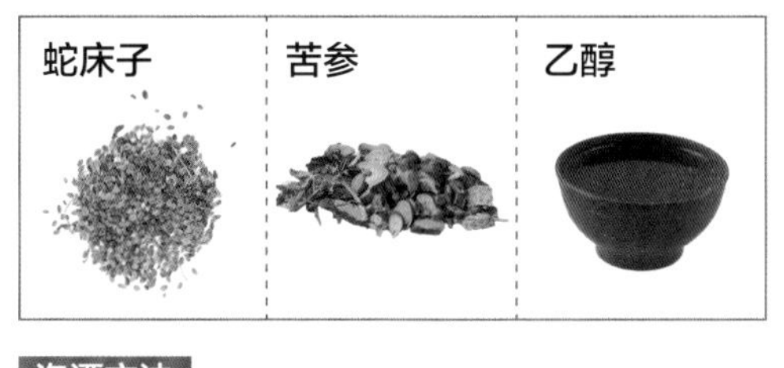

泡酒方法

1. 将蛇床子、苦参分别研细，放入容器中。
2. 加入乙醇至渗透药物，静置 6 小时。
3. 加入乙醇至 2 升，浸泡数日。
4. 加入薄荷脑，待其溶化后搅拌均匀，取药液外用。

服用方法

外敷。每日 3~5 次。用棉球蘸后擦于患处。

养生有道

此款药酒具有清热祛风、润肤止痒的功效。

适应症状

主治白癜风等症。

注意事项

下焦有湿热、精关不固者忌用。

小贴士

蛇床子呈椭圆形，分果背面略隆起，有 5 条突起的脊线，接台面平坦，有 2 条棕色略突起的纵线，其中有一条浅色的线状物，果皮松脆，种子细小，灰棕色，有油性，气香，味辛凉而有麻舌感。选购时，以颗粒饱满、灰黄色、气味浓厚者为佳。放置干燥处保存。

乌梢蛇蒺藜酒

药酒配方

桂心、牛膝、蒺藜、防风各 50 克，天麻、羌活、枳壳各 75 克，熟地黄 100 克，乌梢蛇 150 克，五加皮 25 克，白酒 10 升。

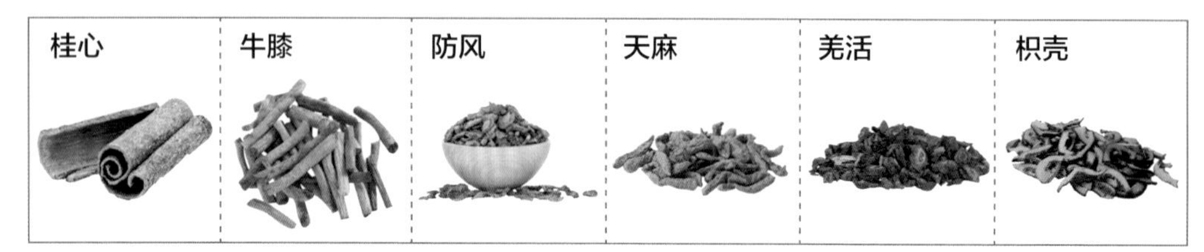

泡酒方法

1. 酒泡乌梢蛇，去皮骨后炙至微黄；枳壳炒至微黄，去瓤。
2. 将诸药材研细，装入纱布袋再放入容器；加入白酒密封浸泡约 7 日，滤渣后取药液服用。

服用方法

口服。每日 3 次，每次 10 毫升。

养生有道

乌梢蛇有散风祛湿、通经活络的功效；熟地黄有滋阴补血的功效。此款药酒有祛风、滋阴、养血止痒的功效。

适应症状

主治白癜风、紫癜等症。

注意事项

切忌与毒性、黏滑食物共食。

菟丝子酒

药酒配方

菟丝子 90 克，白酒 0.18 升。

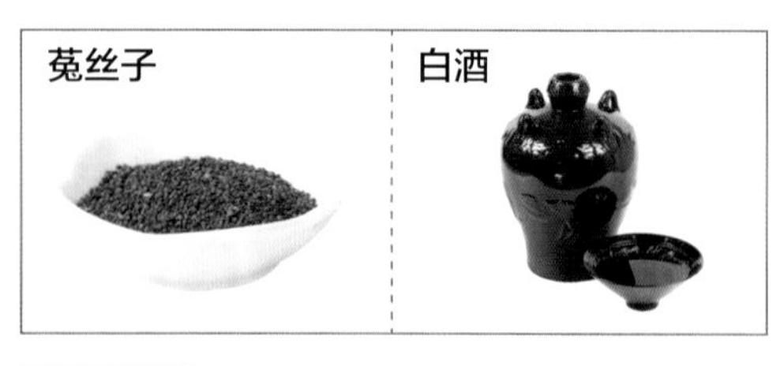

泡酒方法

1. 将菟丝子洗净后放入容器中。
2. 将白酒倒入容器中，与菟丝子充分混合。
3. 密封浸泡约 7 日。
4. 过滤去渣后取药液外用。

服用方法

外敷。每日数次。用棉球蘸后擦于患处。

养生有道

菟丝子具有补肾壮阳、调节内分泌、降低血压的功效。此款药酒具有润肤止痒、理气祛风的功效。

适应症状

主治白癜风等症。

注意事项

阴虚火旺者忌用。

菟丝子

药材别名：豆寄生、无根草、黄丝、吐丝子、无娘藤米、黄藤子。

性味归经：性平，味辛、甘；归肾、肝、脾经。

功效主治：滋补肝肾、固精缩尿。可用于腰膝酸软、目昏耳鸣、尿有余沥等症。

乌梢蛇浸酒方

药酒配方

桂心、防风、蒺藜、五加皮各 90 克，天麻、枳壳、牛膝、羌活各 135 克，熟地黄 120 克，乌梢蛇 270 克，白酒 3 升。

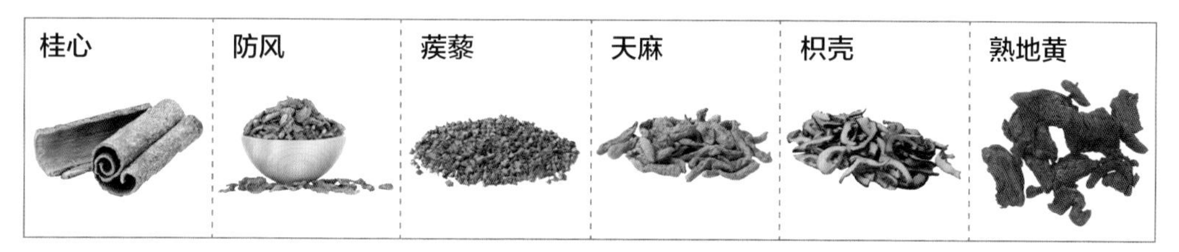

泡酒方法

1. 酒泡乌梢蛇，去皮骨后炙至微黄，与其余诸药研细，装入纱布袋，再放入容器。
2. 加入白酒，密封浸泡约 15 日，过滤去渣后取药液服用。

服用方法

口服。每日 2 次，每次 10 毫升。

养生有道

乌梢蛇有散风祛湿、通经活络的功效。此款药酒有祛风、除湿、止痒的功效。

适应症状

主治白癜风等症。

注意事项

切忌与毒性、黏滑食物，猪肉，鸡肉共食。

骨脂猴姜酒

药酒配方

补骨脂、猴姜各 30 克，75% 乙醇 0.25 升。

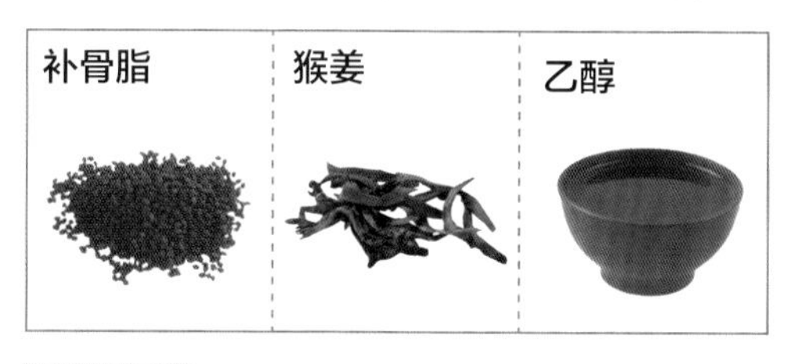

泡酒方法

1. 将补骨脂、猴姜分别捣碎，放入容器中。
2. 将乙醇倒入容器中，与药粉充分混匀。
3. 密封浸泡 10 日，经常摇晃，开封后外用。

服用方法

外敷。每日 2 次。用棉球蘸后擦于患处。

养生有道

补骨脂具有温肾壮阳、理气止泻的功效；猴姜具有强壮筋骨的功效。此款药酒具有活血通络、消斑止痒的功效。

适应症状

主治白癜风等症。

注意事项

阴虚火旺者忌用。

小贴士

挑选补骨脂时，以粒大、色黑、饱满、坚实、无杂质者为佳。

荨麻疹：散风止痒独活肤子酒

荨麻疹是由于皮肤、黏膜小血管扩张及渗透性增加而出现的一种局限性水肿反应，表现为时隐时现的、边缘清楚的、红色或白色的瘙痒性风团。中医称“风隐疹”，俗称“风疹块”。有15%~20%的人一生中至少发作过一次荨麻疹。

养生要点

饮食养生

- 营养摄入应该均衡，宜多食用海带、黄瓜、香蕉、胡萝卜、苹果、绿豆等食物。
- 忌食用防腐剂、调味品、色素添加剂等。
- 辣椒、贝类、虾等辛辣和海鲜类食物最好少吃或不吃。
- 忌食如菠菜、灰菜、芹菜等光敏性食物。

起居养生

- 患者应注意休息，避免影响免疫力，引发皮肤病；应避免接触花粉、羽毛类物质，少去户外活动。减少运动、出汗及情绪波动。
- 天气寒冷时应多穿衣服，避免皮肤裸露在外，引起寒冷性荨麻疹。
- 注意个人及家庭卫生，家庭防螨和防止灰尘很重要。

中医术养

- 使用艾灸治疗荨麻疹，可以采用艾条悬起灸的方法，选取合谷穴（当第2掌骨桡侧的中点处）、曲池穴（屈肘，肘横纹外侧端）、血海穴（大腿内侧，髌底内侧端上2寸处）、三阴交穴（小腿内侧，当足内踝尖上3寸）、足三里穴（当犊鼻穴下3寸，距胫骨前缘1横指）、风市穴（直立时手下垂于体侧，中指指尖对应处）、百会穴（人体头顶正中心）和长强穴（尾骨端与肛门之间）这8个穴位，每次选其中2~4个穴位，每穴灸10~15分钟，每日1~2次，6次为1个疗程。

荨麻疹酒方推荐

丁薄擦剂

药酒配方

公丁香60克，薄荷油10克，95%乙醇1.5升。

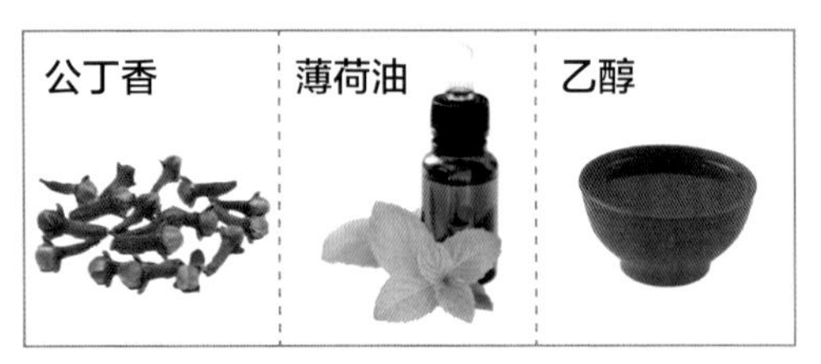

泡酒方法

1.将公丁香研细，放入容器中。
2.将乙醇倒入容器中，与药粉充分混合。
3.密封浸泡7日以上，经常晃动，过滤去渣。
4.加入薄荷油，待其溶匀后取药液外用。

服用方法

外敷。每日2~3次。先用胶布粘去刺入皮肤的革毛，再用棉球蘸药酒擦于患处。

养生有道

此款药酒具有消炎止痛的功效。

适应症状

主治皮炎疼痛难忍、药物性皮炎、花斑癣、荨麻疹、癣疹等症。

注意事项

放在干燥、阴凉、避光处保存。

蝉蜕糯米酒

药酒配方

蝉蜕 9 克，糯米酒 0.15 升。

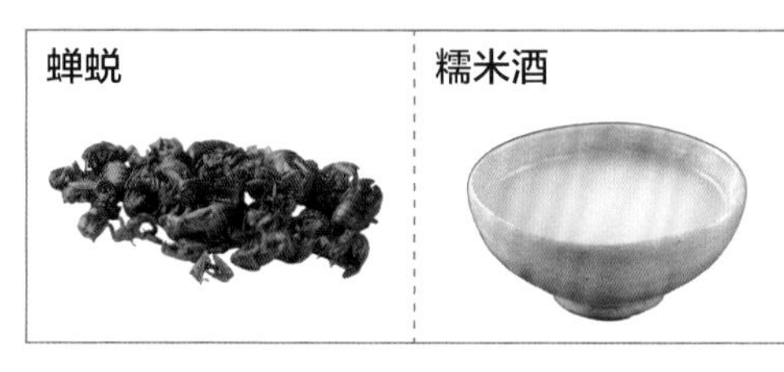

泡酒方法

1. 将蝉蜕研磨成细粉，放入容器中。
2. 糯米酒加水 0.75 升，煮至沸腾后离火。
3. 将糯米酒加入容器中，与药粉充分混合。
4. 搅拌均匀，取药液服用。

服用方法

口服。成人 1 次服尽，儿童分 2 次服用。用温水送服。

养生有道

蝉蜕具有散风清热、利咽透疹、退翳解痉的功效。此款药酒具有散风清热、透疹解痉的功效。

适应症状

主治荨麻疹等症。

注意事项

孕妇慎服。

小白菜酒

药酒配方

小白菜 300 克，白酒 0.1 升。

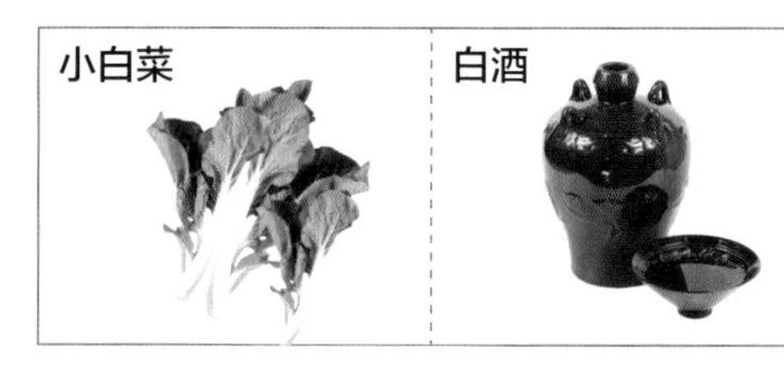

泡酒方法

1. 将小白菜洗净晾干，放入合适的容器中。
2. 将白酒倒入容器中，浸没小白菜。
3. 将容器里的药酒密封，浸泡 1 日后取出。
4. 取小白菜使用。

服用方法

外敷。早晚各 1 次，每次 5 分钟，将小白菜放在患处轻轻搓揉。

养生有道

小白菜具有促进血液循环、润肠和胃的功效。此款药酒具有杀虫止痒、清热消毒的功效。

适应症状

主治手足癣、荨麻疹等症。

注意事项

放在干燥、阴凉、避光处保存。

小贴士

挑选小白菜的时候，要注意看其叶片是否完整有光泽、直挺、有生气，这样的小白菜比较新鲜；而叶片发软、发蔫的小白菜不宜选用。青口小白菜口感清甜脆嫩，白口小白菜口感发涩。最好即买即食，不宜长时间保存。

独活肤子酒

药酒配方

地肤子、当归、独活各 100 克，白酒 1 升。

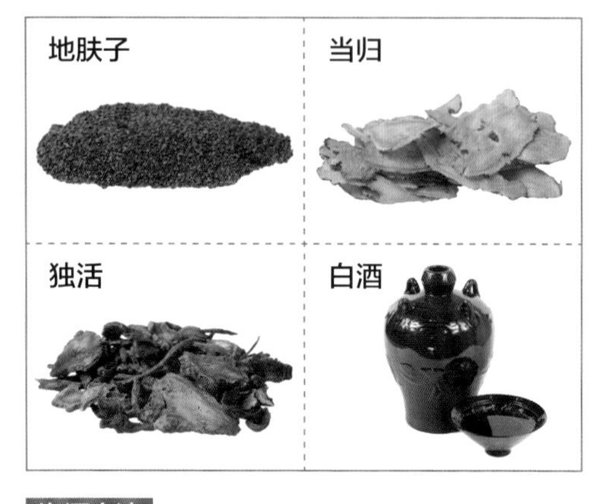

泡酒方法

1. 将独活、当归分别研细，与地肤子放入容器中。
2. 将白酒倒入容器中，与诸药粉充分混合。
3. 将药材熬煮至沸腾，熄火晾凉。
4. 过滤去渣后，取药液服用。

服用方法

空腹口服。每日 3 次，每次 10~15 毫升。

养生有道

地肤子具有清热祛湿、散风止痒的功效。此款药酒具有活血通络、清热解毒、祛风透疹的功效。

适应症状

主治荨麻疹等症。

注意事项

阴虚血燥者慎服。

芫荽酒

药酒配方

芫荽 75 克，白酒 1 升。

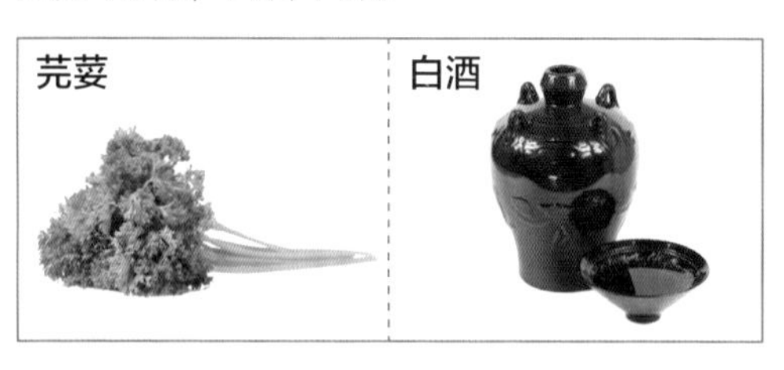

泡酒方法

1. 将芫荽切成细丁，放入容器中。
2. 将白酒煮至沸腾，淋在芫荽上。
3. 容器中的药酒密封浸泡一段时间后取出。
4. 过滤去渣后，取药液外用。

服用方法

外敷。沿颈部向下，喷洒全身，切勿喷洒于脸。

养生有道

芫荽具有开胃、解郁、止痛、解毒的功效。此款药酒具有促进疹透、透泄疹毒的良好功效。

适应症状

主治小儿痘疹、荨麻疹、水痘等症。

注意事项

切勿多用、久用。

小贴士

挑选芫荽的时候，应该选择色泽青绿和香气浓郁、无黄叶、烂叶者。储存时将芫荽根部切除，择去黄叶，摊开晾晒一两天，编成香肠一般粗细的长辫子，挂在阴凉通风处晾干。

苦黄酊

药酒配方

冰片、黄芩、黄连各 20 克，丝瓜叶、苦参、生大黄各 40 克，白芷 30 克，75% 乙醇 0.6 升。

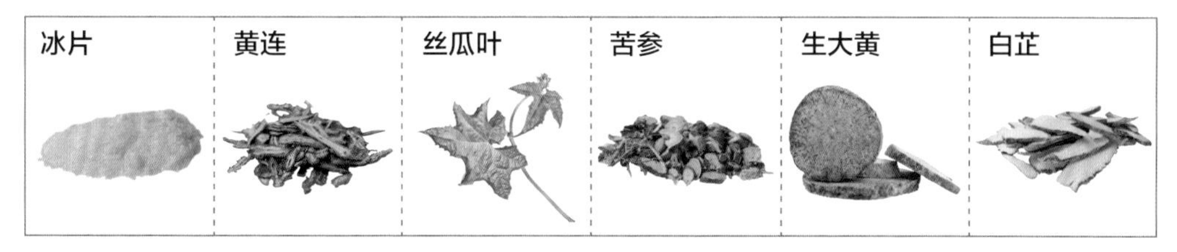

泡酒方法

1. 除冰片外，其余诸药切碎，放入容器。
2. 加入乙醇，密封浸泡 2~3 日。
3. 将冰片捣碎，放入容器中，待其溶化后取药液外用。

服用方法

外敷。每日 3 次。用棉球蘸药酒擦于患处。

养生有道

黄连具有清热祛湿、泻火解毒的功效。此款药酒具有消炎解毒、去痱止痒的良好功效。

适应症状

主治荨麻疹、暑天疖肿等症。

注意事项

脾胃虚寒者忌用。

地龙酊

药酒配方

鲜地龙 60 克，生茶叶 20 克，75% 乙醇 0.4 升。

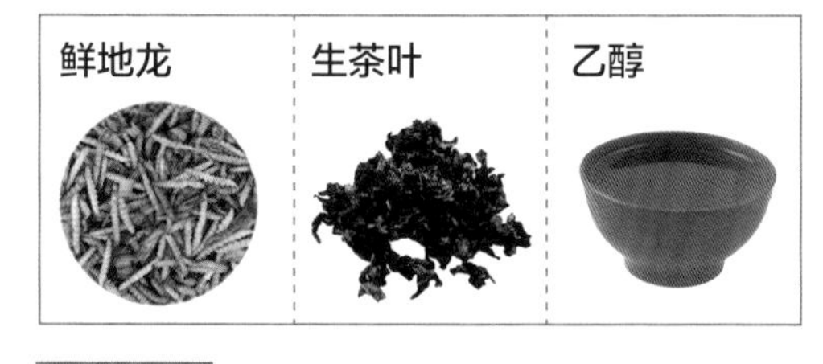

泡酒方法

1. 将鲜地龙、生茶叶放入容器中。
2. 将乙醇倒入容器中，与药材充分混合。
3. 密封浸泡约 7 日。
4. 过滤去渣后，取药液敷用。

服用方法

外敷。每日 3~4 次。倒少许于手心，揉擦患处。

养生有道

鲜地龙具有清热息风、舒筋活络、利尿通淋的功效。此款药酒具有散风活络、消炎解毒的功效。

适应症状

主治荨麻疹等症。

注意事项

阳气虚损、脾胃虚弱、血虚不能濡养筋脉者慎用。

烧烫伤：泻火疗疮儿茶酊

烧烫伤是生活中常见的意外伤害，是由于接触火、开水、热油等高热物质而发生的一种急性皮肤损伤。烧烫伤的严重程度主要根据烧烫伤的部位、面积大小和烧烫伤的深浅度来判断。烧烫伤在头面部，或烧烫伤面积大、深度深者，都属于严重型。

养生要点

饮食养生

- 宜多食用油菜、西红柿、苹果、土豆、香菇等新鲜蔬菜和水果，加强营养的补充。
- 忌食辛辣刺激性和生冷、油腻的食物，如辣椒、狗肉、咸鱼、冰激凌等。

起居养生

- 对于只伤及表皮层、无水疱出现的烧烫伤，应将伤处浸于凉水中冷却处理。如果有冰块，把冰块敷于伤处，效果更佳。
- 避免过度摩擦和过度活动，否则会导致表皮松动分离，起水疱。
- 下肢烧伤后，不宜过早下地活动。
- 水疱应及时引流，请医生用无菌剪刀剪开水疱，引出积液，避免感染而形成溃疡。
- 早期预防和事后的耐心养护都很重要。

中医术养

- 发生烧烫伤后，应先用凉水将伤口冲洗干净，冲洗时间为 10~20 分钟，冲洗时间越早，效果越好。如果遇到化学烧伤，在现场一定要用大量流动清水冲洗，不可等到医院再处理，以免耽误治疗时间。
- 对于轻微的烧烫伤，还可以用淡盐水涂抹患处，可以起到消炎杀菌的作用。另外，还可以外用鸡蛋清、香油等消炎止痛。

烧烫伤酒方推荐

复方儿茶酊

药酒配方

孩儿茶、黄柏、黄芩、冰片各 150 克，80 度白酒 1.5 升。

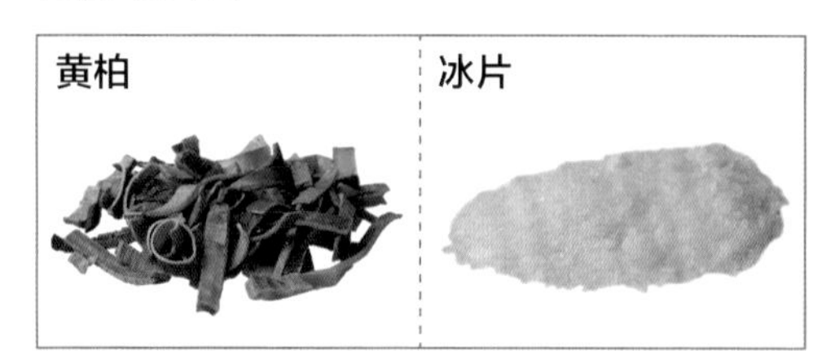

泡酒方法

1. 将孩儿茶、黄柏、黄芩分别研细，放入容器中。
2. 将冰片加入容器中。
3. 将白酒倒入容器中，与诸药材充分混合，密封浸泡 3 日。
4. 过滤去渣后，取药液外用。

服用方法

外敷。用 0.1% 的新洁尔灭液洗除污物，用 0.9% 的生理盐水冲洗，再涂抹患处。每 3 小时 1 次，药痂形成后每日喷药酊 2 次。

养生有道

黄柏具有清热燥湿、泻火除蒸、解毒疗疮的功效。此款药酒具有清热解毒、活血消炎、止痛、的功效。

适应症状

主治烧烫伤。

注意事项

治疗期内，2 小时翻身 1 次，以避免烧伤面受压。对痂下有感染或积液者，需随时清创引流，反复涂药定痂。

复方虎杖酒精液

药酒配方

紫草、生白芷各20克，当归25克，95%乙醇0.2升。

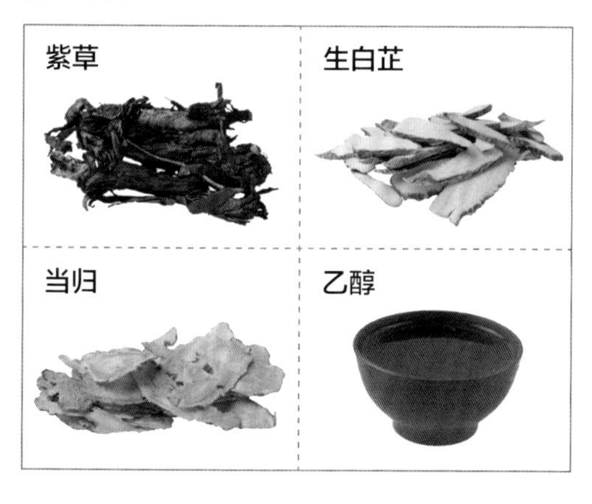

泡酒方法

1.将当归、紫草、生白芷切碎，装入广口瓶中。

2.乙醇倒入广口瓶中，与诸药材充分混合。

3.将广口瓶中的药酒密封浸泡1日后取出。

4.过滤去渣后，取药液外用。

服用方法

外敷。每日5次，用棉棒蘸药液后贴于烧伤面。

养生有道

当归有补血活血、调经止痛、润燥滑肠的功效；紫草有凉血活血、解毒透疹的功效。此款药酒具有清热解毒、消炎止痛的功效。

适应症状

主治烧烫伤。

喜榆酊

药酒配方

地榆、榆树皮各300克，冰片少许，穿心莲400克，80%乙醇适量。

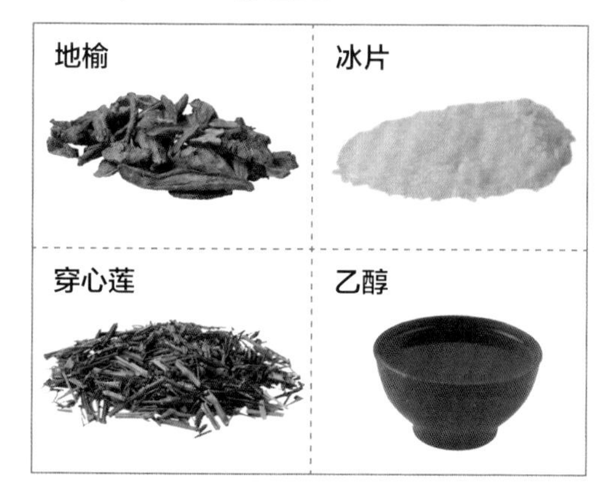

泡酒方法

1.将穿心莲、榆树皮、地榆分别晒干，研细，放入容器中。

2.加入乙醇至药层以上3厘米。

3.密封浸泡约7日，过滤去渣。

4.加入冰片，待其溶化后取药液外用。

服用方法

外敷。每5小时1次。用纱布蘸药液后贴于创面。

养生有道

地榆具有止血凉血、清热解毒、收敛止泻及抑制多种致病微生物和肿瘤的功效；穿心莲具有清热解毒、除菌消炎、消肿止痛的功效。此款药酒具有清热消炎、止痛、收敛的功效。

适应症状

主治烧烫伤。

跌打损伤：活血消肿苏木酒

跌打损伤，包括刀枪、跌仆、殴打、闪挫、刺伤、擦伤、运动损伤等，伤处多有疼痛肿胀、出血或骨折、脱臼等。跌打损伤后，首先要检查骨骼，排除骨折。疼痛较剧烈或局部有叩击痛者，必须到医院拍 X 线片，以确定是否有骨折。

养生要点

饮食养生

- 宜多食富含优质蛋白质的食物，如鸡蛋、奶类、豆腐、豆浆等。
- 宜多食含锌、铁、锰等微量元素的食物。
- 多食黄瓜、香菇、油麦菜等新鲜蔬菜和水果，以补充维生素 C。
- 忌食辣椒、白酒等辛辣刺激性食物。

起居养生

- 运动前可先做热身运动，保持有氧运动和无有氧运动的锻炼均衡。
- 适度锻炼身体，但不能使身体受伤。不要过度劳累，防止肌肉疲劳导致损伤。
- 应学会摔倒时的各种自我保护方法，如落地时用适当的翻滚动作以缓冲外力等。

中医术养

- 手腕急性损伤推拿法：先在伤处附近选择合适的穴位，可选少海穴（屈肘，肘横纹尺侧纹头凹陷处）、神门穴（手腕关节手掌侧，尺侧腕屈肌腱的桡侧凹陷处）等穴；可选尺泽穴（肘横纹中，肱二头肌桡侧凹陷处）、列缺穴（前臂桡侧缘，桡骨茎突上方，腕横纹上 1.5 寸）等穴；可选合谷穴（当第 2 掌骨桡侧的中点处）、曲池穴（屈肘，肘横纹外侧端）等穴。选好穴位，用点按法使之产生较强的酸胀感，持续 1 分钟，再在伤处的上下左右等位置使用揉法；3~5 分钟，再用摇腕的手法，使腕部做环绕、背屈等动作，以促进正常活动功能的恢复。

跌打损伤酒方推荐

苏木行淤酒

药酒配方

苏木 140 克，清水、白酒各 1 升。

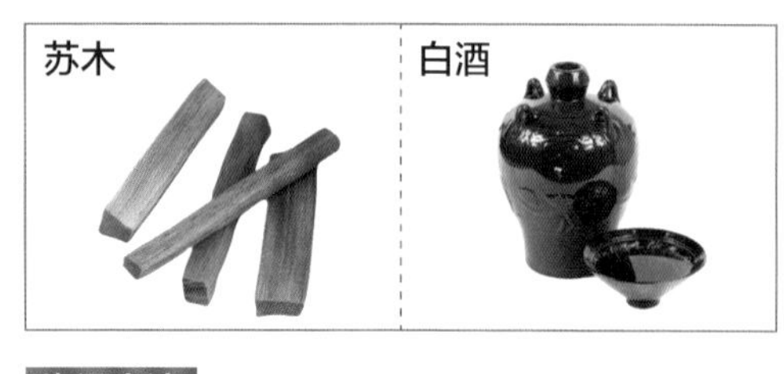

泡酒方法

1. 将苏木研细，放入容器中。
2. 清水、白酒倒入容器中，与药材充分混合。
3. 将容器上火，用小火熬煮至剩 1 升。
4. 过滤去渣后，取药液服用。

服用方法

空腹口服。早中晚各 1 次，1 剂分 3 份，睡前服用。

养生有道

苏木具有活血祛淤、散风止痛的功效。此款药酒具有活血消炎、消肿止痛的良好功效。

适应症状

主治跌打损伤、关节肿痛等症。

注意事项

孕妇忌服。

风伤擦剂

药酒配方

木瓜、威灵仙、白芷、乳香、没药、桃仁、樟脑各 40 克，生半夏、生草乌、当归尾、生川乌、川芎、草红花、泽兰、生南星各 30 克，肉桂 20 克，冬青油适量，川椒 24 克，75% 乙醇 2 升。

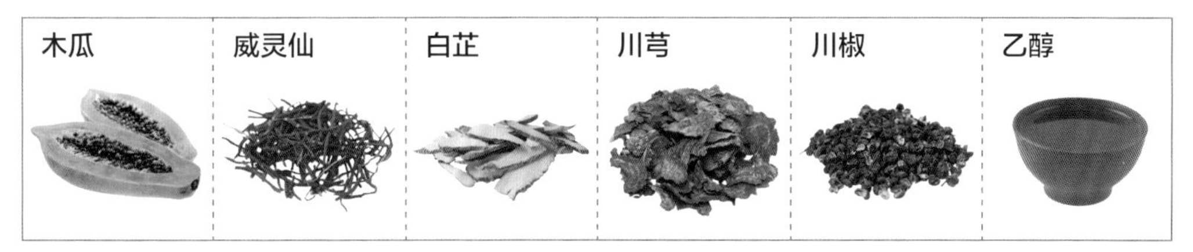

泡酒方法

1.将樟脑研末。
2.将上述材料分别研成粗粉，放入容器中。
3.乙醇倒入容器中，密封泡 30 日。
4.加樟脑粉、冬青油搅拌溶化。
5.过滤去渣后，取药液。

服用方法

外敷。每日 3~4 次，擦患处。

养生有道

此款药酒具有活血化淤、消肿止痛的功效。

适应症状

主治跌打损伤、筋肉肿痛等症。

注意事项

切勿口服。孕妇慎用。

闪挫止痛酒

药酒配方

当归 12 克，川芎 6 克，红花 3.6 克，威灵仙、茜草各 3 克，白酒适量。

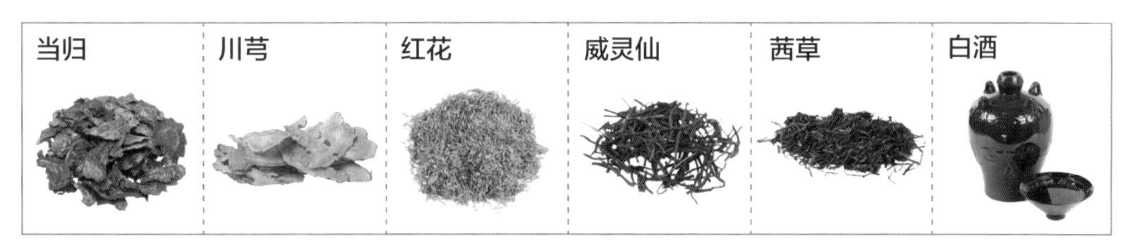

泡酒方法

1.将当归、川芎、红花、茜草、威灵仙放入容器中。
2.将白酒倒入容器中，与诸药材充分混合。
3.用小火熬煮至熟。
4.过滤，留渣，取药液服用。

服用方法

口服。1 次服尽，药渣外用敷于患处，以痊愈为度。

养生有道

当归具有补血活血、调经止痛、润燥滑肠的功效。此款药酒具有活血化淤、散风祛湿、消肿止痛的功效。

适应症状

主治跌打损伤、闪挫伤等症。

注意事项

孕妇、热盛出血者、大便溏泄者慎服。

神经性皮炎：杀虫止痒红花酊

神经性皮炎，又称慢性单纯性苔藓，是一种以皮肤苔藓样变及剧烈瘙痒为特征的神经功能障碍性皮肤病。此病的发生可能系大脑皮质抑制和兴奋功能紊乱所致，精神紧张、抑郁，局部刺激及消化不良、饮酒、进食辛辣等均可诱发或加重本病。

养生要点

饮食养生

- 调节饮食，以清淡为主，宜多食用白菜、土豆、豆腐、百合等。
- 忌食辛辣刺激性食物，如生葱、生蒜、韭菜、辣椒等。这些食物辛燥温热、动风耗血，能使血热加重、症状加重。
- 忌食虾、蟹、公鸡、猪头肉、黄鳝等发物，否则容易使皮损症状加重。
- 忌饮刺激性饮料，如酒、浓茶、咖啡等，忌食人参、鹿茸等各种补气补血之品。
- 保持大便通畅，积极治疗胃肠道病变。

起居养生

- 患者应解除思想上的负担，保持积极乐观的心情，防止感情过激，特别是注意避免情绪紧张。生活要有规律，劳逸结合。
- 减少各类刺激，避免用力搔抓、摩擦及热水烫洗等方法来止痒，防止局部多汗的现象。

中医术养

- 艾灸治疗：仰卧时依次取阿是穴（痛点）、风池穴（后枕骨下，两条大筋外缘陷窝中）、膈俞穴（第 7 胸椎棘突下，旁开 1.5 寸处）、曲池穴（屈肘，肘横纹外侧端）、合谷穴（当第 2 掌骨桡侧的中点处）等穴，俯卧时取血海穴（大腿内侧，髌底内侧端上 2 寸处）、三阴交穴（小腿内侧，当足内踝尖上 3 寸）、足三里穴（当犊鼻穴下 3 寸，距胫骨前缘 1 横指）穴，以若干艾炷，每日艾灸 1 次，每次 3~5 壮。

神经性皮炎酒方推荐

红花酊

药酒配方

冰片、樟脑、红花各 20 克，白酒 0.2 升。

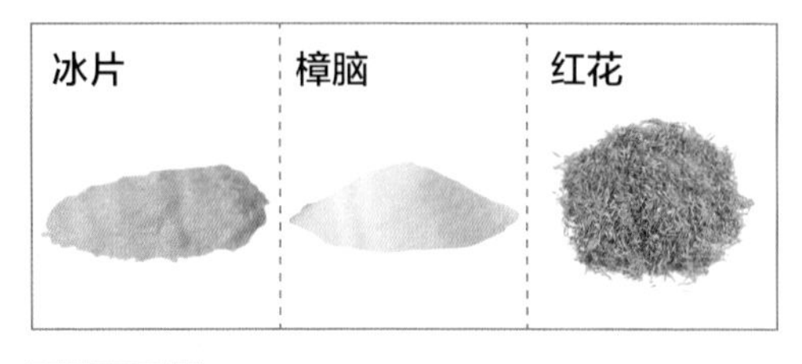

泡酒方法

1. 将红花、樟脑、冰片放入容器。
2. 将白酒倒入容器中，与诸药材充分混合。
3. 将容器中的药酒密封浸泡，约 7 日后取出。
4. 过滤去渣后，取药液外用。

服用方法

外敷。每日 3~4 次，用棉球蘸后擦于患处。

养生有道

樟脑具有通关窍、利滞气、辟秽浊、杀虫止痒、消肿止痛的功效。红花具有活血通经、去淤止痛的功效。此款药酒具有活血祛湿、杀虫止痒的功效。

适应症状

主治神经性皮炎、慢性皮炎等症。

注意事项

皮损出水者忌用。

外擦药酒方

药酒配方

雄黄、白芨、硫黄各 30 克，斑蝥 20 个，75% 乙醇 0.4 升。

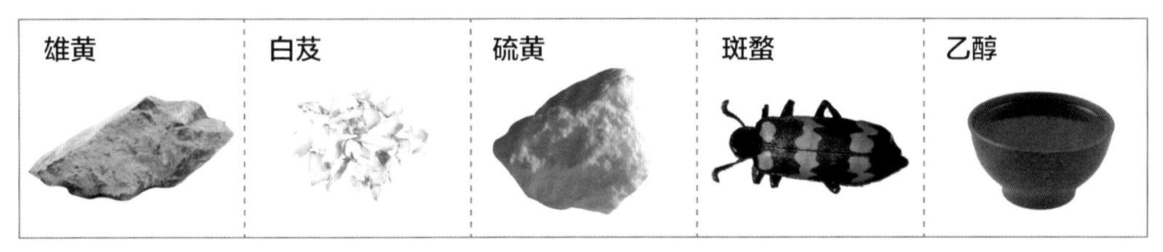

泡酒方法

1. 将雄黄、硫黄、斑蝥、白芨分别研细，放入容器中。
2. 将乙醇倒入容器，与诸药粉充分混合。
3. 将容器中的药酒密封浸泡约 7 日后取出。
4. 过滤去渣后，取药液外用。

服用方法

外敷。每日 2~3 次，用棉球蘸后擦于患处。

养生有道

雄黄有解毒杀虫、祛湿化痰的功效；硫黄有杀虫、壮阳的功效。此款药酒有清热解毒、活血祛风、杀虫止痒的功效。

适应症状

主治神经性皮炎等症。

注意事项

忌口服。

顽癣药酒方

药酒配方

木鳖子 8 粒，槟榔、苦参、白芨、冰片、海桐皮、黄柏各 12 克，杏仁 4 粒，白酒 0.4 升。

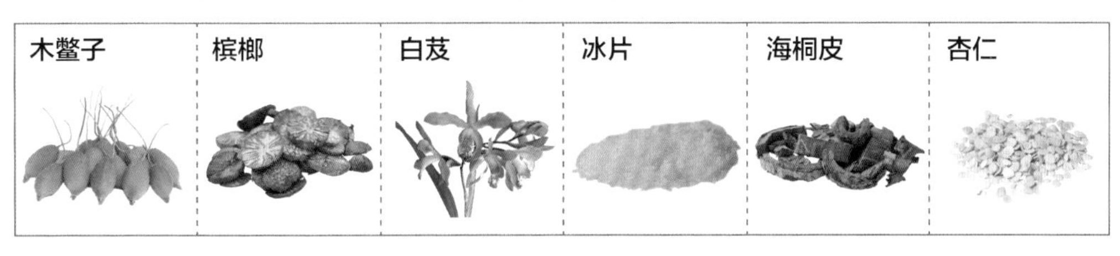

泡酒方法

1. 将诸药材（除冰片）分别切碎，与冰片放入容器中。
2. 将白酒倒入容器中密封浸泡约 7 日，取药液外用。

服用方法

外敷。每日 1~2 次。刮破顽癣后，蘸药酒擦于患处。

养生有道

木鳖子具有消肿散结、攻毒疗疮的功效；槟榔具有杀虫、破积、降气行滞、行水化湿的功效；苦参具有清热祛湿、杀虫利尿的功效。此款药酒具有清热解毒、散风祛湿、杀虫止痒的功效。

适应症状

主治各类顽癣。

注意事项

忌口服。

溢脂性皮炎：解毒祛湿丝瓜络酒

脂溢性皮炎是在皮脂溢出较多部位发生的慢性炎症性皮肤病，多见于成年人及新生儿。目前病因不甚清楚，好发于头面、躯干等皮脂腺丰富区。有学者认为，本病是在皮脂溢出的基础上，皮肤表面正常菌群失调、糠秕马拉色菌生长繁殖增多所致。

养生要点

饮食养生

- 宜食富含维生素 A、维生素 E、维生素 B_2、维生素 B_6 的食物，如胡萝卜、南瓜、土豆等。
- 忌食辣椒、胡椒面、芥末、生葱、生蒜、白酒等辛辣刺激性食物。刺激性食物可影响机体内分泌，从而造成皮肤刺痒，影响治疗。
- 忌食油脂多的油腻食物。这类食物摄入过多，会促进皮脂腺的分泌，使病情加重。同时，还要注意少吃甜食和咸食，以利于皮肤的康复。

起居养生

- 生活要有规律性，保证充足的睡眠，调节饮食，避免精神过度紧张。
- 每晚用温水涂少量硫黄香皂或硼酸皂洗脸，清除面部油腻，清洁皮肤。

中医术养

- 艾灸治疗：以患处为主的艾灸方式，每日患处艾灸 20~30 分钟。对于长期疾病的患者，还可以加上艾灸中脘穴（上腹部，前正中线上，当脐中上 4 寸）、神阙穴（即肚脐）、关元穴（下腹部，肚脐直下 3 寸）、大椎穴（第 7 颈椎棘突下凹陷中）、足三里穴（当犊鼻穴下 3 寸，距胫骨前缘 1 横指），或曲池穴（屈肘，肘横纹外侧端）、血海穴（大腿内侧，髌底内侧端上 2 寸），以提高机体的免疫力。患者在治疗期间不要饮酒，不要吃辛辣刺激性食物。艾灸的时候应注意保暖。

脂溢性皮炎酒方推荐

苦参百部酊

药酒配方

苦参 620 克，野菊花、百部各 180 克，樟脑 250 克，白酒 10 升。

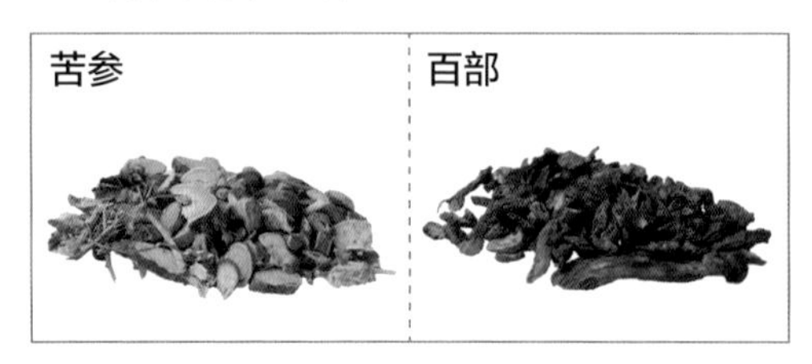

泡酒方法

1. 将苦参、百部、野菊花分别切碎，放入容器中。
2. 将白酒倒入容器中，与药粉充分混合。
3. 密封浸泡约 7 日，过滤去渣，取清液。
4. 将樟脑研磨成粉末状，加入清液后拌匀，取药液外用。

服用方法

外敷。每日 1~2 次。用棉球蘸后擦于患处，以痊愈为度。

养生有道

苦参具有清热祛湿、杀虫利尿的功效；百部具有润肺止咳、杀虫灭虱的功效。此款药酒具有杀菌止痒的功效。

适应症状

主治脂溢性皮炎、玫瑰糠疹、皮肤瘙痒等症。

注意事项

忌口服。

丝瓜络酒

药酒配方

丝瓜络、旱莲各 500 克，苦参 200 克，芥末 100 克，白酒适量。

丝瓜络	旱莲	苦参	芥末	白酒
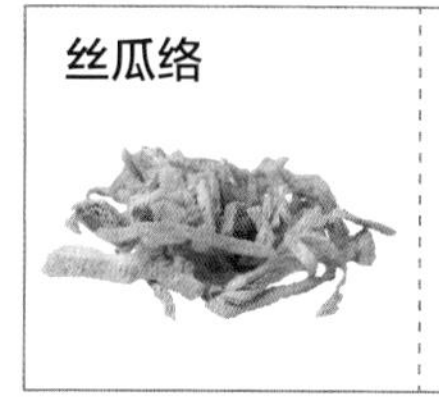	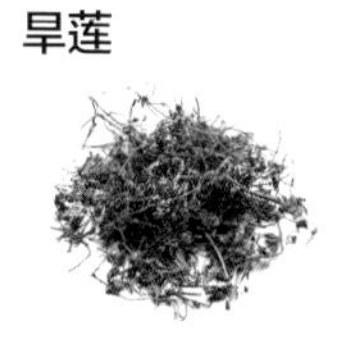	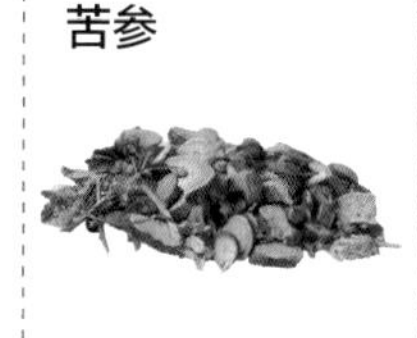	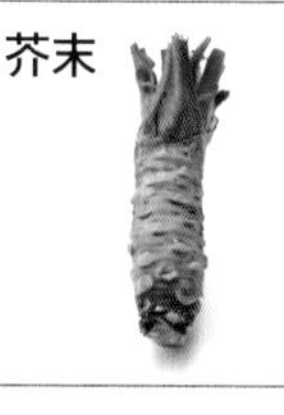	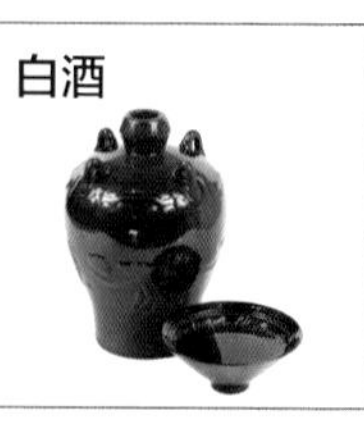

泡酒方法

1. 将丝瓜络、旱莲、苦参、芥末分别研细，放入容器中。
2. 将白酒倒入容器中，与诸药粉充分混合。
3. 将容器中的药酒密封浸泡 3 日。
4. 过滤去渣后，取药液使用。

服用方法

外敷。每晚 1 次。用棉球蘸后擦于患处，以愈为度。

养生有道

丝瓜络具有散风通络、清热凉血的功效；苦参有清热祛湿、杀虫利尿的功效。此款药酒具有解毒祛湿、杀虫止痒的功效。

适应症状

主治脂溢性皮炎等症。

注意事项

切勿口服。

皮炎液

药酒配方

枯矾 2 克，冰片 5 克，硫黄 6 克，75% 乙醇 0.4 升。

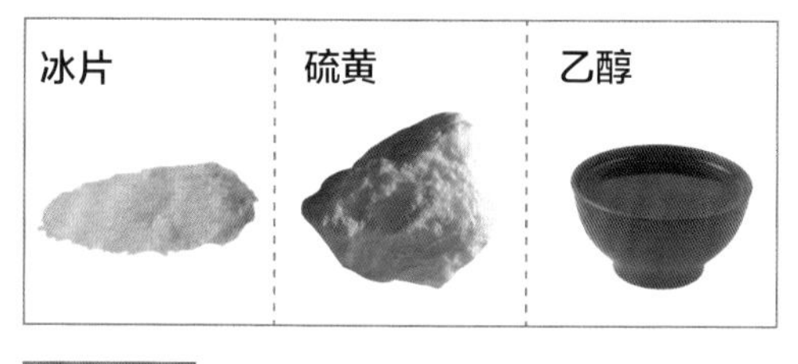

泡酒方法

1. 将硫黄、枯矾、冰片分别研磨成细粉，放入容器中。
2. 将乙醇倒入容器中，与药粉充分混合。
3. 将容器中的药酒密封浸泡 1 日后取出。
4. 过滤去渣后，取药液使用。

服用方法

外敷。每日 3 次。轻摇药液，用棉球蘸后擦于患处，以愈为度。

养生有道

此款药酒具有解毒祛湿、杀虫止痒的功效。

适应症状

主治脂溢性皮炎、夏季皮炎等症。

注意事项

切勿口服。治疗股癣，硫黄加倍；治疗阴囊，去掉硫黄；对头部脂溢性皮炎继发感染者，可加入明雄黄 6 克。

小贴士

丝瓜络多为长圆形，两端稍细，直径 5~10 厘米，长短不一。表面黄白色，粗糙，有时可见残存果皮及果肉，体轻，质韧，有弹性，横断面有 3 个空腔。气微、味淡。挑选时，以个大、完整、洁净、质韧、色淡黄白、无种子者为佳。

湿疹：清热祛湿白鲜皮酒

湿疹是一种常见皮肤病，以皮疹损害处具有渗出、潮湿倾向而得名，是由多种复杂的内外因素引起的一种具有多形性皮损和易有渗出倾向的皮肤炎症性反应。该病自觉症状瘙痒剧烈，病程迁延难愈，易复发，可发生在任何部位，往往呈对称性分布。

养生要点

饮食养生

- 宜多食用可清热利湿的食物，如绿豆、苋菜、荠菜、冬瓜、黄瓜、莴笋等。
- 宜多食用富含维生素和矿物质的食物，如鲜果汁、西红柿汁、果泥等。
- 忌食生葱、大蒜、辣椒等辛辣食物和酒类。

起居养生

- 居室内要保持空气流通、环境整洁，避免潮湿。要做好个人卫生，经常洗澡，水温不宜过高，以 30~40℃为宜。
- 要勤换衣服及床单，凉席、被褥等贴身物品要经常清洗、曝晒。

中医术养

- 艾灸疗法：取阿是穴（痛点）、大椎穴（人体颈部后正中线上，第 7 颈椎棘突下凹陷处）、曲池穴（屈肘，肘横纹外侧端）、神门穴（腕掌侧横纹尺侧端，尺侧腕屈肌腱的桡侧凹陷处）、足三里穴（当犊鼻穴下 3 寸，距胫骨前缘 1 横指）、三阴交穴（小腿内侧，当足内踝尖上 3 寸）、大都穴（足内侧缘，第 1 跖趾关节前下方，赤白肉际凹陷处）、合谷穴（当第 2 掌骨桡侧的中点处）、膈俞穴（第 7 胸椎棘突下，旁开 1.5 寸处）诸穴，每日 1 次，3~5 壮即可。

湿疹酒方推荐

白鲜皮酒

药酒配方

白鲜皮 300 克，白酒 1 升。

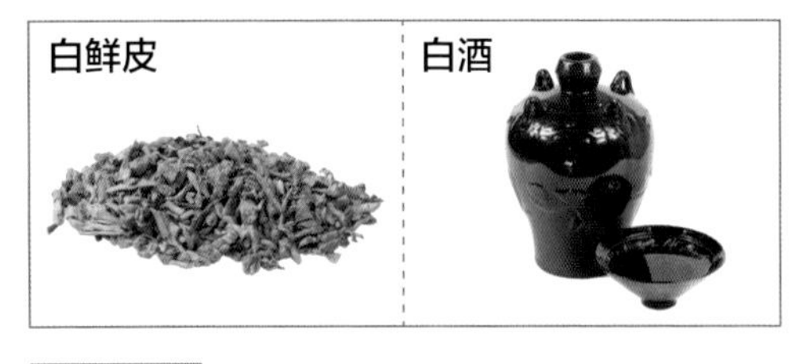

泡酒方法

1. 将白鲜皮洗净后切细，放入容器中。
2. 将白酒倒入容器中，与白鲜皮充分混合。
3. 密封浸泡约 7 日。
4. 过滤去渣后，取药液服用。

服用方法

口服。每日 3 次，每次 10 毫升。外敷。每日 2~3 次，用棉球蘸后擦于患处。

养生有道

白鲜皮具有清热祛湿、散风解毒的功效。此款药酒具有清热解毒、散风祛湿的功效。

适应症状

主治湿疹、疥疮、各类顽癣等症。

注意事项

放在干燥、阴凉、避光处保存。

苦参百部酒

药酒配方

苦参 100 克，百部、白鲜皮各 60 克，雄黄 15 克，白酒 1 升。

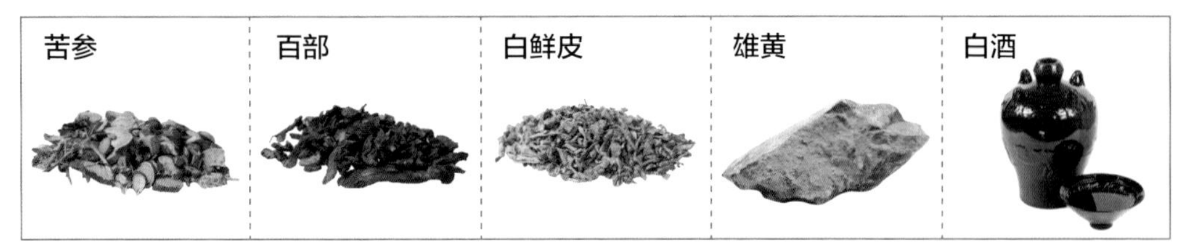

泡酒方法

1. 将苦参、百部、白鲜皮、雄黄分别研细，放入容器中。
2. 将白酒倒入容器中，与诸药充分混合。
3. 容器中的药酒密封浸泡 7~10 日后取出。
4. 取药液即可。

服用方法

外敷。每日 2~3 次，用棉球蘸后擦于患处。

养生有道

苦参具有清热祛湿、杀虫止痒的功效；百部具有润肺止咳、杀虫灭虱的功效。此款药酒具有清热祛湿、杀虫止痒的功效。

适应症状

主治湿疹等症。

注意事项

忌口服。

苦参地肤酒

药酒配方

苦参、豨签草各 60 克，地肤子、白鲜皮各 30 克，明矾 18 克，白酒 1 升。

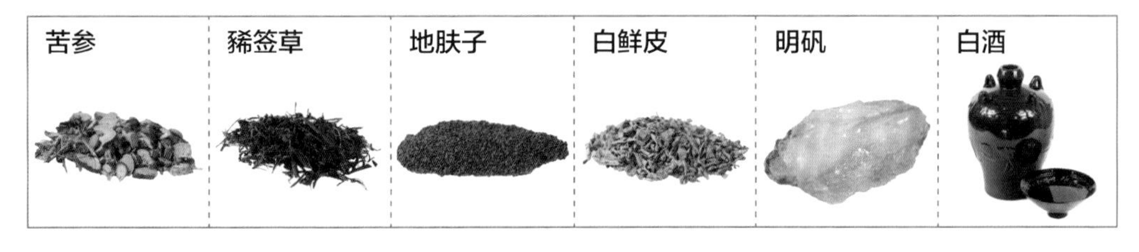

泡酒方法

1. 将苦参、豨签草、地肤子、白鲜皮、明矾分别研细，放入纱布袋中；然后将此纱布袋放入容器中。
2. 加入白酒，密封浸泡 15 日后，取药液外用。
3. 或隔水熬煮至半，晾凉后取药液服用。

服用方法

外敷。每日 3 次，用棉球蘸后擦于患处。

养生有道

苦参有清热祛湿、杀虫止痒的功效。此款药酒有清热祛湿、散风止痒的功效。

适应症状

主治阴囊湿疹、肛门湿疹、阴部瘙痒等症。

注意事项

忌口服。

银屑病：祛湿杀虫斑蝥百部酊

银屑病，俗称牛皮癣，是一种常见的慢性炎症性皮肤病，具有顽固性和复发性的特点。银屑病属于多基因遗传的疾病，有多种激发因素。银屑病作为一种多基因疾病，涉及免疫系统和角质形成细胞异常的一些基因多态性，均可以是银屑病的发病原因。

养生要点

饮食养生

- 宜多食新鲜的水果和蔬菜，如苹果、梨、香蕉、白菜、豆腐、苦瓜等食物。
- 宜多食用猪瘦肉、鸡蛋、牛奶等高营养食物。
- 忌食生姜、芫荽、大头菜、尖椒等刺激性食物。
- 少食牛肉、羊肉、狗肉、螃蟹、虾等发物。
- 少用大料、胡椒、孜然、辣椒酱、火锅调料、方便面调料等。

起居养生

- 应尽早去除可能的病因，提高机体免疫力，防治扁桃体病或上呼吸道感染等。
- 早期诊断，早期治疗。不要过度追求疗效，正确对待疾病，保持良好的心态。

中医术养

- 按摩疗法：用手掌沿患者足阳明胃经，由上而下推擦10遍，在足三里穴（当犊鼻穴下3寸，距胫骨前缘1横指）按揉半分钟；用手指从患者腕至指端，沿手大肠经、手三焦经、手小肠经按揉5~10遍；在患者足阳明胃经的足部作由下而上的擦法，并揉太溪穴（足内侧，内踝后方与脚跟骨筋腱之间的凹陷处）、三阴交穴（小腿内侧，当足内踝尖上3寸）、殷门穴（大腿后面，当承扶穴与委中穴的连线上，承扶穴下6寸）诸穴各1分钟，按揉肾俞穴（脊部第2腰椎棘突下，旁开1.5寸处）1分钟，均以局部有酸胀感为度。

银屑病酒方推荐

斑蝥百部酊

药酒配方

槟榔200克，斑蝥100克，生百部960克，樟脑160克，60%乙醇适量。

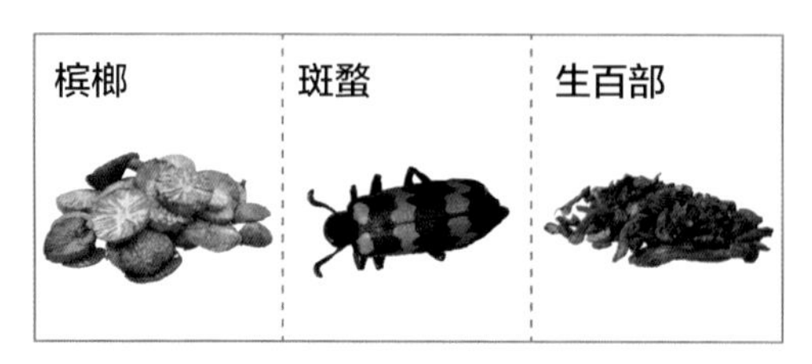

泡酒方法

1. 将斑蝥、生百部、槟榔分别研磨成粗粉，放入容器中。
2. 加入乙醇，密封浸泡7日，过滤去渣。
3. 加入樟脑，待其溶解。
4. 将乙醇加至6.4升，混匀后取药液。

服用方法

外敷。每日1~2次，用棉球蘸后擦于患处。

养生有道

生百部具有润肺止咳、杀虫灭虱的功效；樟脑具有祛湿杀虫、温散止痛、开窍辟秽的功效。此款药酒具有祛湿杀虫的功效。

适应症状

主治银屑病等症。

注意事项

斑蝥有大毒，内服需谨慎。

白鲜皮止痒酒

药酒配方

白鲜皮、土荆芥、片参各 150 克，白酒适量。

白鲜皮

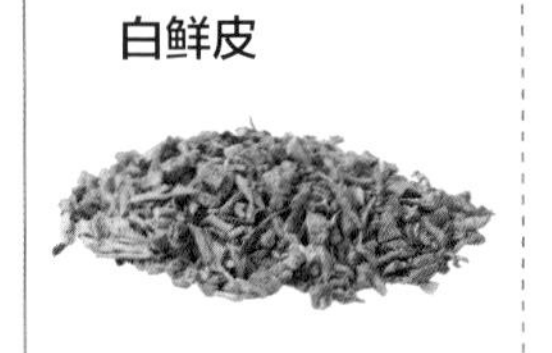

土荆芥

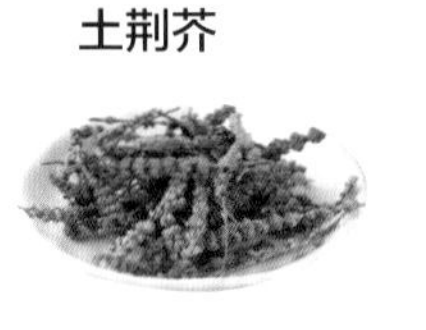

片参

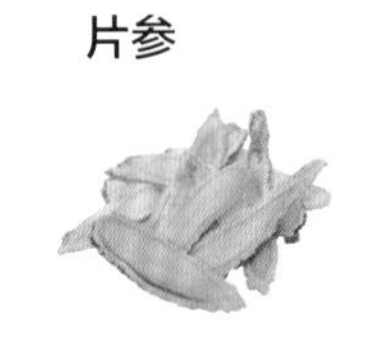

白酒

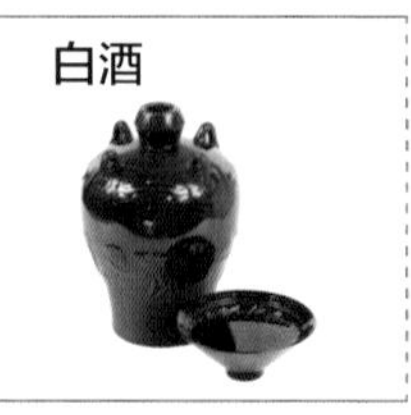

泡酒方法

1. 将上述药材粉碎成粗粉，和白酒一同置于洁净容器中，密封，浸泡。
2. 7~14 日后，拣去药袋，压榨，和药液合并，静置 24 小时。
3. 过滤去渣，添加适量白酒至 1 升即可。

服用方法

外用。每日 3~5 次，用药棉蘸取适量药酒涂擦患处。

养生有道

土荆芥具有祛风消肿、杀虫止痒的功效。此款药酒具有利湿、杀虫、止痒的功效。

适应症状

主治神经性皮炎、牛皮癣。

银屑病酒

药酒配方

10%苯甲酸适量，白芨、川椒、槟榔、生百部各 100 克，斑蝥 20 克，白酒 3 升。

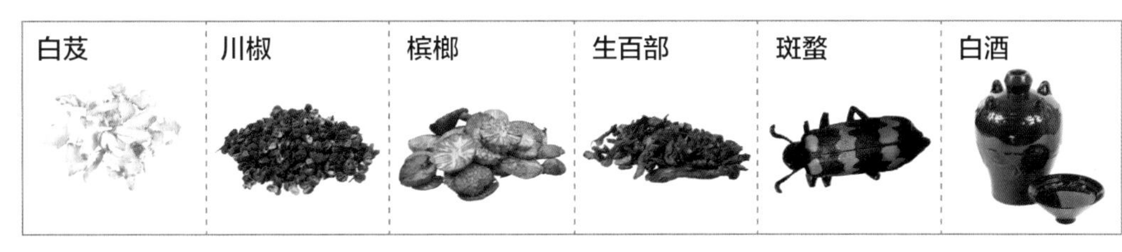

泡酒方法

1. 白芨、生百部、槟榔、川椒切碎后入渗漉器。
2. 斑蝥研细再捣烂，置顶加盖特制木孔板。
3. 加白酒密封浸泡 7 日，按渗漉法取渗液、滤液。
4. 按比例加入 10% 苯甲酸，拌匀后滤取药液。

服用方法

外敷。每日 2 次，用棉球蘸后擦于患处。

养生有道

此款药酒具有软坚散结、杀虫止痒的功效。

适应症状

主治银屑病、手癣、足癣、神经性皮炎等症。

注意事项

银屑病急性期者忌用。

癣药酒

药酒配方

土大黄 30 克，樟脑、斑蝥各 9 克，百部、白芨、槟榔尖、白芷各 18 克，高梁酒 0.5 升。

土大黄	樟脑	斑蝥	百部	白芨	白芷

泡酒方法

1. 斑蝥去头、皮后翻炒，与百部、白芷、白芨、土大黄、樟脑、槟榔尖研细后入容器。
2. 加入高粱酒，密封浸泡约 7 日，过滤去渣后，取药液外用。

服用方法

外敷。每日 1 次，用棉球蘸后擦于患处。

养生有道

百部有润肺止咳、杀虫灭虱的功效。此药酒有祛湿解毒、杀虫止痒的功效。

适应症状

主治银屑病、头癣等症。

注意事项

尽量避免内服。

马钱二黄酒

药酒配方

冰片、硫黄、生草乌、细辛、生马钱子各 6 克，明矾、雄黄各 12 克，75% 乙醇 0.2 升。

冰片	硫黄	生草乌	生马钱子	明矾	雄黄

泡酒方法

1. 将上述药材（除冰片）研磨成细粉，与冰片放入容器中。
2. 加入乙醇，密封浸泡约 7 日。
3. 过滤去渣后，取药液外用。

服用方法

外敷。每日 1~2 次，用棉球蘸后擦于患处，以痊愈为度。

养生有道

此款药酒具有祛湿解毒、杀虫止痒的功效。

适应症状

主治银屑病、各类顽癣、皮肤病久治不愈之症。

注意事项

忌内服。

洋金花外用擦剂

药酒配方

石膏、洋金花、黄芩、苦参、丹参、白鲜皮、防己、半枝莲、紫草各 2 千克，僵蚕、天麻、野菊花各 800 克，黄连 1200 克，全蝎 400 克，蜈蚣 80 条，冰片、蟾酥各 80 克，60%乙醇适量。

石膏	洋金花	苦参	丹参	白鲜皮	防己
半枝莲	天麻	野菊花	黄连	全蝎	蜈蚣

泡酒方法

1. 将洋金花、紫草、石膏、苦参、黄芩、防己、白鲜皮、丹参、半枝莲、黄连、僵蚕、天麻、野菊花、蜈蚣、全蝎、蟾酥分别研磨成粗粉，放入容器中。
2. 加入乙醇至浸泡层以上 3 厘米。
3. 密封浸泡约 7 日，过滤去渣。
4. 加入蒸馏水，将酒精浓度调整为 20%。
5. 加入冰片，待溶解后静置澄清。
6. 过滤去渣，取药液使用。

服用方法

外敷。每日 2 次，用棉球蘸后擦于患处。

养生有道

白鲜皮具有清热燥湿、散风解毒的功效。此款药酒具有杀虫止痒、活血活络及软化皮肤、扩张血管、促进血液循环、抑制真菌的功效。

适应症状

主治牛皮癣、手癣、足癣、神经性皮炎、湿疹、疥疮、皮肤瘙痒等症。

注意事项

忌口服。

小贴士

挑选黄芩，第一要看外皮，外皮发白、内心发黄者为佳；第二看切片断面有没有洞，因为黄芩容易霉蛀，有黑洞的就不太好；第三可以凑近闻，如果有豆腥气即是好的；第四品尝，好的黄芩味道微甜。放置干燥通风处保存。

须发早白：补肝养肾首乌当归酒

须发早白，俗称“少白头”。其多与精神因素、营养不良、内分泌障碍及全身慢性消耗性疾病有关，主要是肝肾不足、气血亏损所致。先天性的少白头多与遗传因素有关，不易治疗；后天性的少白头，除了针对病因治疗，还应加强营养补充。

养生要点

饮食养生

- 宜多食一些富含优质蛋白质、微量元素和维生素的食物，可选择鲜鱼、牛奶、动物肝肾、黑芝麻、海藻类、新鲜蔬菜和水果等。
- 可在医生指导下酌情使用维生素、叶酸、何首乌、枸杞子、桑葚等药物，有助于防止或延缓白发的生成和发展。

起居养生

- 学会心理保健和调节方法。既要努力工作、好好学习，也要学会放松、娱乐，劳逸结合，力求保持心情舒畅，避免精神上的压力。心理上的相对平衡，对于预防早生白发至关重要。
- 坚持体育锻炼，增强体质。特别是经常对穴位进行按摩，能有效地防治早生白发。

中医术养

- 防治早生白发的指压法。治疗白发早生的穴位在脚底的涌泉穴（位于足前部凹陷处，第 2、3 趾趾缝纹头端与足跟连线的前 1/3 处）。涌泉代表肾经，位于脚底中央洼处，按摩时双脚每按压 15 次为 1 个疗程，每日做 2 个疗程。用这种指压法治疗少白头，需要长期坚持。

须发早白酒方推荐

鹤龄酒

药酒配方

补骨脂、牛膝、党参、生地黄、山茱萸、菟丝子各 10 克，蜂蜜 60 毫升，何首乌、枸杞子各 60 克，天冬、当归各 30 克，白酒 1.5 升。

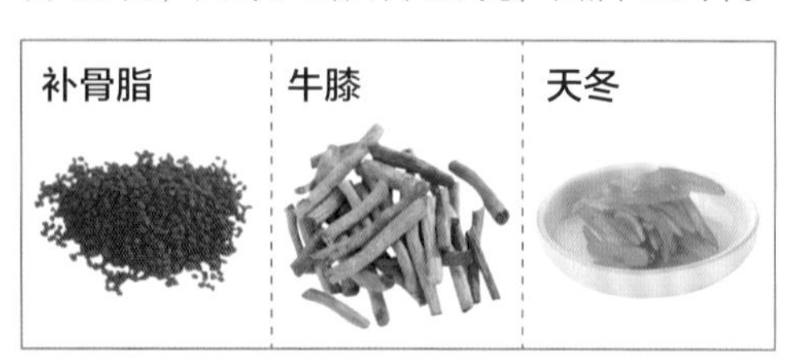

泡酒方法

1. 将诸药材切碎，入纱布袋后，再入容器。
2. 加入白酒密封，用小火煮沸后晾凉；埋入土中 7 日，去渣后加蜂蜜混匀，取药液服用。

服用方法

口服。每日 3 次，每次 20 毫升。

养生有道

此款药酒具有活血理气、补肝养肾的功效。

适应症状

主治须发早白、齿落眼花、筋骨无力等症。

注意事项

外邪实热、脾虚有湿、泄泻者忌服。

牛膝

药材别名：百倍、脚斯蹬、铁牛膝、杜牛膝。
性味归经：性平，味甘、苦、酸；归肝、肾经。
功效主治：散淤血、利尿、补肝肾、强筋骨。主治淋病、尿血、闭经、产后血淤腹痛、腰膝骨痛等症。

首乌当归酒

药酒配方

何首乌 58 克，熟地黄 60 克，当归 30 克，白酒 1 升。

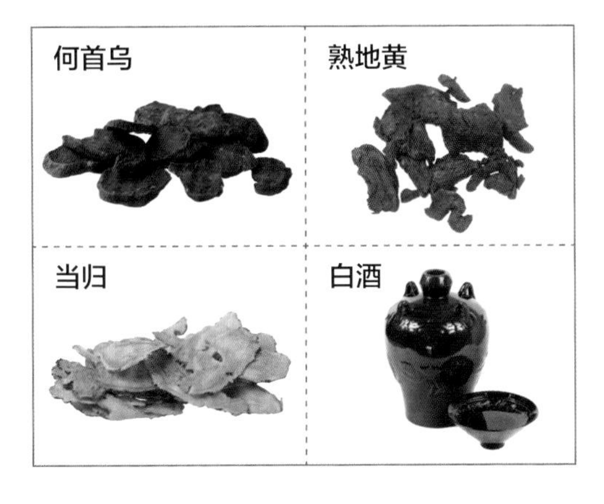

泡酒方法

1. 将何首乌、当归、熟地黄分别切碎，放入纱布袋中，然后将此纱布袋放入容器中。
2. 将白酒倒入容器中，与诸药充分混合。
3. 密封浸泡 14 日，经常摇动。
4. 过滤去渣后，取药液服用。

服用方法

口服。每日 2 次，每次 10 毫升。

养生有道

当归具有补血活血、温经止痛、润燥滑肠的功效。此款药酒具有补肝养肾、益髓活血的功效。

适应症状

主治须发早白、腰酸、耳鸣、头晕等症。

注意事项

大便溏薄者忌服。

一醉散

药酒配方

旱莲草 3 克，生地黄 30 克，槐角 24 克，白酒 1 升。

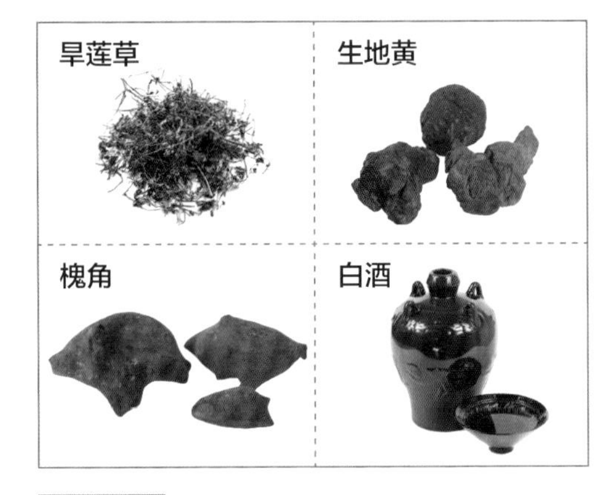

泡酒方法

1. 将生地黄、旱莲草、槐角分别研细，放入容器中。
2. 将白酒倒入容器中，与诸药充分混合。
3. 将容器中的药酒密封浸泡 20 日。
4. 过滤去渣后，取药液服用。

服用方法

口服。每日 1 次，酌量服用，14 日后饮尽。

养生有道

生地黄有清热生津、滋阴活血的功效；旱莲草有收敛止血、补肝益肾的功效。此款药酒具有活血祛风、乌须黑发的功效。

适应症状

主治须发早白等症。

注意事项

孕妇、脾胃有湿邪及阳虚者忌服。

生地黄

药材别名：原生地、干生地、婆婆奶、狗奶子、山烟、山白菜。

性味归经：性微寒，味甘、苦；归心、肝、肾经。

功效主治：清热凉血、养阴生津。主要治疗热风伤阴、舌绛烦渴、血热出血如吐血、便血等病症。

斑秃脱发：益气活血枸杞沉香酒

斑秃，俗称“鬼剃头”，用来形容短时间内头发不明原因地大量脱落，形成边界整齐、大小不等的脱发斑，一般为 1 元硬币大小或更大的圆形的脱发斑，少数情况下甚至发展至整个头皮及身体其他部位的毛发全部脱落，发生在儿童到成年的任何时期。

养生要点

饮食养生

- 宜多食大豆、黑芝麻、玉米等富含植物蛋白质的食物；多食含铁质的食物，如蛋类、菠菜、樱桃、动物轩脏等。
- 宜多食碱性食物，如冬瓜、大白菜、香菇、黑木耳等新鲜蔬菜和水果。
- 宜多食富含维生素 E 的食物，如苋菜、菠菜、枸杞菜、黑芝麻等。
- 忌烟、酒及生葱、生蒜、韭菜、生姜、辣椒等辛辣刺激食物。
- 忌食肥肉、油炸食品等油腻、燥热的食物，以及糖分、脂肪含量丰富的食物。

起居养生

- 讲究头发卫生，不要用碱性太强的肥皂洗发，不滥用护发用品，平常理发后尽可能少用电吹风和染发。
- 患者应坚定信心，减轻思想上的负担。
- 注意劳逸结合，保持心情舒畅。出现斑秃脱发后，要有信心和耐心，应该守法守方，坚持治疗，不随便更换治疗方法。

中医术养

- 艾灸治疗：取风池穴、脾俞穴、膈俞穴诸穴及斑秃局部，每日 1 次，穴位每次艾灸 5~10 分钟，斑秃部位艾灸 10~20 分钟，10 次为 1 个疗程。

斑秃脱发酒方推荐

枸杞子沉香酒

药酒配方

沉香、熟地黄、枸杞子各 30 克，白酒 0.5 升。

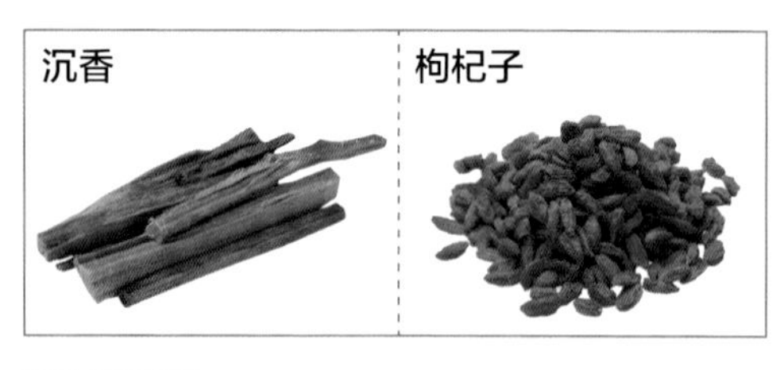

泡酒方法

1. 熟地黄捣碎，和枸杞子、沉香一同放入容器中。
2. 将白酒倒入容器中，与药材充分混合。
3. 容器中的药酒密封浸泡 10 日，经常摇动。
4. 过滤去渣后，取药液外用。

服用方法

外敷。每日 3 次，用棉球蘸后擦于患处。

养生有道

枸杞子具有降低血糖、抗动脉粥样硬化的功效。此款药酒具有补肝养肾、行气、益精的功效。

适应症状

主治脱发、白发、健忘、不孕等症。

注意事项

外邪实热、脾虚有湿、泄泻者忌用。

枸杞子

药材别名：枸杞子红实、甜菜子、西枸杞子。

性味归经：性平，味甘。归肝、肾经。

功效主治：滋肾润肺、补肝明目。用于治疗肝肾阴亏、腰膝酸软、头晕目眩、目昏多泪、虚劳咳嗽、消渴、遗精等病症。

十四首乌酒

药酒配方

白茯苓、白术、龙胆草各 24 克，麦冬、当归、桂圆肉、西党参、枸杞子各 30 克，黄柏、五味子、广皮各 18 克，黑枣、何首乌各 60 克，熟地黄 70 克，白酒 2 升。

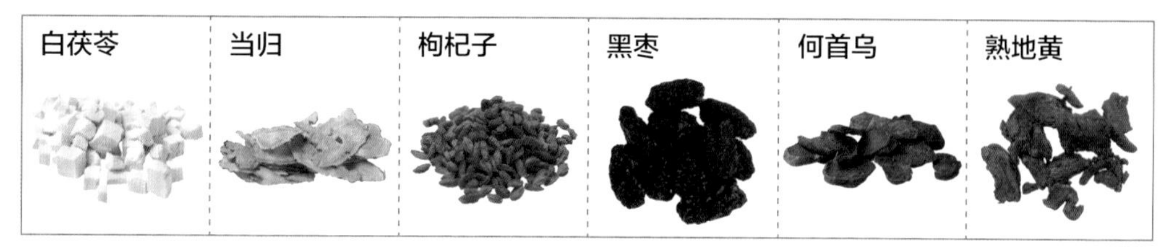

泡酒方法

1. 将 14 味药材分别切碎，装入纱布袋再入容器。
2. 加入白酒密封浸泡 14 日，经常摇动。
3. 过滤去渣后，取药液服用。

服用方法

口服。每日 2 次，每次 15 毫升。

养生有道

此款药酒具有补肝养肾、益气活血、清热解毒的功效。

适应症状

主治斑秃、青壮年气血衰弱等症。

注意事项

忌服鱼腥。

神应养真酒

药酒配方

木瓜、熟地黄、白芍各 60 克，羌活 18 克，当归 50 克，川芎、天麻各 30 克，菟丝子 40 克，白酒 2 升。

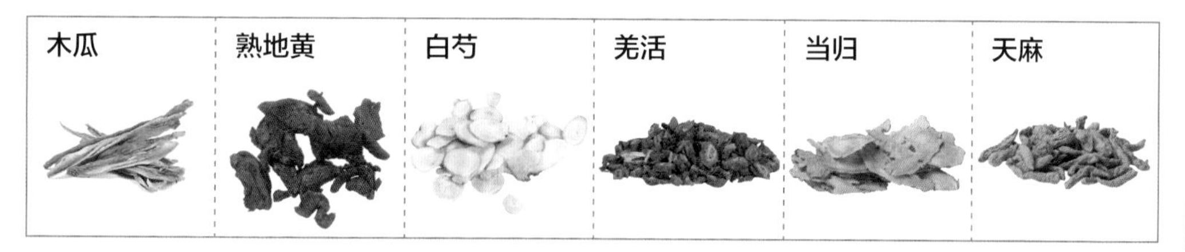

泡酒方法

1. 将当归、熟地黄、菟丝子、羌活、天麻、白芍、川芎、木瓜研成粗粉，装入纱布袋再入容器。
2. 加入白酒密封浸泡 49 日，经常摇动，去渣后取药液服用。

服用方法

口服。每日 3 次，每次 10 毫升。

养生有道

当归具有补血活血、温经止痛、润燥滑肠的功效。此款药酒具有益气活血、散风活络的功效。

适应症状

主治脱发、脂溢性皮炎等症。

注意事项

外邪实热、脾虚有湿、泄泻者忌服。

风湿痹痛：散风祛湿用痹酒

风湿病是一种常见的、伴随多症状的疑难性疾病。人体肌表经络遭到风、寒、湿邪侵袭后，引起筋骨肌肉关节酸痛、麻木，重者屈伸不利或关节肿大，中医称为“痹”。疼痛是风湿病患者的主要症状，如何有效缓解疼痛是治疗风湿病的难题。

养生要点

饮食养生

- 宜多食高蛋白、高热量、易消化的食物，如鸡蛋、瘦肉、大豆、花生等。
- 尽量少吃辛辣、刺激和生冷、油腻的食物。
- 不宜多吃高脂食物，如肥肉等。炒菜、煮汤时也应该少放油。

起居养生

- 居室最好向阳、通风、干燥，保持室内空气新鲜。被褥轻暖干燥，经常洗晒。床铺不能安放在风口处，以防睡中受凉。
- 用温水洗脸、洗手。晚上用热水泡脚，以能浸至踝关节以上为好，可促进下肢血液循环。对四肢功能基本消失而长期卧床者，应注意帮助其经常更换体位，防止发生褥疮。
- 对手指关节畸形，或肘关节屈伸不利，或两膝关节及踝关节变形、行走不便者，要及时照顾、处处帮助。患者应保持积极的心理状态。

中医术养

- 拔罐有祛风散寒、疏通经络、行气活血、消肿止痛、拔毒泻热等作用，可以起到调整身体状态、增强体质的功效。另外，拔火罐时罐口捂在患处，能够吸出病灶处的湿气，促进人体局部血液循环，起到止痛、恢复功能的目的，有利于治疗风湿痹痛、筋骨酸楚等症。

风湿痹痛酒方推荐

黄精益气酒

药酒配方

黄精 200 克，白酒 2 升。

黄精

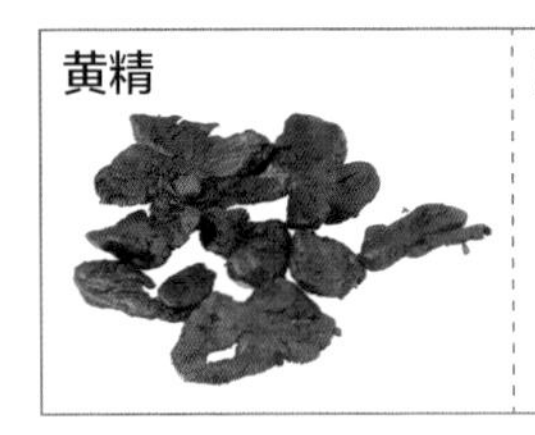

白酒

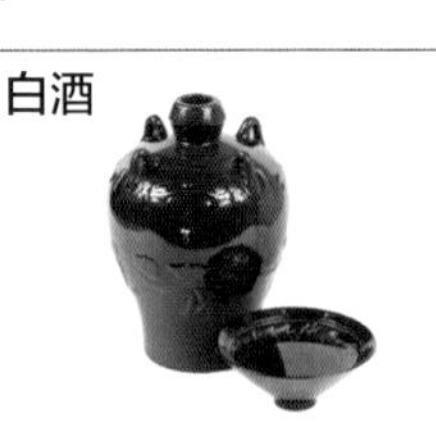

泡酒方法

1. 将黄精洗净、切片。
2. 将黄精放入纱布袋中，后放入容器中。
3. 将白酒倒入容器中，浸没纱布袋。
4. 密封浸泡 30 日后，取药液服用。

服用方法

口服。每日 2 次，每次 15 毫升。

养生有道

黄精具有养阴润肺、养肾宁心的功效。此款药酒具有养心益气、润肺和胃、强壮筋骨的功效。

适应症状

主治风湿疼痛、病后体虚血少等症。

注意事项

脾虚有湿、咳嗽痰多、中寒泄泻者忌服。

黄精

药材别名：老虎姜、鸡头参。

性味归经：性平，味甘；归肺、脾、肾经。

功效主治：健脾润肺、滋阴补肾。用于治疗脾胃虚弱、体倦乏力、口干食少等症。

痹酒

药酒配方

甘草 20 克，姜黄、黄芪、赤芍各 60 克，当归 80 克，炮姜、人参各 30 克，防风、羌活各 48 克，白酒 2 升。

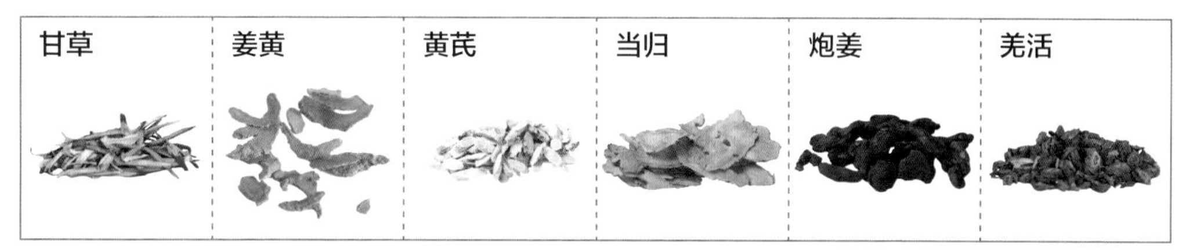

泡酒方法

1. 将人参、黄芪、姜黄、当归、羌活、赤芍、防风、甘草、炮姜研成粗粉，装入布袋再入容器。
2. 加白酒密封浸泡约 3 日。
3. 过滤去渣，取药液服用。

服用方法

口服。每日 2 次，每次 10 毫升。

养生有道

此款药酒具有散风祛湿、活血通络、通痹止痛，疏利关节的功效。

适应症状

主治肩周炎、颈椎病、脉管炎、偏瘫、风湿关节痛、脘腹冷痛等症。

注意事项

阴虚火旺、肺热咳痰、便秘、溃疡性结肠炎等患者和孕妇忌服。

牛膝薏苡仁酒

药酒配方

炮姜、酸枣仁、薏苡仁、石斛、制附子、牛膝、柏子仁、赤芍各 60 克，炙甘草 40 克，白酒 3 升。

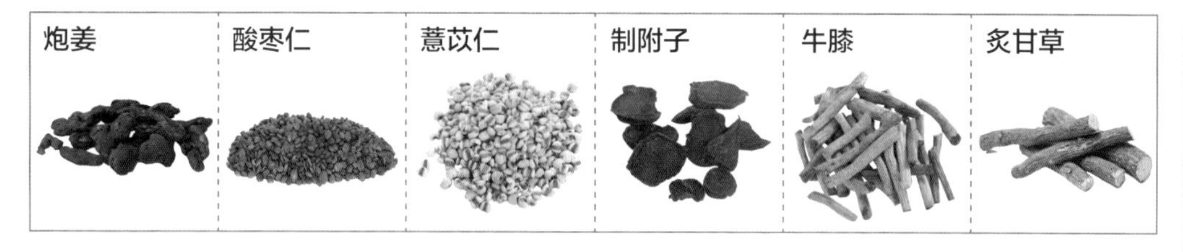

泡酒方法

1. 将牛膝、薏苡仁、酸枣仁、柏子仁、炙甘草、制附子、赤芍、石斛、炮姜研成细粉后放入容器。
2. 加入白酒密封浸泡 7 日，滤取药液。

服用方法

口服。每日数次，每次 15 毫升。

养生有道

此款药酒具有活血通络、舒筋止痛的功效。

适应症状

主治腰膝冷痛、筋脉痉挛、手臂麻木、四肢不温、精神萎靡等症。

注意事项

中气下陷者、脾虚泄泻者、下元不固者、遗精者、月经过多者、孕妇忌服。

海藻酒

药酒配方

独活、制附子、白茯苓、防风、海藻、鬼箭羽、大黄、当归各 50 克，白术 75 克，白酒 10 升。

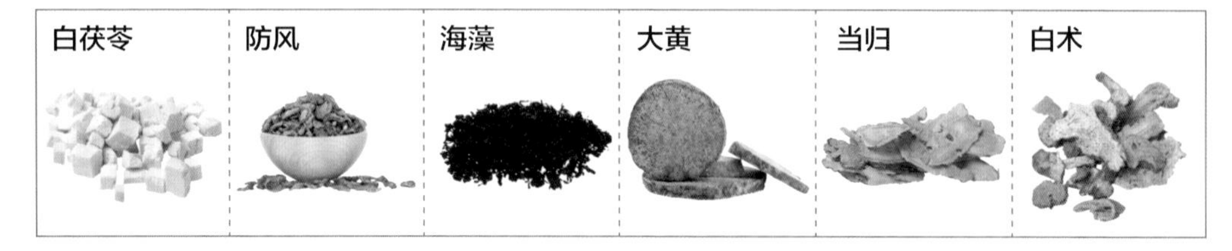

泡酒方法

1. 海藻、白茯苓、白术、大黄、鬼箭羽、防风、独活、制附子、当归切碎，放入容器。
2. 加入白酒，密封浸泡 5 日，取药液服用。

服用方法

口服。每日数次，初每次 200 毫升，逐步增量，以愈为度。

养生有道

海藻有软坚化痰、利水消肿的功效。此款药酒具有散风祛湿、解毒止痛的功效。

适应症状

主治游风行走无定、腹背肿胀等症。

注意事项

孕妇忌服。

松叶麻黄酒

药酒配方

麻黄、独活各 250 克，松叶 2500 克，白酒 25 升。

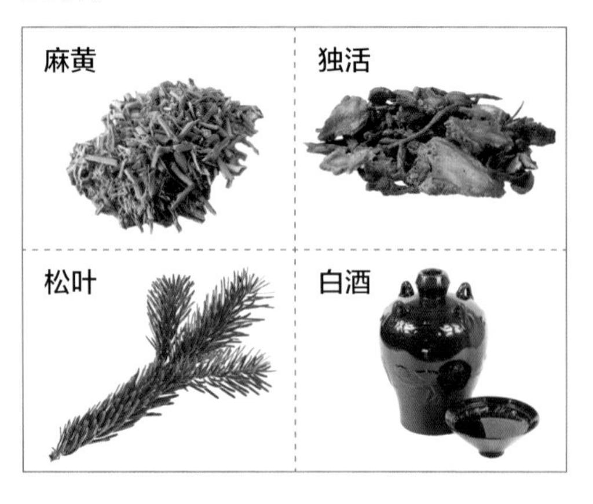

泡酒方法

1. 麻黄去筋，与松叶、独活分别研细，装入纱布袋中；再将此纱布袋放入容器中。
2. 加入白酒，密封浸泡，春秋季 7 日，夏季 5 日，冬季 10 日。
3. 滤渣后取药液服用。

服用方法

口服。每日 3 次，每次 200 毫升。用温水送服。

养生有道

此款药酒具有散风祛湿、活络止痛的功效。

适应症状

主治顽痹风痹、口舌生疮、半身不遂、腰背强直、耳聋目暗、恶疰流转、见风泪出等症。

注意事项

体虚自汗者、盗汗虚喘者、阴虚阳亢者忌服。

苁蓉黄芪酒

药酒配方

制附子、酸枣仁、熟地黄、石斛、桔梗、萆薢、石菖蒲、黄芪、羌活、肉苁蓉、茯神、牛膝、防风、川芎各60克，羚羊角30克，白酒4升。

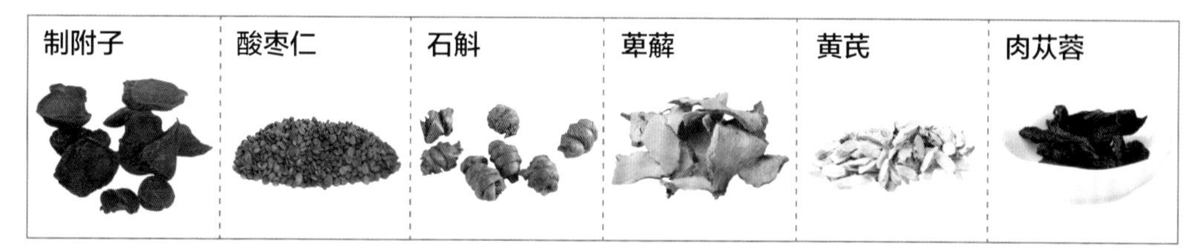

泡酒方法

1. 酸枣仁翻炒，石菖蒲切碎；肉苁蓉用酒浸泡1日，牛膝用酒浸泡1日。
2. 将诸药研细，装入布袋再入容器；加白酒密封浸泡，春夏季3日，秋冬季7日，取药液服用。

服用方法

口服。每日3次，每次10毫升。

养生有道

此款药酒具有清热解毒、舒筋活络的功效。

适应症状

主治腰膝风痹、头晕目眩等症。

注意事项

表实邪盛者、气滞湿阻者忌服。

巨胜子酒

药酒配方

薏苡仁250克，巨胜子500克，生地黄60克，白酒2升。

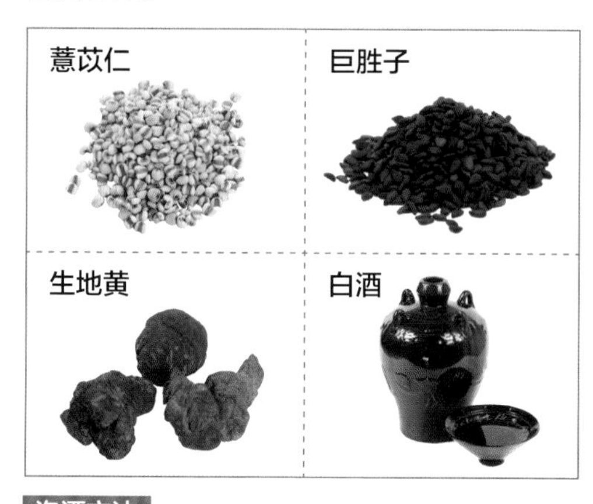

泡酒方法

1. 将薏苡仁、巨胜子翻炒，与生地黄分别研成粗粉，装入布袋中，再将纱布袋放入容器中。
2. 加入白酒，密封浸泡，春夏季3~5日，秋冬季6~7日。
3. 过滤去渣后，取药液服用。

服用方法

空腹以温水送服。临睡前1次，每次15~30毫升。

养生有道

薏苡仁有利水消肿、健脾除痹的功效；巨胜子有补肝益肾、滋润五脏的功效。此款药酒具有祛风湿、强筋骨的功效。

适应症状

主治风湿痹痛、脚膝乏力等症。

注意事项

脾虚泄泻者、胃虚食少者慎服。

面瘫：止痉通络牵正酒

面瘫，又称为“面神经麻痹”“歪嘴巴”“歪歪嘴”“吊线风”。通常是指由各种原因引起的非进行性面神经异常所导致的中枢性运动障碍。随着病情发展，患者面部往往连最基本的抬眉、闭眼、鼓嘴等动作都无法完成。

养生要点

饮食养生

- 宜多食含钙及 B 族维生素的食物，如排骨、深绿色蔬菜、海带、芝麻、奶制品等。这些食物能够帮助神经传导物质的合成。
- 忌食辣椒、生葱、大蒜等辛辣的食物。辛辣食物或吸烟、喝酒都会加重病情。
- 油腻食物如肥肉，油煎、油炸食品等不易消化，容易助湿生痰、阻滞经络，应忌食。

起居养生

- 应经常锻炼身体，提高身体素质，避免过度劳累。出现感冒、牙痛或者中耳炎等疾病时要及时治疗。
- 避免空调、电扇直吹身体。遇到大风和寒冷的天气，出门时可以轻按面部、耳后的一些重要穴位，增加御寒能力。
- 要以乐观的精神状态面对工作和生活，减轻心理压力。

中医术养

- 面瘫一般是由于风邪侵袭经络，针灸治疗面瘫是可以把经络中的风邪驱除掉。取穴时应以头面部阳经穴位为主，比如鱼腰、迎香、颧髎、下关、印堂、阳白、四白、承浆、地仓、颊车等穴位，一般在面瘫局部（半边脸）上要用到 10 个以上的穴位，还要配合在耳后、手上取穴。
- 由于针灸需要专门精湛的技艺，患者选择针灸治疗时，最好找专业的针灸医师。

面瘫酒方推荐

加味酒调牵正散

药酒配方

当归 30 克，黄芪 200 克，僵蚕、全蝎各 20 克，白酒 20 毫升。

僵蚕

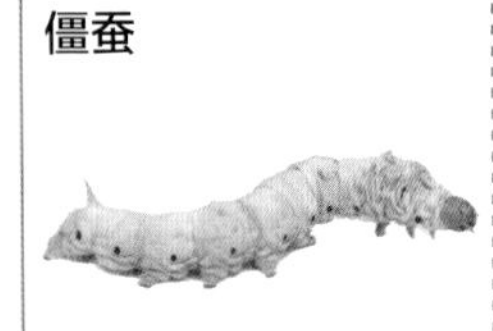

全蝎

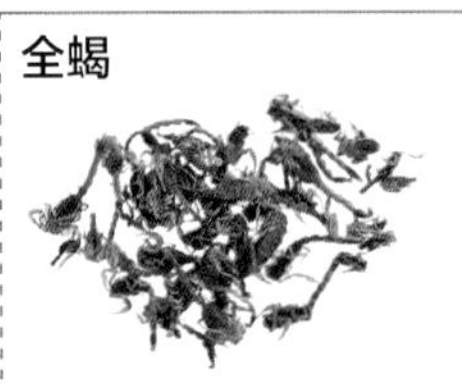

泡酒方法

1. 将黄芪、当归、僵蚕、全蝎放入容器中。
2. 加适量清水，上火煎煮药材。
3. 将药液过滤去渣，取澄清滤液备用。
4. 白酒倒入滤液中，混匀后取汁液服用。

服用方法

口服。每日 1 剂，分 3 次服用。

养生有道

当归有活血补血、润肠通便的功效。僵蚕有祛风止痉的作用。此款药酒具有息风止痉、化痰通络的良好功效。

适应症状

主治面瘫等症。

注意事项

孕妇及儿童慎服。

牵正酒

药酒配方

独活 50 克，白附子、全蝎各 10 克，僵蚕 16 克，大豆 100 克，白酒 1 升。

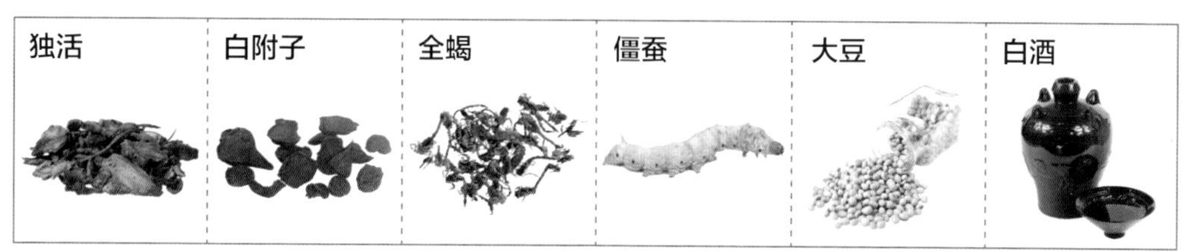

泡酒方法

1.把装有药材的纱布袋放入合适的容器中。
2.把白酒倒入容器中。
3.浸泡 3~5 日或放在火上煮沸几次，拿掉纱布袋，即可饮用。

服用方法

口服。每日 3 次，每次 10~15 毫升。临睡前饮用，效果更佳。

养生有道

独活具有祛风止痛的功效；白附子具有燥湿化痰、解毒散结的功效。此款药酒具有息风止痉、化痰通络的功效。

适应症状

主治面瘫等症。

注意事项

痰热及阴虚肝阳上亢者忌服；孕妇慎服。

息风止痉酒

药酒配方

天麻、钩藤、羌活、防风各 60 克，黑豆 120 克，黄酒 0.8 升。

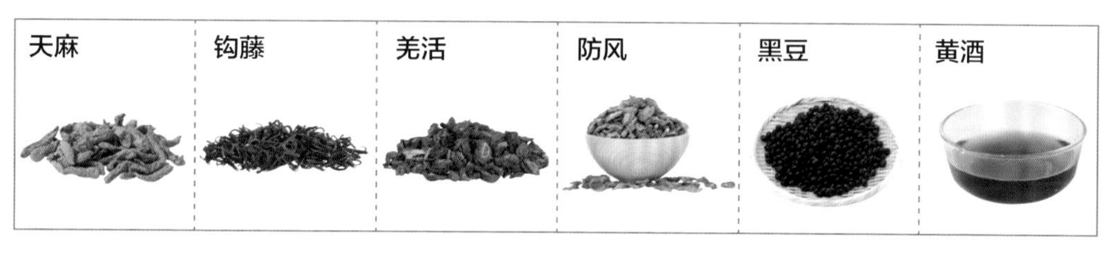

泡酒方法

1.把上述药材切碎，装入洁净纱布袋中。
2.把装有药材的纱布袋放入合适的容器中。
3.倒入黄酒后密封。
4.在火上煮至微沸，拿掉纱布袋，即可饮用。

服用方法

口服。每日 2 次，每次 40 毫升。

养生有道

天麻具有息风止痉、平肝潜阳、祛风通络的功效。此款药酒具有祛风止痉的良好功效。

适应症状

主治口眼歪斜、中风口噤、四肢强直、角弓反张、神经麻痹等症。

葛根桂枝酒

药酒配方

葛根 100 克，桂枝、丹参各 60 克，炒白芍 10 克，甘草 20 克，白酒 1 升。

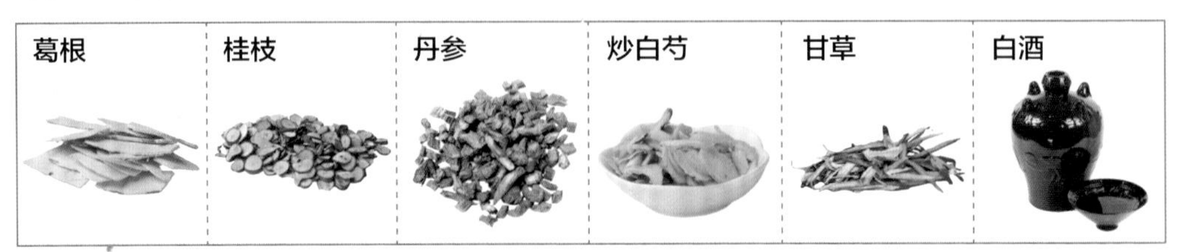

泡酒方法

1.把上述药材捣碎，装入洁净纱布袋中。
2.把装有药材的纱布袋放入合适的容器中。
3.倒入白酒后密封。
4.浸泡约 15 日后，拿掉纱布袋即可饮用。

服用方法

口服。每日 3 次，每次 15~20 毫升。配合本药酒按摩、涂擦患处，效果更佳。

养生有道

葛根具有降血压、抗癌的功效；桂枝具有温经通脉、散寒止痛的功效。此款药酒具有祛风活血、舒筋通络的功效。

适应症状

主治项背强直、筋脉拘急等症。适用于颈椎病、面瘫。

注意事项

每次不可多服，否则伤胃；孕妇忌服。

牵正独活酒

药酒配方

白附子 20 克，大豆 400 克，独活 100 克，白酒 2 升。

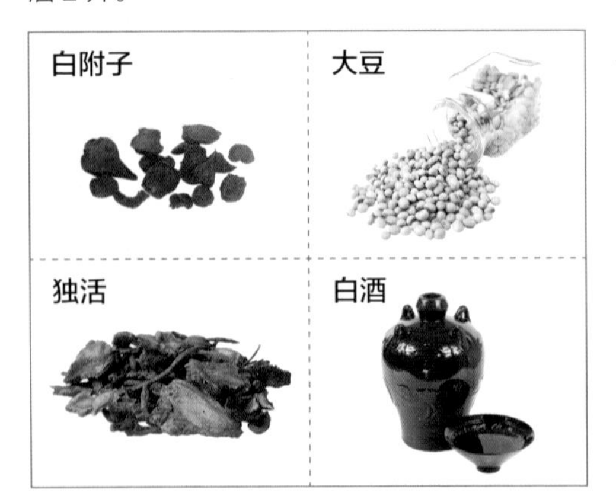

泡酒方法

1.把上述药材捣碎，装入洁净纱布袋中。
2.把装有药材的纱布袋放入合适的容器中。
3.将白酒倒入容器后，反复煮沸几次。
4.冷却后，拿掉纱布袋即可饮用。

服用方法

口服。每日 2~3 次，每次 10 毫升。

养生有道

独活具有祛风止痛的功效；大豆具有防治贫血、促发育、防不育、降低胆固醇的功效。此款药酒具有祛风通络、祛风除湿的良好功效。

适应症状

主治面瘫等症。